2급 생활·전문

스포츠
지도사

기출문제 정복하기

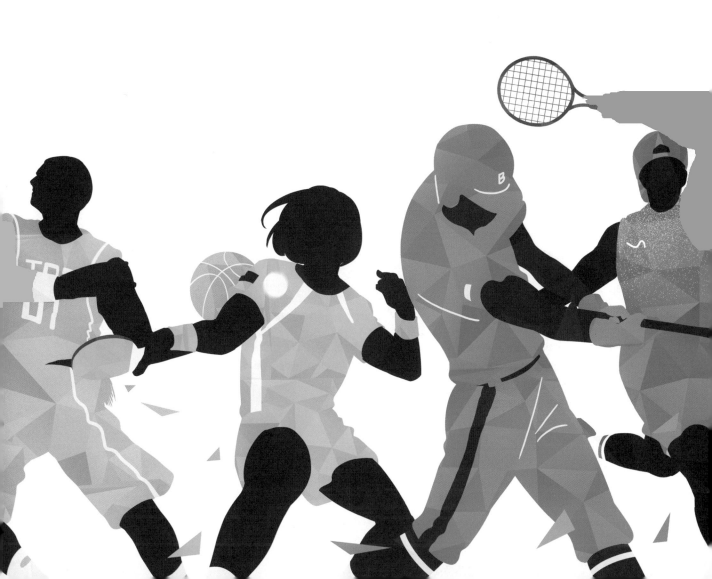

스포츠지도사
기출문제 정복하기

개정2판 발행	2024년 01월 10일
개정3판 발행	2025년 01월 10일

편 저 자	황태식, 정재영
발 행 처	㈜서원각
등록번호	1999-1A-107호
주 소	경기도 고양시 일산서구 덕산로 88-45(가좌동)
교재주문	031-923-2051
팩 스	031-923-3815
교재문의	카카오톡 플러스 친구[서원각]
홈페이지	goseowon.com

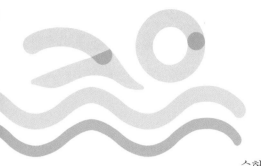

PREFACE

수험생 여러분, 반갑습니다. 서원각 자격증 한 번에 따기 체육지도자 시리즈로 여러분을 뵙게 된 편저자입니다.

저희 편저자들은 모두 생활스포츠지도사 및 건강운동관리사 자격을 취득하고 실제 현장에서 해당 관련 직무에 매진 중에 있습니다. 새롭게 바뀐 자격제도로 필기시험이 선행되다 보니 1차 필기검정에서 낙방하는 분들이 많이 계실 겁니다. 먼저 자격증을 취득한 경험자로서 이런 고충을 너무나 잘 알기에 본 교재를 기획하게 되었습니다. 더하여 1차 필기검정 준비가 차후 현장에 나갔을 때 느끼게 되는 지식의 필요성과 결코 분리되는 내용이 아니라는 것을 알기에 현장에 적용할 수 있는 내용 중심으로 준비했습니다.

> ### [본서의 구성]
>
> ❶ 시험에 대한 정보와 Q&A를 수록하여 시험에 대해서 시험정보를 습득하는 데에 도움을 드리고자 하였습니다.
> ❷ 7개년 기출문제를 수록하여 시험에 출제되는 유형 파악을 할 수 있도록 하였습니다.
> ❸ 반드시 알아두어야 하는 내용을 해설에 담아서 수록하여 학습에 도움을 드리고자 하였습니다.

고득점을 보장하기보다는 필기검정 합격을 도와 체육지도자로서의 수험생 여러분의 첫걸음을 지지하고자 하는 것이 저희 편저자들이 모인 이유입니다. 최신 기출문제와 기본이론, 그리고 출제가 예상되는 문제를 제공하고 현장에서 필요한 실제적인 지식을 안내함으로써 본 교재가 길잡이로서의 역할을 충분히 해낼 것이라고 생각합니다.

STRUCTURE

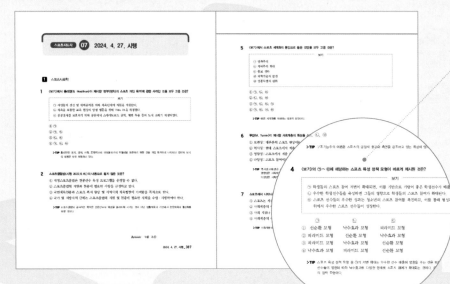

기출문제 분석

2018년부터 2024년까지 그동안 시행된 기출문제를 수록하여 출제경향을 파악할 수 있도록 하였습니다. 기출문제를 풀어봄으로써 보다 철저하게 대비할 수 있습니다.

상세한 해설

매 문제에 관련 이론과 시각적 자료 등 상세한 해설을 달아 문제풀이만으로도 학습이 가능하도록 하였습니다. 문제풀이와 함께 이론정리를 함으로써 완벽하게 학습할 수 있습니다.

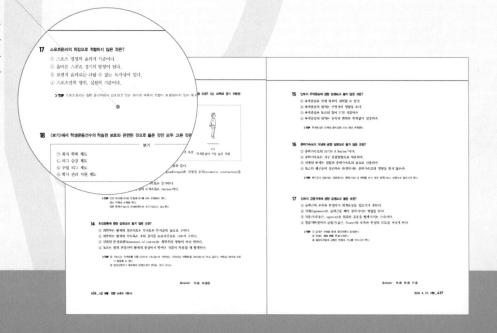

CONTENTS

| 자격정의 및 관련 근거 | ① **자격정의** ⋯ '스포츠지도사'란 학교 · 직장 · 지역사회 또는 체육단체 등에서 체육을 지도할 수 있도록 국민체육진흥법에 따라 해당 자격을 취득한 사람을 말한다. |

① **자격정의** ⋯ '스포츠지도사'란 학교 · 직장 · 지역사회 또는 체육단체 등에서 체육을 지도할 수 있도록 국민체육진흥법에 따라 해당 자격을 취득한 사람을 말한다.

② **관련 근거**

  ㉠ 국민체육진흥법 제11조(체육지도자의 양성)부터 제12조(체육지도자의 자격취소)까지

  ㉡ 국민체육진흥법 시행령 제8조(체육지도자의 양성과 자질향상)부터 제11조의3(연수계획)까지

  ㉢ 국민체육진흥법 시행규칙 제4조(자격검정의 공고 등)부터 제23조(체육지도자의 자격취소)까지

응시자격 공통사항

① 만 18세 이상 응시 가능

② 해당 자격 구비 및 관련 서류 제출

필기시험 과목

① 총 7과목 중에서 5과목을 선택한다. 7과목으로는 스포츠교육학, 스포츠사회학, 스포츠심리학, 스포츠윤리, 운동생리학, 운동역학, 한국체육사가 있다.

② 동계종목(스키)의 경우 실기시험 및 구술시험 합격자만 필기시험 응시 가능

자격종목

	동계 (설상)	스키
2급 생활스포츠 지도사 (65개 종목)	하계 · 동계 (빙상)	검도, 게이트볼, 골프, 국학기공, 궁도, 농구, 당구, 댄스스포츠, 등산, 라켓볼, 럭비, 레슬링, 레크리에이션, 배구, 배드민턴, 보디빌딩, 복싱, 볼링, 빙상, 사격, 세팍타크로, 소프트볼, 소프트테니스, 수상스키, 수영, 스쿼시, 스킨스쿠버, 승마, 씨름, 아이스하키, 야구, 양궁, 에어로빅, 오리엔티어링, 요트, 우슈, 윈드서핑, 유도, 육상, 인라인스케이트, 자전거, 조정, 족구, 주짓수, 줄넘기, 철인3종 경기, 체조, 축구, 치어리딩, 카누, 탁구, 태권도, 택견, 테니스, 파크골프, 패러글라이딩, 펜싱, 풋살, 플로어볼, 하키, 합기도, 핸드볼, 행글라이딩, 힙합
2급 전문스포츠 지도사 (57개 종목)	동계 (설상)	루지, 바이애슬론, 봅슬레이스켈레톤, 스키
	하계 · 동계 (빙상)	가라테, 검도, 골프, 궁도, 근대5종, 농구, 당구, 댄스스포츠, 럭비, 레슬링, 배구, 배드민턴, 보디빌딩, 복싱, 볼링, 빙상, 사격, 사이클, 산악, 세팍타크로, 소프트볼, 소프트테니스, 수상스키, 수영, 수중, 스쿼시, 승마, 씨름, 아이스하키, 야구, 양궁, 에어로빅, 역도, 요트, 우슈, 유도, 육상, 인라인스케이트, 조정, 주짓수, 체조, 축구, 카누, 컬링, 탁구, 태권도, 택견, 테니스, 트라이애슬론, 펜싱, 하키, 핸드볼, 힙합

※ 계절영향이 없는 동계종목(빙상, 아이스하키, 컬링 등)은 하계종목에 포함

유의사항

① 일반사항

　㉠ 동일 자격등급에 한하여 연간 1인 1종목만 취득 가능(동·하계 중복 응시 불가)

　㉡ 필기 및 실기구술시험 장소는 추후 체육지도자 홈페이지에 공지 예정

　㉢ 하계 필기시험 또는 동계 실기구술시험에 합격한 사람에 대해 다음 해에 실시되는 해당 자격 검정 1회 면제

　㉣ 필기시험에 합격한 해의 12월 31일부터 3년 이내에 연수과정을 이수하여야 하며, 필기시험을 면제받거나 실기구술시험을 먼저 실시하는 경우, 실기구술시험에 합격한 해의 12월 31일부터 3년 이내에 연수과정(연수면제자는 성폭력 등 폭력예방교육)을 이수하여야 함

　　※ 「병역법」에 따른 병역 복무를 위해 군에 입대한 경우 의무복무 기간은 불포함

　　※ 코로나19로 인해 연수과정이 시행되지 않은 2020년 1월 1일부터 12월 31일까지의 기간은 불포함

② 자격검정 합격기준 및 연수 이수기준

　㉠ **필기시험** : 과목마다 만점의 40% 이상 득점하고 전 과목 총점의 60% 이상 득점

　㉡ **실기·구술시험** : 실기시험과 구술시험 각각 만점의 70% 이상 득점

　㉢ **연수** : 연수과정의 100분의 90 이상을 참여하고, 연수태도·체육 지도·현장실습에 대한 평가점수 각각 만점의 100분의 60 이상

③ 기타사항

　㉠ 체육지도자 자격응시와 관련하여 모든 지원 및 등록 절차는 체육지도자 홈페이지(sqms.kspo.or.kr)를 통하여 확인 가능하므로 수시로 홈페이지 확인 요망

　㉡ 체육지도자 자격 원서접수는 온라인 홈페이지를 통해서만 접수 가능

　㉢ 경력 및 자격, 학위, 연령 등 각종 응시자격은 각 자격별 접수마감일 기준

　　※ 법령에 별도 기준일이 있을 경우 해당 법령에 의함

④ 본 안내는 2급 생활스포츠지도사 / 전문스포츠지도사 시험에 대한 개략적인 안내이므로, 시험 응시 전 반드시 홈페이지를 확인하시기 바랍니다.

실기 및 구술

① 접수는 인터넷으로만 가능하며, 원서접수 기간에만 접수를 받는다(단, 접수기간 마지막 날은 18:00 까지).

② 실기구술시험의 접수는 선착순이며, 각 시험장의 상황에 따라 조기 마감될 수 있다.

③ 고사장 증원 시 체육지도자 홈페이지를 통해 별도 공지 후 증원됩니다(별도 공지 없을 시 증원 없음).

2급 생활스포츠지도사 합격률

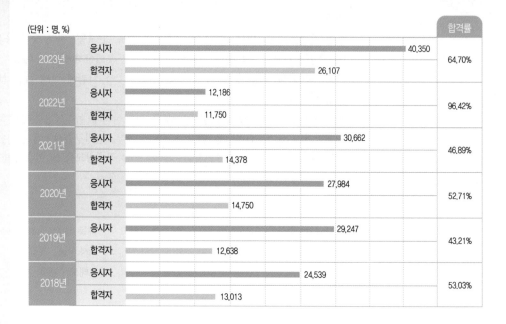

(단위 : 명, %)

			합격률
2023년	응시자	40,350	64.70%
	합격자	26,107	
2022년	응시자	12,186	96.42%
	합격자	11,750	
2021년	응시자	30,662	46.89%
	합격자	14,378	
2020년	응시자	27,984	52.71%
	합격자	14,750	
2019년	응시자	29,247	43.21%
	합격자	12,638	
2018년	응시자	24,539	53.03%
	합격자	13,013	

2급 전문스포츠지도사 합격률

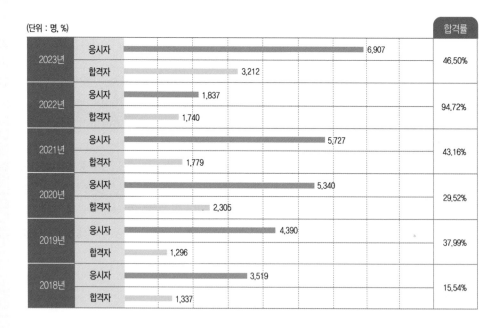

(단위 : 명, %)

			합격률
2023년	응시자	6,907	46.50%
	합격자	3,212	
2022년	응시자	1,837	94.72%
	합격자	1,740	
2021년	응시자	5,727	43.16%
	합격자	1,779	
2020년	응시자	5,340	29.52%
	합격자	2,305	
2019년	응시자	4,390	37.99%
	합격자	1,296	
2018년	응시자	3,519	15.54%
	합격자	1,337	

Q & A

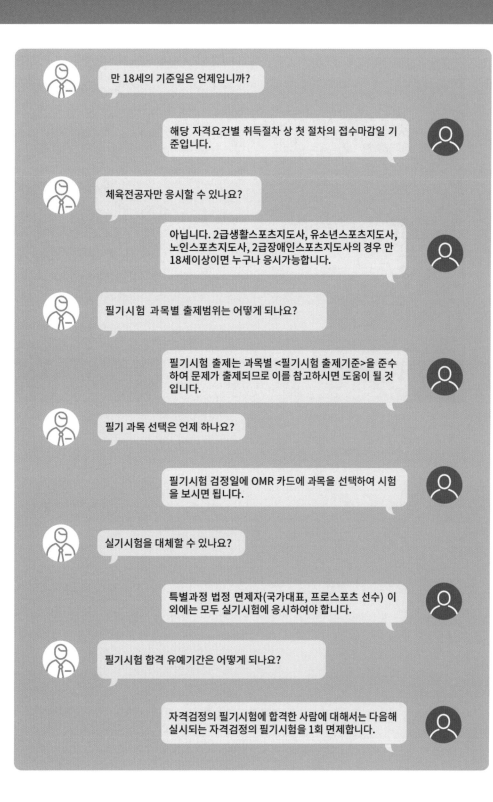

만 18세의 기준일은 언제입니까?

해당 자격요건별 취득절차 상 첫 절차의 접수마감일 기준입니다.

체육전공자만 응시할 수 있나요?

아닙니다. 2급생활스포츠지도사, 유소년스포츠지도사, 노인스포츠지도사, 2급장애인스포츠지도사의 경우 만 18세이상이면 누구나 응시가능합니다.

필기시험 과목별 출제범위는 어떻게 되나요?

필기시험 출제는 과목별 <필기시험 출제기준>을 준수하여 문제가 출제되므로 이를 참고하시면 도움이 될 것입니다.

필기 과목 선택은 언제 하나요?

필기시험 검정일에 OMR 카드에 과목을 선택하여 시험을 보시면 됩니다.

실기시험을 대체할 수 있나요?

특별과정 법정 면제자(국가대표, 프로스포츠 선수) 이외에는 모두 실기시험에 응시하여야 합니다.

필기시험 합격 유예기간은 어떻게 되나요?

자격검정의 필기시험에 합격한 사람에 대해서는 다음해 실시되는 자격검정의 필기시험을 1회 면제합니다.

필기시험의 난이도는 점차 높아지고 있다. 스포츠교육학과 스포츠심리학은 기존에 기출문제 풀이를 하면 풀 수 있도록 평이한 난이도로 출제되었으나. 운동생리학의 난이도는 점차 상승하고 있기에 심도 깊은 학습이 필요하다. 한국체육사는 난이도를 높여서 출제하고 있으나 주로 출제되는 영역이 정해져 있기에 기출문제 주요 키워드를 위주로 학습하는 것이 도움이 된다. 스포츠윤리 또한 방대한 영역에서 출제되기에 기출문제 키워드를 기본으로 익혀두고 응용문제를 준비하는 것이 좋다.

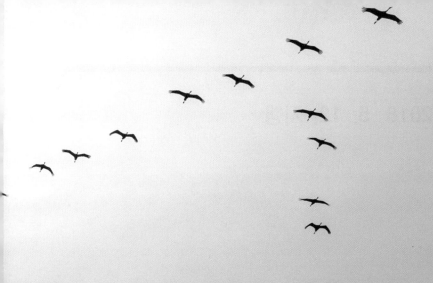

스포츠지도사 기출문제

1 스포츠사회학

1 〈보기〉의 ㉠, ㉡에 알맞은 용어는?

─── 보기 ───

친구들과 개울가에서 물장구를 치면서 장난을 하는 경우 (㉠)의 한 형태가 되지만, 제도화된 규칙 하에서 상대방과 경쟁하는 수영은 (㉡)(이)라고 할 수 있다.

	㉠	㉡
①	놀이	스포츠
②	놀이	게임
③	게임	놀이
④	스포츠	게임

>**TIP** • 놀이 : 허구성, 비생산성, 자유성, 쾌락성
　　　• 게임 : 허구성, 비생산성, 분리성, 미확정성, 규칙성, 경쟁성
　　　• 스포츠 : 허구성, 비생산성, 분리성, 미확정성, 규칙성, 경쟁성, 제도성, 신체활동성

2 학원스포츠의 정상화를 위한 정책으로 적절하지 않은 것은?

① 초 · 중학교 상시 합숙제도
② 주말리그제 시행
③ 학교운동부 운영 투명화
④ 최저학력기준 설정

>**TIP** 학원스포츠 참여자들의 전인교육(체/지/덕)을 위한 방안을 추구하고 있으나 합숙제도는 제도와 반대되는 방향의 정책으로 볼 수 있다.

Answer 1.① 2.①

3 국제정치에서의 스포츠 역할 중 〈보기〉의 설명에 해당하는 것은?

─────────────────────── 보기 ───────────────────────

2018 평창동계올림픽에서 남북한 여자 아이스하키 단일팀이 구성되었으며, 이를 계기로 그동안 중단되었던 남북교류가 다시 활성화되고 있다.

① 외교적 항의
② 국가 경제력 표출
③ 외교적 친선 및 승인
④ 갈등 및 전쟁의 촉매

> **TIP** 스포츠를 이용한 외교적 수단활용에서 〈보기〉의 내용은 기능주의적 관점(순기능적)으로 제시하고 있으며 이를 지향하는 설명이다.

4 상업주의 스포츠 출현 및 발전의 사회·경제적 조건에 해당되지 않는 것은?

① 인구의 고령화
② 스포츠기반시설 구축을 위한 거대자본
③ 인구가 밀집되어 있는 도시
④ 자본주의적 시장경제 체제

> **TIP** 개인의 건강과 체형관리에 중점을 두는 참여 형태로 상업주의와는 거리가 멀다.

5 스포츠미디어에 내포된 이데올로기와 이를 보도하는 방식이 바르게 연결된 것은?

① 국가주의 이데올로기 – 특정 선수만이 아닌 모든 선수를 함께 부각하여 보도
② 젠더 이데올로기 – 여성 선수의 탁월한 기량에 초점을 두어 보도
③ 자본주의 이데올로기 – 경제적 가치를 중시하여 스포츠의 소비를 유도하는 보도
④ 개인주의 이데올로기 – 결과만을 중시하고 항상 승자의 시각에서 보도

> **TIP** ① 국가주의 이데올로기 – 국가를 중심으로 한 내용
> ② 젠더 이데올로기 – 성차별적 관점에서의 해석
> ④ 개인주의 이데올로기 – 개인적 편향에 따른 해석

Answer 3.③ 4.① 5.③

6 머튼(R. K. Merton)의 아노미(anomie)이론에서 일탈행동에 대한 적응형태와 특징이 바르게 연결된 것은?

① 반란(반역)주의 – 스포츠에서 이기기 위해서는 수단과 방법을 가리지 않아야 한다고 생각한다.

② 도피주의 – 스포츠에서는 승패보다 규칙을 지키며 참가하는데 가치가 있다고 생각한다.

③ 혁신주의 – 기존의 스포츠를 거부하고 새로운 형태의 스포츠를 개발해야 한다고 생각한다.

④ 동조주의 – 스포츠에서는 규칙을 준수하면서 이기는 것이 중요하다고 생각한다.

> **TIP** ㉠ 동조주의 : 승리와 경기규칙 모두 수용하는 것을 말한다.
> ㉡ 혁신주의 : 가장 전형적인 일탈로 수단과 방법을 가리지 않고 승리를 추구한다. 하지만 개혁은 새로운 제도의 출현을 가져오기도 한다.
> ㉢ 의례주의 : 실현 가능한 목표만을 세움으로써 좌절과 스트레스에 적응하려는 모형으로 승인된 목표의 수용은 부정하는 반면 목표에 도달하기 위한 수단과 방법을 수용하는 행동유형이다.
> ㉣ 도피주의 : 목표와 수단을 모두 거부함으로써 기존 사회에서 탈피해 혼자만의 세계에 사는 사람에 해당한다.
> ㉤ 반란주의 : 종래의 목표와 수단을 거부하고 새로운 방법으로 새로운 목적을 달성하려는 행동유형이다.

7 선수 개인의 사생활이나 비공식적인 내용을 중심으로 대중을 자극하고 호기심에 호소하는 흥미 위주의 스포츠 관련 보도를 지칭하는 용어는?

① 팩 저널리즘(pack journalism)

② 옐로 저널리즘(yellow journalism)

③ 하이에나 저널리즘(hyena journalism)

④ 뉴 저널리즘(new journalism)

> **TIP** ② 옐로 저널리즘 : 선정적이며 비도덕적 기사들을 과도하게 취재하는 행위
> ① 팩 저널리즘 : 독창성이 없고 획일적인 취재 행위
> ③ 하이에나 저널리즘 : 약점에 대해 끊임없이 흠집과 괴롭히는 형태의 취재 행위
> ④ 뉴 저널리즘 : 기존 저널리즘의 객관적, 단편적 형태를 거부하며 기자 및 언론사의 해설이 추가된 취재 행위

Answer 6.④ 7.②

8 투민(M. M. Tumin)의 스포츠계층 형성과정 중 〈보기〉의 설명에 해당되는 것은?

───── 보기 ─────

축구에서 우수한 미드필더 자원이 되기 위해서는 체격, 체력, 순발력 등의 뛰어난 신체적 능력뿐 아니라 경기의 흐름을 읽고 조율할 수 있는 통찰력 등 탁월한 개인적 특성을 갖추고 있어야 한다.

① 평가   ② 지위의 분화
③ 보수부여   ④ 지위의 서열화

> **TIP** 스포츠계층의 형성과정
> ㉠ 지위의 분화: 사회적 지위에 책임과 권리가 할당되어 짐으로써 타 지위와 구분되는 과정이다.
> ㉡ 지위의 서열화: Tumin은 세 가지 기준에 의해 서열 형성을 주장
>   • 개인적 특성: 개인이 가져야 하는 지식이나 체력 등의 개인적 특성
>   • 개인의 기능이나 능력: 역할에 필요한 숙련된 기능이나 능력
>   • 역할의 사회적 기능: 역할 수행이 타인이나 사회 전체에 미치는 영향
> ㉢ 평가: 가치나 유용성에 따라 각 위치에 지위를 배열하는 과정으로 평가적 판단에는 권위, 호감, 인기 등이 있다.
> ㉣ 보수부여
>   • 상금, 상품과 같은 재화나 용역에 관한 권리
>   • 선수 선발권과 같은 타인의 반대에도 실현시킬 수 있는 능력

9 〈보기〉의 내용에 나타나는 스포츠의 사회적 기능으로 옳은 것은?

───── 보기 ─────

올림픽에서 농구 주전선수인 ○○이는 1차전 경기에서 어깨에 심각한 부상을 입었다. 그러나 팀의 승리와 메달획득 때문에 감독은 응급처치 후 ○○이를 다시 경기에 출전하도록 강요하였고 이후 부상이 심각해져서 결국 입원하게 되었다.

① 사회통제 기능   ② 사회차별 기능
③ 신체소외 기능   ④ 신체적응 기능

> **TIP** 사회적 기능의 갈등주의 측면의 해석으로 볼 수 있다.
> ※ 갈등이론 … 스포츠는 자본주의 체제에 있어서 권력과 경제력을 갖춘 소수집단의 권익을 추구하기 위한 수단으로 이용되고 있는 왜곡된 형태의 존재이다.

Answer 8.④ 9.③

10 정치의 스포츠 이용방법은 일련의 과정을 거쳐 발현되는데, 다음 설명 중 옳지 않은 것은?

① 상징은 직접 자각할 수 없는 의미나 가치 등을 유사적인 표현을 사용해 구상화하는 것을 의미한다.

② 상징의 과정을 통해 대중은 선수나 팀을 자신과 일체시킨다.

③ 상징과 동일화의 효과를 극대화하기 위한 행위는 조작이다.

④ 상징, 동일화, 조작은 일련의 과정이지만 동시다발적으로 발생하기도 한다.

> **TIP** 정치의 스포츠 이용방법
> ㉠ 상징
>   • 어떤 의미를 가지며 다른 무엇을 대리하는 것을 말한다.
>   • 운동 선수나 팀은 국가주의, 민족주의, 지역주의 등의 성격을 띠고 국가, 민족, 지역사회, 조직 등으로 상징화 되며, 국가주의, 민족주의, 인종주의, 지역주의, 분리주의 등의 성격을 띠게 된다.
> ㉡ 동일화
>   • 타자에게 감정을 이입하거나 동화되는 것(상징의 제2과정)을 말한다.
>   • 일반인의 사고를 강제없이 '우리'라는 사고, 감정을 형성하게 된다.
> ㉢ 조작
>   • 국가 정책이나 정치가의 실정, 비리, 부정 등을 은폐하는 수단으로 조작되어진다.
>   • 상징과 동일화의 효과를 극대화시키기 위해 인위적으로 개입하는 행위이다.

11 스포츠계층의 특성 중 '보편성(편재성)'의 사례로 적절하지 않은 것은?

① 스포츠는 인기종목과 비인기종목으로 구분된다.

② 태권도, 유도는 승단체계에 따라 종목 내 계층이 형성된다.

③ 프로스포츠 태동 이후 운동선수들의 지위가 향상되고 있다.

④ 종합격투기는 체급에 따라 대전료와 중계권료 등에 차등이 있다.

> **TIP** 스포츠계층의 특성
> ㉠ 사회성 : 그 사회의 사회 문화적인 측면과 관련이 있다.
> ㉡ 역사성(고래성) : 시대에 따라서 스포츠계층이 변한다.
> ㉢ 보편성 : 언제 어디서나 보편적으로 스포츠계층이 존재한다.
> ㉣ 다양성 : 스포츠계층이 아주 다양하게 있고, 계층 이동이 가능하다.
> ㉤ 영향성 : 스포츠계층이 그 사람의 생활 전체에 영향을 미친다.

Answer 10.② 11.③

12 스포츠 현장에서 발생하는 일탈적 부정행위가 아닌 것은?

① 상대방의 심리적 불안을 초래하는 과도한 야유
② 경기력 향상을 위한 금지약물 복용
③ 상급학교 진학을 위한 승부조작
④ 승리를 위한 심판 매수 및 금품제공

> **TIP** 금지약물 복용 및 승부조작과 심판 매수 등은 스포츠 규칙을 위반한 행위에 속하는 일탈적 부정행위이다.

13 아래 내용에 나타나는 스포츠의 교육적 역기능을 〈보기〉에서 찾아 바르게 묶은 것은?

─── 보기 ───

○○이는 초등학교에서 씨름선수로 활약하면서 늘 좋은 성적을 내는 상위권 선수였다. 학교의 명성을 높이려는 A중학교에서 메달을 따는 조건으로 ○○이에게 장학금 형태의 학비보조, 숙식제공 및 학업성적 보장을 해주겠다며 스카우트 제의가 들어왔다. 그래서 ○○이는 A중학교로 진학하기로 결정했다.

─── 보기 ───

㉠ 승리지상주의	㉡ 학원스포츠의 상업화
㉢ 일탈과 부정행위	㉣ 참여기회의 제한
㉤ 학업에 대한 편법과 관행	㉥ 비인간적 훈련

① ㉠, ㉢, ㉤, ㉥
② ㉠, ㉡, ㉢, ㉤
③ ㉡, ㉢, ㉣, ㉤
④ ㉡, ㉢, ㉤, ㉥

> **TIP** 〈보기〉의 내용을 살펴보면 학교의 명성을 높이려는 A중학교 메달을 따는 조건(승리지상주의)으로 ○○이에게 장학금 형태(상업화)의 학비보조, 숙식제공 및 학업성적 보장(편법)을 해주겠다며 스카우트 제의가 들어왔다. 이에 전학하기로 결정했다.(부정행위에 대한 일탈)

14 〈보기〉에서 설명하는 케년(G. Kenyon)의 스포츠 참가(참여)의 유형은?

보기

실제 스포츠에 참가하지는 않지만 간접적으로 특정 선수나 팀 또는 경기상황에 대해 감정적인 태도나 성향을 표출하는 참가

① 행동적 참가   ② 인지적 참가
③ 일탈적 참가   ④ 정의적 참가

> **TIP** ① 행동적 참가
>   ㉠ 일차적 참가 : 스포츠에 참가하는 경기자 자신에 의한 활동
>   ㉡ 이차적 참가
>   • 직접 생산자 : 지도자, 조정자, 건강관리원
>   • 간접 생산자 : 기업가, 기술요원, 서비스요원
>   ㉢ 소비자
>   • 직접 소비자 : 관중
>   • 간접 소비자 : 매스컴이나 대화를 통한 참가
>   ② 인지적 참가 : 학교, 사회기관, 매스컴을 통해 정보를 수용하는 참가
>   ③ 정의적 참가 : 특정 선수나 팀 또는 경기상황에 대한 감정적 태도, 성향을 표출하는 참가

15 〈보기〉에서 대중매체가 스포츠에 미치는 영향으로만 바르게 묶인 것은?

보기

㉠ 미디어 보급 및 확산	㉡ 경기규칙과 경기일정 변경
㉢ 스포츠 인구 증가	㉣ 스포츠용구의 변화
㉤ 미디어 기술의 발달	㉥ 새로운 스포츠종목 창출

① ㉠, ㉡, ㉣, ㉥   ② ㉡, ㉢, ㉤
③ ㉠, ㉢, ㉣   ④ ㉡, ㉢, ㉣, ㉥

> **TIP** 대중매체가 스포츠에 미치는 영향으로 스포츠 매체에 관련된 영향으로 해석하면 된다.
>   ※ 대중매체가 스포츠에 미치는 영향
>   ㉠ 스포츠에 대한 정보를 대중에게 제공
>   ㉡ 선수의 동기수준을 높여줌으로써 스포츠의 저변확대와 높은 스포츠 기술의 발전을 도모
>   ㉢ 스포츠가 대중에 긍정적인 이미지를 형성하면서 스포츠의 발전에 기여
>   ㉣ 스포츠의 경기수준 향상과 발전에 이바지하면서 더욱 흥미진진하게 만듦
>   ㉤ 재정적인 도움 제공
>   ㉥ 페어플레이나 스포츠맨십의 감동 이야기를 다룸으로써 선수와 팬의 도덕적 자질향상에 이바지
>   ㉦ 스포츠의 문제점을 비판하고 올바른 방향모색에 도움을 줌

Answer   14.④   15.④

16 〈보기〉와 같이 스포츠의 세계화로 인해 파생되는 현상은?

보기

최근 들어 우리나라 야구, 축구 선수들의 해외리그 진출이 증가하고 있다. 또한 우리나라에도 축구, 농구, 배구 등에서 많은 외국선수들이 활동하고 있다.

① 스포츠 국수주의   ② 스포츠 노동이주

③ 스포츠 민족주의   ④ 스포츠 제국주의

▶TIP 신분의 상승이 아닌 선수 신분의 해외리그 진출에 따른 변화를 나타내고 있는 것으로 볼 수 있다.
스포츠 노동이주는 스포츠의 세계화와 이를 뒷받침하려는 전 지구적 경제 및 기술 체제에 기반을 둔 현상으로 볼 수 있다.

17 〈보기〉의 내용에 해당하는 스포츠사회화 과정의 특징으로 옳은 것은?

보기

○○이는 어린이날에 야구를 좋아하는 삼촌을 따라 처음으로 야구장에 가게 되었다. 처음 보는 현장 경기에서 실제로 본 선수들의 모습이 너무 멋있었다. 다음 날 부모님을 졸라 주변에 있는 리틀 야구단에 입단하였다.

① 스포츠 경험을 통해 자신이 속한 특정 사회의 가치, 태도, 행동양식을 습득하는 과정

② 사회화 주관자나 준거집단의 영향을 수용하여 스포츠에 참가하게 되는 과정

③ 스포츠를 통해서 페어플레이, 바람직한 시민의식 같은 인성·도덕적 성향이 함양되는 과정

④ 스포츠 활동에서 학습한 기능, 특성 등이 다른 사회현상으로 전이 또는 일반화되는 과정

▶TIP 리틀 야구단 입단은 스포츠에 직접 참가하게 된 현상으로 스포츠에로의 사회화 과정으로 확인할 수 있다.

18 상업화에 따른 스포츠의 변화 중 관중의 흥미를 극대화하기 위한 구조(규칙)변화의 사례로 옳지 않은 것은?

① 배구의 랠리포인트 시스템

② 농구의 공격시간 제한

③ 테니스의 타이브레이크 시스템

④ 야구의 신생팀 창단 제한

▶TIP ① 랠리 포인트 시스템 : 서브권이 없이 득점이 바로 가능하다.
② 공격시간 제한 : 경기를 다이나믹하게 진행하게 한다.
③ 타이브레이크 시스템 : 경기 결과를 빠르게 진행할 수 있게 한다.

Answer 16.② 17.② 18.④

19 〈보기〉에서 스포츠일탈의 역기능을 모두 고른 것은?

─────── 보기 ───────

㉠ 스포츠의 공정성 및 질서체계 훼손
㉡ 스포츠참가자의 사회화에 부정적인 영향
㉢ 사회적 안전판의 기능
㉣ 고정관념에서 벗어나는 창의적 기회

① ㉠   ② ㉠, ㉡
③ ㉠, ㉡, ㉢   ④ ㉠, ㉡, ㉢, ㉣

>**TIP** ㉢, ㉣ 스포츠 일탈의 순기능적 측면을 나타내고 있다.
　　※ 스포츠 일탈의 역기능
　　　㉠ 스포츠 공정성 훼손
　　　㉡ 스포츠 참가자의 사회화에 부정적 영향
　　　㉢ 스포츠 체계의 질서 및 예측 가능성의 위협, 긴장, 불안감 조성

20 〈보기〉의 내용에 해당하는 스포츠사회화의 주관자는?

─────── 보기 ───────

박태환 선수의 올림픽 금메달 획득 장면이 언론에 집중적으로 보도되자 국내 수영장에는 많은 어린이들의 수영강습 신청에 대한 문의가 증가했다.

① 지역사회   ② 또래친구
③ 대중매체   ④ 학교

>**TIP** 스포츠사회화의 주관자
　　㉠ 가족 : 스포츠 사회화 과정에서 가장 중요한 역할 수행
　　㉡ 동료집단 : 성장과 더불어 또래 집단에 소속하고자 하는 욕구 증가 → 동료집단은 개인이 가정에서 경험하지 못하는 평등한 관계, 독립심, 리더십 발현의 기회 제공
　　㉢ 학교 : 과거에는 스포츠를 공식적으로 처음 접하는 장소 → 학교 정규수업시간, 교내 운동프로그램, 학교 운동부 참가 및 경기관람 등으로 스포츠에 대한 가치관, 태도, 참가 형태에 영향
　　㉣ 지역사회 : 비영리 및 영리를 목적으로 한 스포츠시설을 통해 지역주민의 스포츠 사회화 주관자로 활동
　　㉤ 대중매체 : TV나 라디오의 스포츠 프로그램 → 인터넷, 영화, 스포츠 신문과 잡지 등의 대중매체는 다양한 연령, 계층의 사람들이 스포츠와 친숙해지는 기회의 제공

Answer　19.② 20.③

2 스포츠교육학

1 문제해결 중심의 지도에 활용할 수 있는 체육수업 모형이나 방식으로 적절한 것은?

① 적극적 교수
② 직접교수모형
③ 탐구수업모형
④ 상호학습형 스타일

> **>TIP** 탐구수업모형 … 교사가 문제를 제시하며 학생은 해답들을 탐색하고 다른 학생과 협력하여 새로운 시도를 하며 방법을 생각하며 문제를 해결하고자 한다.

2 〈보기〉에서 괄호 안에 알맞은 용어는?

> ─── 보기 ───
>
> 진보주의 교육이론은 신체와 정신은 서로 분리될 수 없으며, 모든 교육적 활동은 지적, 도덕적, 신체적 결과를 동시에 가져다준다는 것을 강조한다. 이 이론은 체육교육의 목적이 '체조 중심의 체육'에서 (   )으로 전환되는 철학적 근거를 마련해 주었다.

① 신체를 통한 교육
② 체력 중심의 교육
③ 신체의 교육
④ 움직임 교육

> **>TIP** 체육의 성격은 '신체를 통한 교육' 또는 '신체의 교육'으로서 간주되는 '교육의 이미지'에서 이론적 연구를 주된 목적으로 하는 '학문의 이미지'로 탈바꿈 하였다.
>
> ※ 신체를 통한 교육 … 신체의 교육을 비판하면서 이원론적 인간관을 버리고 신체적, 심리적, 사회적으로 통합된 유기체로서의 일원론적인 인간관을 배경으로 탄생. 체력을 위주로 하는 체조형 프로그램보다는 지적, 정서적, 사회적 발달을 유도하는 무용, 팀스포츠 등 여러 가지 다양한 체육 프로그램을 발전시켜 체육을 학교 교육과정의 한 교과로 발전하게 되었다.

3 초등학교 스포츠강사의 역할에 대한 설명으로 옳지 않은 것은?

① 학교스포츠클럽 및 방과 후 체육활동 등을 지도한다.
② 담임교사의 보조를 받아 초등학교 정규 체육수업을 주도적으로 지도한다.
③ 체육수업에 대한 흥미를 유발하고 즐거운 경험의 기회를 제공한다.
④ 학교스포츠클럽 리그 및 토너먼트 경기를 기획하고 운동 프로그램을 개발한다.

> **>TIP** 스포츠 강사는 담임교사의 보조를 받지 않으며 체육수업을 주도적으로 지도한다.

Answer 1.③ 2.① 3.②

4 스포츠 인성교육 조건에 대한 설명으로 적절하지 않은 것은?

① 스포츠 활동에서 바람직한 행동을 지속적으로 반복하도록 한다.
② 학습자가 올바른 도덕적 의식을 가지고 자율적으로 실천하도록 한다.
③ 지도자가 바람직한 인성의 역할 모델로서 스포츠맨십의 모범을 보여준다.
④ 스포츠 활동과 인성의 요소를 독립적으로 구분하여 지도한다.

>**TIP** 체, 지, 덕을 구분하지 않은 전인교육을 지향한다.

5 〈보기〉는 생활체육 참여자가 지도자의 자질을 평가하는 도구이다. 이 평가 도구의 명칭은?

	평가 요소	매우 만족	만족	보통	불만족	매우불만족
안전관리	운동상해 예방 및 관리, 안전사고 대응 지식					
시설관리	시설, 운동기구의 배치 및 관리 지식					
의사소통	참가자를 대상으로 한 운동 상담 기본 지식					

① 보고서   ② 루브릭
③ 평정척도   ④ 학습자 일지

>**TIP** 보기의 내용과 같이 평가자가 미리 정해 놓은 척도에 반응하도록 만든 질문지 형식을 평정척도라 한다.

6 〈보기〉의 스포츠 지도를 위한 준비 단계에 대한 설명 중 옳은 것을 모두 고른 것은?

― 보기 ―
⊙ 지도자는 자신이 가르칠 수 있는 내용의 수준이 어느 정도인지 고려한다.
ⓒ 학습자의 성취 결과뿐만 아니라 향상 정도를 평가할 수 있는 방법을 계획한다.
ⓒ 지도의 목표가 모방일 경우에는 지시자, 창조일 경우에는 촉진자의 역할이 필요하다.
ⓔ 행동 목표는 운동수행 조건, 성취 행동, 운동수행 기준을 고려하여 설정한다.

① ㉠   ② ㉠, ㉡
③ ㉠, ㉡, ㉢   ④ ㉠, ㉡, ㉢, ㉣

>**TIP** 스포츠 지도를 위해 준비 단계에서는 참여자의 수준과 환경, 수업의 목적, 평가 방법 등의 여러 사항들에 대해 고려하여야 한다.

Answer 4.④ 5.③ 6.④

7 학습자의 부적절한 행동을 감소시키는 전략의 명칭과 사례가 바르게 연결된 것은?

① 신호간섭(signal interference) - 지도자가 옆 사람과 잡담하는 학습자에게 가까이 다가간다.

② 접근통제(proximity control) - 동료의 연습을 방해하는 학습자를 일정 시간 동안 연습에 참여시키지 않는다.

③ 삭제훈련(omission training) - 운동 기구 정리를 잘 하지 않는 학습자에게 기구 정리를 반복하여 연습시킨다.

④ 보상손실(reward cost) - 연습 시간에 계속 지각하는 학습자의 경기 출전권을 제한한다.

> **TIP** 보상손실 … 부적절한 행동에 대해 감소는 되었으며 긍정적 효과를 보기 위해 대상자에게 손실(손해)을 보게 하였다. 즉, 학습자가 부적절한 행동을 함으로 해서 어떤 것을 상실하는 것을 말한다.

8 학교체육진흥법의 주요 내용 중 옳지 않은 것은?

① 학교의 장은 학교운동부 운영의 투명성을 위해 기숙사를 운영할 수 없다.

② 학교의 장은 학생선수의 최저학력이 보장될 수 있도록 노력해야 하며, 경기대회 출전을 제한할 수 있다.

③ 기초학력보장 프로그램의 운영 등에 필요한 사항은 교육부령으로 정한다.

④ 국가 및 지방자치단체는 예산의 범위에서 학교운동부 운영과 관련된 경비를 지원할 수 있다.

> **TIP** 학교체육진흥법 제11조(학교운동부 운영 등)의 법률에서 '학교의 장은 원거리에서 통학하는 학생선수를 위하여 기숙사를 운영할 수 있다.'라고 규정되어 있다.

9 〈보기〉의 사업을 포함하는 생활체육 활성화 정책은?

--- 보기 ---

• 행복 나눔 스포츠 교실
• 스포츠강좌이용권 사업
• 스포츠 버스(bus)를 활용한 움직이는 체육관 및 작은 운동회

① 소외계층 체육 진흥정책　　　　　② 동호인 체육 진흥정책
③ 직장체육 진흥정책　　　　　　　　④ 유아체육 진흥정책

> **TIP** 〈보기〉의 내용은 스포츠 활동에 참여하기 어려운 소외계층 대상자들을 위한 스포츠 참여 및 운동의 차별을 줄이고 확대하기 위한 정책으로 볼 수 있다.

Answer 7.④ 8.① 9.①

10 스포츠 지도 시 주의 집중 전략으로 적절하지 않은 것은?

① 주위가 소란할 때는 학습자와 사전에 약속된 신호를 사용하는 것이 필요하다.

② 학습자의 주의가 기구에 집중되면, 기구를 정리한 후 집합하여 설명하는 것이 좋다.

③ 학습자의 주의를 집중하기 위해 가능하면 지도자는 햇빛을 등지고 설명한다.

④ 학습자가 설명을 정확하게 이해하도록 지도자는 학습자 가까이에서 설명하는 것이 좋다.

> **TIP** 햇볕을 등지고 수업을 한다면 지도자의 모습이 잘 보이지 않으며 수업의 방해요소가 된다.

11 〈보기〉에 ⊙, ⓒ의 용어가 바르게 묶인 것은?

─────── 보기 ───────

2015 초·중등학교 교육과정 총론에 의하면, 중학교 '학교스포츠클럽 활동'은 정규교육과정의 (⊙)에 편제되어 있지 않으며, (ⓒ)의 동아리활동에 매학기 편성하도록 하고 있다.

	⊙	ⓒ
①	교과 활동	재량 활동
②	비교과 활동	창의적 체험활동
③	비교과 활동	재량 활동
④	교과 활동	창의적 체험활동

> **TIP** 학교스포츠클럽 활동은 학교 자체의 스포츠 활동으로 정규교과과정이 아닌 취미생활의 운동 참여 활성화를 위한 활동으로 창의적 체험활동의 동아리활동에 포함된다.

12 개별화지도모형에 대한 설명으로 옳은 것은?

① 학생의 학습 과제는 사전에 계열화되지 않는다.

② 학습 진도가 빠른 학생은 지도자의 동의 없이 진도를 나갈 수 있다.

③ 학습영역의 우선순위는 인지적, 심동적, 정의적 영역의 순이다.

④ 지도자는 운영 과제 전달 시 미디어 사용을 자제하고, 학습 과제 정보 전달 시간을 늘린다.

> **TIP** 개별화지도모형은 지도자가 미리 계획한 학습과제를 학생이 자신에게 맞는 속도로 학습하는 것으로 자신만의 진도를 결정하여 참여할 수 있다.

Answer 10.③ 11.④ 12.②

13 학습자에게 지도 과제를 전달하는 방법에 대한 설명으로 적절하지 않은 것은?

① 스포츠 경험이 많지 않은 학습자에게는 구체적인 언어전달이 필요하다.

② 과제 전달의 효율성을 높이려면 학습 단서의 수가 많을수록 좋다.

③ 개방기능의 단서는 복잡한 환경을 폐쇄기능의 연습 조건 수준으로 단순화시켜 제공한다.

④ 집중력이 높지 않은 어린 학습자에게는 말이나 행동 정보 외에 매체를 활용하면 효과적이다.

> **TIP** 과제 전달의 효율성을 높이기 위해서는 단서의 수가 간결하고 명확한 것이 유효하다.

14 〈보기〉의 수업 장면에서 활용된 모스턴(M. Mosston)의 교수 스타일에 대한 설명으로 적절하지 않은 것은?

• 운동종목 : 축구
• 학습목표 : 수비수를 넘겨 멀리 인프런트킥으로 패스하기
• 수업장면
　지도자 : 네 앞에 수비가 있을 때, 멀리 있는 동료에게 패스하려면 어떻게 킥을 해야 할까?
　학습자 : 수비수를 피해 공이 높이 뜨도록 차야 해요.
　　　　　　　　　… (중략) …
　지도자 : 그럼, 달려가면서 발의 어느 부분으로 공의 밑 부분을 차면 멀리 보낼 수 있을까?
　학습자 : 발등과 발 안쪽의 중간 지점이요(손으로 신발끈을 묶는 곳을 가리킨다).
　지도자 : 좋은 대답이야. 그럼. 우리 한 번 수비수를 넘겨 킥을 해볼까?

---

① 지도자는 미리 예정되어 있는 해답을 학생에게 직접적으로 전달한다.

② 지도자는 논리적이며 계열적인 질문을 설계해야 한다.

③ 지도자는 질문(단서)에 대한 학습자의 해답(반응)을 검토하고 확인한다.

④ 지도자와 학습자가 지속적으로 상호작용하며 의사결정을 내린다.

> **TIP** 유도발견형 스타일로 학생에게 직접적으로 해답을 전달하지 않으며 발견할 수 있도록 유도한다.

15 〈보기〉에서 설명하는 슬라빈(R. Slavin)의 협동학습모형의 개념은?

--- 보기 ---

모든 팀원의 수행이 팀 점수 또는 평가에 포함되기 때문에 모든 학습자는 팀의 과제 수행을 위해 노력해야 한다.

① 평등한 기회 제공   ② 팀 보상
③ 개인 책무성   ④ 팀워크

> **TIP** 슬라빈의 협동학습모형의 개념
> ㉠ 학습 성공에 대한 평등한 기회 제공 : 집단은 이질적인 소집단(사회학습 촉진)으로 구성하며 전체 팀의 운동수행 능력이 평등(공정한 경쟁은 학습동기를 유발)하도록 구성해야 한다.
> ㉡ 팀 보상 : 교사는 팀들이 달성해야 하는 한 가지 이상의 수행기준을 제시해야 한다. 기준에 도달하는 팀에게 누적 점수, 특혜 점수 등의 보상이 제공된다.
> ㉢ 개인 책무성 : 모든 팀원들의 수행이 팀 점수 또는 평가에 포함된다. 이러한 조건은 전체 팀 수행력 향상을 위해 기능이 높은 학생이 낮은 학생을 돕는 동료학습을 유도할 수 있다.

16 〈보기〉는 김 감독과 강 코치의 대화이다. ㉠에서 강 코치가 고려하지 못한 학습자 상태와 ㉡에 해당하는 적절한 교사 지식이 바르게 묶인 것은?

--- 보기 ---

김 감독 : 요즘 강 코치님 팀 선수들 지도에 어려움은 없는지요?
강 코치 : 감독님. ㉠제가 요즘 우리 팀 승리에 집착하다 보니 초보 선수들에게도 너무 어려운 기능을 가르친 것 같습니다.
김 감독 : ㉡그럼, 선수들의 수준에 맞게 적절한 기능을 선정하고 가르칠 수 있는 방법을 함께 생각해 봅시다.

	㉠	㉡
①	체격 및 체력	지도 방법 지식
②	기능 수준	지도 방법 지식
③	체격 및 체력	내용 교수법 지식
④	기능 수준	내용 교수법 지식

* 지도 방법 지식 : general pedagogical knowledge
* 내용 교수법 지식 : pedagogical content knowledge

> **TIP** ㉠은 기능을 가르친다 하고 있으므로 기능수준에 해당하며, ㉡은 기능을 선정하고 지도할 수 있는 방법에 대해 알아보고자 한 것으로 내용 교수법 지식이다.

Answer 15.③ 16.④

17 〈보기〉에서 A 회원이 제안한 내용에 적절한 생활체육 프로그램 유형과 교육 모형(instructional model)이 바르게 묶인 것은?

---- 보기 ----

회 장 : 우리 축구 동호회는 너무 기술이 좋은 사람들 위주로만 경기를 하는 것 같습니다. 회원 모두가 즐겁게 참여할 수 있는 방법이 없을까요?

A 회원 : 전체 회원을 기능이 비슷한 몇 개 팀으로 나눠서 리그전을 하면 됩니다. 회원과 팀의 공식 기록도 남기고, 시상도 하면 어떨까요? 그리고 팀마다 코치, 심판, 기록원, 해설가 등의 역할을 맡도록 하면 모두가 실력에 상관없이 다양한 활동을 체험하며, 친목도 도모할 수 있을 것 같습니다.

① 축제형, 스포츠교육모형
② 강습회형, 스포츠교육모형
③ 강습회형, 협동학습모형
④ 축제형, 협동학습모형

> **TIP** 스포츠교육모형은 기본 기능 위주의 수업에서 탈피하여 새로운 수업 방법을 현장에 적용하는데 좋은 모델이다. 다른 수업에서 경험할 수 없는 팀워크, 역할 분담, 운동수행의 전략, 구성원간의 친밀감, 팀에 대한 헌신, 사회화의 경험을 하도록 한다.

18 〈보기〉에서 설명하는 협동학습모형의 교수 전략은?

---- 보기 ----

• 지도자는 학습자를 몇 개 팀으로 나누고, 각 팀마다 학습 과제를 분배한다(테니스의 경우, A팀은 포핸드 스트로크, B팀은 백핸드 스트로크, C팀은 발리, D팀은 서비스).
• 각 팀의 모든 팀원들은 팀에 할당된 과제를 익힌 후, 다른 팀에게 해당 과제를 가르친다.

① 학생 팀-성취 배분(STAD)
② 직소(Jigsaw)
③ 팀 게임 토너먼트(TGT)
④ 팀-보조 수업(TAI)

> **TIP** ① 학생 팀 성취 배분 : 개인별 점수는 발표되지 않고 팀 점수만 발표, 팀 내 협동을 유발
> ② 직소 : 동료교수 형태를 통해 다른 학생을 지도해 볼 기회를 학습함으로써 인지적, 정의적 영역의 발달에 효과적
> ③ 팀 게임 토너먼트 : 운동기능이 낮은 학생도 팀을 위해 공헌할 수 있으며 자신감을 얻음
> ④ 팀 보조 수업 : 자신의 수준에 맞는 과제를 달성하면서 협동학습 수행

Answer 17.① 18.②

19 〈보기〉에 해당하는 스포츠 창의성의 요소로 가장 적절한 것은?

─────── 보기 ───────

농구 경기에서 상대팀의 기능이 우수한 센터를 방어하기 위해 팀원들이 기존의 수비법을 변형하고 대인방어와 지역 방어를 혼합한 수비법을 즉흥적으로 구상하여 적용한다.

① 표현적 창의력　　　　　　　　② 전술적 창의력

③ 기능적 창의력　　　　　　　　④ 심미적 창의력

> **TIP** 전술적 창의력 … 다양한 스포츠에 존재하는 기존의 전술을 독창적인 방법으로 적용 및 변형하는 것으로 복합적인 기술이 모인 전술을 창의적으로 적용하거나 변형하는 것을 말한다.

20 〈보기〉에서 지용이가 학교스포츠클럽 활동을 통해 얻은 교육적 가치로 가장 적절한 것은?

─────── 보기 ───────

지용이는 학교스포츠클럽 농구팀에 소속되어 다양한 대회에 참여하면서 경기 규칙을 준수하고, 친구들과 서로 협동하고 배려하는 행동을 보여주었다.

① 신체적 가치　　　　　　　　　② 인지적 가치

③ 정의적 가치　　　　　　　　　④ 기능적 가치

> **TIP** 정의적 가치는 기술적·이론적 학습이 아닌 인성이나 정신적 가치를 배울 수 있도록 지도하는 방법이다.

Answer　19.②　20.③

3 스포츠심리학

1 〈보기〉의 괄호 안에 들어갈 스포츠심리학의 하위영역이 바르게 나열된 것은?

─────── 보기 ───────

- (㉠)은 지속적인 운동참여와 그것을 통해 얻을 수 있는 개인의 정신건강에 관한 연구 분야
- (㉡)은 운동행동이 연령에 따라 계열적이고 연속적으로 변해가는 과정에 관한 연구 분야

	㉠	㉡
①	응용스포츠심리학	운동발달
②	건강운동심리학	운동발달
③	건강운동심리학	운동학습
④	응용스포츠심리학	운동학습

>**TIP** 운동심리학은 운동실천에 대한 인식, 운동의 심리적 효과, 운동실천과 관련된 이론적 설명, 운동실천 촉진을 위한 전략 등을 연구하여 일반인의 건강운동과 관련된 동기, 정서를 탐색하고, 이들의 운동참가, 지속, 탈퇴의 요인을 분석 및 이해하여 건강운동의 심리를 폭넓게 연구하는 학문이라 할 수 있겠다. 또한 운동발달은 운동행동의 시간적 흐름, 즉 연령에 따라서 계열적, 연속적으로 변화해 가는 과정이며 기능적 분화와 복잡화, 통합화를 이루어 환경에 보다 잘 적응하는 과정으로서 하나의 상태에서 다른 상태로 변화하는 과정이라고 볼 수 있다.

2 〈보기〉에서 경쟁불안이 일어나는 원인으로만 나열된 것은?

─────── 보기 ───────

㉠ 실패에 대한 두려움	㉡ 적절한 목표설정
㉢ 높은 성취목표성향	㉣ 승리에 대한 압박

① ㉠, ㉢   ② ㉢, ㉣

③ ㉠, ㉣   ④ ㉡, ㉢

>**TIP** 경쟁불안은 실패에 대한 두려움과 승리에 대한 압박뿐만 아니라 자신감 결여, 통제력 상실 또한 경쟁불안의 요소이다.

3 〈보기〉의 대화 내용 중 지도자의 설명과 관련된 불안 이론은?

───── 보기 ─────

선수 : 감독님! 시합이 다가오니 초조하고 긴장이 되어 잠이 오질 않습니다.
지도자 : 영운아! 시합이 다가오면 누구나 불안을 느끼지만, 불안을 어떻게 해석하느냐에 따라 경기 수행이 달라지는 거야! 시합을 좀 더 긍정적이고 희망적인 것으로 해석하도록 노력 하렴! 나는 너를 믿는다!

① 추동(욕구) 이론(drive theory)
② 카타스트로피 이론(catastrophe theory)
③ 심리 에너지 이론(mental energy theory)
④ 최적수행지역 이론(zone of optimal functioning theory)

> **TIP** 심리 에너지 이론은 각성을 긍정적으로 해석하면 긍정적 심리 에너지가 발생해 운동수행이 높다. 반면 각성을 부정적으로 해석하면 부정적 심리 에너지가 발생해 운동 수행이 낮다.
> 결국 선수가 최고의 수행을 발휘하는 경우는 긍정적 심리 에너지가 최고 상태이고, 부정적 심리 에너지가 거의 없는 경우이다.

4 〈보기〉에서 설명하는 심상효과와 관련된 이론은?

───── 보기 ─────

• 운동선수가 특정 움직임을 상상할 때, 뇌에서는 실제 움직임이 일어날 때와 유사한 반응이 발생한다.
• 어떤 동작을 생생하게 상상하면 실제 동작과 유사한 근육의 미세 움직임이 일어난다.

① 상징학습 이론(symbolic learning theory)
② 간섭 이론(interference theory)
③ 정보처리 이론(information processing theory)
④ 심리신경근 이론(psychoneuromuscular theory)

> **TIP** 심리신경근 이론은 심상을 하는 동안에 뇌와 근육에서는 실제 동작을 할 때와 유사한 전기자극이 발생한다. 또한 어떤 동작을 마음속에서 아주 생생하게 떠올리면, 실제로 몸을 움직일 때와 비슷한 양상으로 신경자극이 근육에 전달된다. 심리신경근 이론은 심상을 하면, 실제 동작을 하는 것과 똑같은 순서로 근육에 자극이 전달되어 "근육의 운동 기억"을 강화시켜 준다는 것이다.

Answer 3.③ 4.④

5 〈보기〉에서 설명하는 사회적 태만 현상의 동기(motivation) 손실 원인은?

───────── 보기 ─────────

영운이는 친구들과 줄다리기를 할 때, 자신의 힘은 전혀 쓰지도 않고 친구들의 노력에 편승해서 경기에 이기려는 모습을 보이고 있다.

① 할당 전략(allocation strategy) ② 무임승차 전략(free ride strategy)

③ 최소화 전략(minimizing strategy) ④ 반무임승차 전략(sucker strategy)

> **TIP** 사회적 태만 현상 전략 중에 무임승차 전략에 대한 내용이다. 무임승차 전략은 집단 상황에서 개인은 남들의 노력에 편승해서 그 혜택을 받기 위해 자신의 노력을 줄인다는 것이다.

6 〈보기〉의 쉘라두라이(P. Chelladurai) 다차원 리더십 모형에서 제시하는 리더행동이 바르게 나열된 것은?

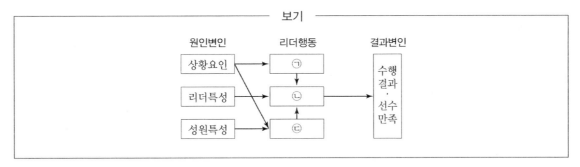

	㉠	㉡	㉢
①	규정행동	선호행동	실제행동
②	규정행동	실제행동	선호행동
③	선호행동	실제행동	규정행동
④	선호행동	규정행동	실제행동

> **TIP** 다차원 스포츠 리더십 모형에는 상황요인, 리더특성, 성원특성이 리더행동에 미치는 영향과 리더행동이 수행결과와 선수의 만족도에 미치는 영향이 모형에 포함되어 있다. 다차원 스포츠 리더십 모형의 핵심적인 내용은 세 가지의 리더십 행동(규정행동, 실제행동, 선호행동)이 일치할수록 수행결과와 선수만족에 긍정적인 영향을 미친다는 것이다. 첫째, 규정행동은 조직 내에서 리더가 해야만 할 행동, 즉 리더로부터 기대되는 행동을 말한다.
> 둘째, 선호행동은 선수들이 선호하거나 바라는 리더행동으로, 연령·성·경력·기술수준에 따라 선호 행동이 달라질 수 있다. 마지막 실제행동은 리더가 실제로 행하는 행동으로, 리더의 실제행동은 성격·능력·경력에 따라 크게 달라지며, 주어진 상황이 무엇을 부과하느냐에 따라 크게 달라진다. 세 가지 리더행동이 일치하는 정도에 의해 수행결과와 선수 만족이 영향을 받게 되는데, 일치도가 높을수록 수행과 만족 수준이 높아진다.

Answer 5.② 6.②

7 운동과 정신건강의 관계를 바르게 설명한 것은?

① 규칙적인 운동은 불안의 감소와 상관이 없다.

② 규칙적인 운동은 인지능력 개선에 효과가 없다.

③ 규칙적인 걷기는 상태불안을 증가시킨다.

④ 유 · 무산소성 운동은 우울증을 감소시키는 효과가 있다.

>**TIP** 우울증 진단을 받은 여성을 대상으로 유산소 운동과 웨이트트레이닝의 효과를 비교한 결과 두 운동 모두 우울증 감소에 효과가 있었다. 40명 환자는 달리기와 웨이트트레이닝 집단에 할당되어 8 주간 운동을 하였다. 두 운동 집단 모두 대기환자에 비해 우울증 감소 효과가 있었다. 운동 방법에 따른 차이는 발견되지 않았다 .

8 사회적 지지 유형 중 다른 사람을 격려하고 걱정하는 과정에서 생기는 지지는?

① 정서적 지지

② 도구적 지지

③ 비교확인 지지

④ 정보적 지지

>**TIP** 사회적 지지의 유형
㉠ 도구적 지지 : 유형의 실질적인 지지를 제공하는 것을 말한다. 웨이트트레이닝을 할 때 보조 역할, 운동 장소까지 태워다 주기, 베이비시터 역할 하기 등이 도구적 지지의 예이다.
㉡ 정서적 지지 : 다른 사람을 격려하고 걱정하는 과정에서 생긴다. 노력에 대해 칭찬과 격려를 해주고, 어려움을 호소할 때 같이 걱정해 주는 것이 대표적 예이다.
㉢ 정보적 지지 : 운동 방법에 대해 안내와 조언을 하고 진행 상황에 관한 피드백을 제시해주는 것을 말한다. 대개 운동 지도자나 트레이너로부터 정보적 지지를 받지만 가족, 친구, 동료 등으로부터 받을 수도 있다.
㉣ 동반 지지 : 운동할 때, 동반자 역할을 하는 사람이 있는가의 여부를 말한다. 피로와 지루함을 줄일 수 있고, 운동 재미가 더 커지기 때문에 지속실천에 도움이 된다.
㉤ 비교확인 지지 : 다른 사람과의 비교를 통해 자신의 생각, 감정, 문제, 체험 등이 정상적이라는 확인을 하는 것이다. 자신과 유사한 특성을 가진 사람과 같이 운동을 하거나 관찰을 통해 얻을 수 있는 지지의 유형이다. 비만인이나 재활 운동을 할 때 비슷한 사람과 함께 하면 비교확인 지지를 얻기가 쉽다.

9 〈보기〉의 상황에 해당하는 니드퍼(R. M. Nideffer)의 주의유형으로 가장 적절한 것은?

───── 보기 ─────

사격선수인 효운이는 시합에서 오로지 표적을 바라보며 조준하고 있다.

① 넓은 – 내적

② 좁은 – 내적

③ 넓은 – 외적

④ 좁은 – 외적

>**TIP** 좁은 – 외적(제한적 – 외적 주의)는 외적인 환경적 상황에 반응하려고 할 때 요구되는 주의 형태이다. 예를 들어 농구 자유투를 할 때, 공과 림에 주의를 집중하거나 상대 선수의 동작에 집중하는 것이다.

Answer 7.④ 8.① 9.④

10 〈보기〉에서 설명하는 홀랜더(E. P. Hollander)의 성격 구조는?

---- 보기 ----

- 깊숙이 내재되어 있는 실제 이미지를 의미한다.
- 자아, 태도, 가치, 흥미, 동기 등을 포함한다.
- 일관성이 가장 높다.

① 심리적 핵
② 전형적 역할
③ 역할행동
④ 전형적 반응

> **TIP** 성격의 구조
> ㉠ 첫 번째, 심리적 핵(psychological core)은 성격의 가장 기본적인 수준을 의미한다. 심리적 핵은 가장 심층부를 차지하는 것으로 자신의 태도, 가치, 흥미, 동기, 믿음 등이 포함된다. 이는 성격의 핵심 부분을 이루고 있으며, 진정한 개인의 모습을 가리킨다. 심리적 핵은 외부 상황의 변화에 별로 영향을 받지 않는다.
> ㉡ 두 번째, 전형적 반응(typical responses)이란 환경에 적응하거나, 우리를 둘러싼 외부 세계에 반응하는 양식을 가리킨다. 전형적인 반응은 환경과의 상호작용에서 학습된 것으로 볼 수 있다.
> ㉢ 마지막, 역할행동(role-related behavior)이란 개인이 사회적 역할에 따라 취하는 일정한 행동을 의미 한다. 즉, 개인이 사회적 상황을 지각하고 여기에 기초를 둔 행동을 역할행동이라 한다.

11 프로차스카(J. O. Prochaska)의 운동행동변화단계이론에 대한 설명으로 옳지 않은 것은?

① 무관심단계 : 현재 운동을 하고 있지 않으며 6개월 이내에도 운동을 시작할 의도가 없다.
② 관심단계 : 현재 운동을 하고 있지 않지만 6개월 이내에 운동을 시작할 의도가 있다.
③ 준비단계 : 현재 운동을 하고 있지만 운동가이드라인을 충족하지 못하는 수준이다.
④ 실천단계 : 운동가이드라인을 충족하는 수준의 운동을 6개월 이상 해왔다.

> **TIP** 실천단계는 가이드라인을 충족하는 수준의 운동을 하고 있지만 아직 6개월이 안 된 것으로 정의한다.

Answer 10.① 11.④

12 〈보기〉에서 공통적으로 제공하고 있는 피드백은?

---------------------------------- 보기 ----------------------------------
- 육상 : 경기장면을 담은 영상을 보고 무릎의 동작을 수정하였다.
- 테니스 : 코치가 "체중이동이 빠르다"라는 정보를 제공하였다.
----

① 내재적 피드백(intrinsic feedback)

② 고유감각 피드백(proprioceptive feedback)

③ 보강적 피드백(augmented feedback)

④ 바이오피드백(biofeedback)

> **TIP** 보강 피드백은 학습자의 외부로부터 제공되는 피드백으로, 학습자가 수행하면서 스스로 감지하여 받아들일 수 있는 자연스런 정보가 아닌, 코치나 감독 또는 동료들에 의해 제공되거나 영상매체 등을 통해 외부로부터 제공되는 정보를 의미한다.

13 시기별 운동발달 단계가 바르지 않은 것은?

① 유아기 – 반사 움직임 단계

② 아동기 – 스포츠 기술 단계

③ 청소년기 – 성장과 세련 단계

④ 성인초기 – 최고수행 단계

> **TIP** 유아기는 2～6세까지 의미하며 기본 움직임 단계에 해당된다. 기본 움직임 단계는 신체 인식과 균형 유지 등과 같은 지각 –운동 능력이 발달되며, 초기 움직임 단계에서 획득한 기술보다 훨씬 발전적인 형태의 이동 기술과 물체조작 기술이 나타나며, 기술의 혼합 형태도 나타난다.

Answer 12.③ 13.①

14 〈보기〉에 제시한 피츠(P. Fitts)와 포스너(M. Posner)의 운동학습단계와 설명이 바르게 나열된 것은?

보기

운동학습 단계	ⓐ 인지단계 ⓑ 연합단계 ⓒ 자동화단계
설명	㉠ 동작 실행 시 의식적 주의가 거의 필요없으며 정확성과 일관성이 매우 높다. 동작에 대한 오류를 탐지하고 수정할 수 있는 능력이 있다. ㉡ 학습해야 할 운동기술의 특성을 이해하고 그 과제를 수행하기 위한 전략을 개발한다. 오류 수정 능력을 갖추지 못했기 때문에 운동수행 시 일관성이 부족하다. ㉢ 과제에 대한 전략을 선택하고 잘못된 수행에 대한 해결책을 찾아 나갈 수 있게 된다. 동작의 일관성이 점점 좋아진다.

① ⓐ-㉠, ⓑ-㉡, ⓒ-㉢　　　　　　② ⓐ-㉡, ⓑ-㉠, ⓒ-㉢

③ ⓐ-㉢, ⓑ-㉡, ⓒ-㉠　　　　　　④ ⓐ-㉡, ⓑ-㉢, ⓒ-㉠

> **TIP** Fitts와 Posner의 단계
> ㉠ 인지단계
>> ⓐ 초보자들은 대부분 인지적인 단계에 해당되며, 학습하여야 할 운동 기술의 특성을 이해하고, 그 과제를 수행하기 위하여 사용되는 전략을 개발하는 단계이다.
>> ⓑ 오류를 수정할 수 있는 능력을 아직 갖추지 못했기 때문에 운동수행에 일관성이 부족한 경우가 대부분이다.
> ㉡ 연합단계
>> ⓐ 과제를 수행하기 위한 수행 전략을 선택하고, 잘못된 수행에 대한 적절한 해결책을 찾아나갈 수 있게 된다.
>> ⓑ 움직임 형태가 완벽하지는 않지만, 다양한 기술 요소들을 상호 연관시키고, 상황에 따라서 동작의 형태를 바꾸는 방법을 깨닫기 시작한다.
>> ⓒ 인지단계에서보다 수행의 일관성과 수행력이 점차 향상되게 된다.
> ㉢ 자동화단계
>> ⓐ 동작이 거의 자동적으로 이루어지기 때문에 움직임 자체에 대한 의식적인 주의가 크게 요구되지 않는다.
>> ⓑ 상대선수의 움직임이나 환경, 물체 등과 같은 운동기술의 다른 측면으로 주의를 전환시킬 수 있게 되며, 또한 운동 수행에서 발생하는 오류가 매우 적고, 그 오류를 탐지하고, 수정할 수 있는 능력을 가지고 있기 때문에, 변화하는 환경 속에서도 자신이 수행해야 할 동작의 움직임 형태를 지속시켜 나갈 수 있다.
>> ⓒ 자동화 단계에 있는 학습자는 지도자에 의해서 제공되는 수행에 대한 질적인 정보를 활용하여 많은 연습을 하는 것이 중요하다.

Answer　14.④

15 〈보기〉에서 설명하고 있는 운동제어 이론은?

─────── 보기 ───────

• 유기체, 환경, 과제의 상호작용 속에서 자기조직의 원리와 비선형성의 원리에 의해 인간의 운동이 생성되고 조절된다.
• 일반화된 운동프로그램과 같은 기억표상의 구조가 필요하지 않다고 주장한다.

① 정보처리이론(information processing theory)
② 도식이론(schema theory)
③ 다이나믹시스템이론(dynamic systems theory)
④ 폐쇄회로이론(closed-loop theory)

> **TIP** 다이나믹시스템이론
> ㉠ 인간의 복잡한 운동제어의 원리로 자리를 잡은 운동 프로그램에 근거한 이론은 수많은 자유도를 갖는 인간의 복잡한 운동을 인간의 기억 표상만으로는 모두 설명할 수 없다는 문제가 제기되면서 그 영향력이 줄어들었다.
> ㉡ 자유도와 관련된 문제는 Bernstein(1967)에 의해서 제기되었으며, 이를 기점으로 하여 새로운 관점인 다이나믹시스템이론이 나타나기 시작하였다.
> ㉢ 인간의 운동에서 발생하는 신경 체계의 조절에만 초점을 두었던 반사이론이나 욕구이론과는 달리 Bernstein은 신체적인 역학적 특성과 신체에 작용하는 내·외적인 힘을 고려하여 인간의 운동체계를 설명하려고 하였다.
> ㉣ 이러한 2가지 요인간의 상호작용으로 인하여 중추적으로 전달되는 동일한 명령이 다른 움직임을 생성(맥락조건 가변성)하거나 다른 명령이 같은 움직임을 생성하게 되는 현상(운동 등가)이 발생한다고 하였다.
> ㉤ 다이나믹시스템이론에서는 인간 자체적으로 가지고 있는 신체적 특성을 매우 중요시 여기며, 신체 자체에 작용하는 많은 요인과 함께 운동이 일어나는 환경의 중요성을 강조하고 있다.

16 주의집중을 향상시키는 방법으로 적절하지 않은 것은?

① 적정 각성 수준 찾기
② 수행 전 루틴 개발하기
③ 실패결과를 미리 예측하기
④ 조절할 수 있는 것에 집중하기

> **TIP** ③은 오히려 방해요인으로 작용되어 위축되게 한다. 부정적 생각보다 긍정적 생각이 주의집중에 도움을 준다.

Answer 15.③ 16.③

17 〈보기〉는 맥락간섭효과를 유발하는 연습방법에 대한 내용이다. 괄호 안에 들어갈 용어가 바르게 나열된 것은?

보기

스포츠지도사인 류현진은 야구수업에서 오버핸드(A), 사이드 암(B), 언더핸드(C) 던지기동작을 지도하기 위해 2가지 연습방법을 계획하였다. (㉠) 연습은 ABC 던지기 동작을 각각 10분씩 할당하여 연습하게 하는 것이고 (㉡) 연습은 30분 동안 ABC 던지기 동작을 순서 없이 무작위로 연습하는 것이었다.

※ 야구수업 연습구성의 예
방법 1 (㉠) 연습 : AAAAA(10분) ➡ BBBBB(10분) ➡ CCCCC(10분)
방법 2 (㉡) 연습 : ACBABACABCBACBC(30분)

	㉠	㉡
①	분단(blocked)	무선(random)
②	분단(blocked)	계열(serial)
③	분산(distributed)	무선(random)
④	분산(distributed)	계열(serial)

> **TIP** 맥락간섭효과는 연습계획의 방법인 구획연습(blocked practice)과 무선연습(random practice)으로 조절될 수 있다. 구획연습(분단연습)은 과제를 순차적으로 제시하는 방법이고, 무선연습은 과제를 무선적으로 제시하는 방법이다. 맥락간섭 효과는 운동기술을 연습할 때에 다양한 요소들 간의 간섭 현상이 일어나는 것이다. 학습해야 하는 자료와 학습 시간 중간에 개입된 사건이나 경험 사이에 발생하는 갈등으로 인하여 학습이나 기억에 방해를 받는 것을 말한다.

18 데시(E. L. Deci)의 인지평가이론에 대한 내용이 아닌 것은?

① 칭찬과 같은 긍정적 정보를 제공하면 유능성이 향상되어 내적동기가 증가한다.
② 부정적 피드백을 제공하면 유능성이 낮아져 내적동기가 감소된다.
③ 지도자의 일방적 지시는 자결성을 낮추어 내적동기를 감소시킨다.
④ 선수들이 스스로 의사결정을 하게 되면 유능성이 향상되어 내적동기가 증가한다.

> **TIP** 자결성이란 외부의 영향이 아닌 자신이 스스로 선택하고 결정하는 정도를 말하는 것이다. ④에서 유능성이 아니라 자결성으로 표현되어야 한다.

Answer 17.① 18.④

19 〈보기〉에서 설명하는 가설은?

———————————— 보기 ————————————

운동이 우울증에 긍정적 효과가 있는 이유는 세로토닌, 노에피네프린, 도파민과 같은 뇌의 신경전달물질의
변화 때문이다. 즉, 운동을 하면 신경원에 의한 신경전달 물질의 분비와 수용이 촉진되어 신경원 간의 의사
소통이 향상된다.

① 생리적 강인함 가설　　　　　　　　　② 모노아민 가설
③ 사회심리적 가설　　　　　　　　　　④ 열발생 가설

> **TIP** 〈보기〉는 모노아민 가설에 대한 설명이다. 생리적 강인함 가설은 운동을 하면 스트레스에 견디는 능력의 향상과 정서적으
> 로 안정이 된다는 가설이고, 사회심리적 가설은 운동을 하면 기분이 좋아질 것이라고 기대감으로 심리적 효과가 생긴다는
> 가설이며, 마지막으로 열발생 가설은 운동을 하면 체온이 상승되어 뇌에서 근육에 이완신호가 전달되고 그에 따라 편안해
> 진다는 가설이다.

20 〈보기〉에 제시된 내용과 관련된 반두라(A. Bandura)의 자기효능감 향상 요인은?

———————————— 보기 ————————————

• 자신이 판단하기에 기술적으로 과거보다 향상되었음을 느꼈다.
• 시합 전 우승 장면을 자주 떠올린다.
• 결승골을 넣어 이겼던 적이 많다.

① 성공경험　　　　　　　　　　　　　② 간접경험
③ 언어적 설득　　　　　　　　　　　④ 신체 · 정서 상태 향상

> **TIP** 성공(과거)의 성취 경험은 선수 스스로가 이전에 경험해 본 승리나 성공이 자신감을 형성하는데 큰 도움이 된다. 물론 이와
> 반대로 실패와 패배 등의 경험은 자신감을 떨어뜨리는데 결정적인 역할을 한다. 그러나 승리라는 결과에 너무 집착하게 되
> 면, 자신감이 아닌 자만에 빠지게 될 우려가 있다. 단지 경기 결과만으로 자신의 성공 여부를 판단하기보다는 어떠한 과정
> 으로 경기를 이끌었는가를 기준으로 하여 성공 여부를 판단하는 것이 매우 중요하다.

Answer　19.② 20.①

1 스포츠윤리학의 이론적 토대가 되는 개념을 바르게 묶은 것은?

① 가치-인성-교육

② 도덕-윤리-선

③ 관습-규칙-법률

④ 인성-경쟁-승리

> **TIP** 스포츠윤리학의 개념
>   ㉠ 도덕
>   • 인간이 지켜야 할 도리 또는 바람직한 행동기준
>   • 인간의 태도나 마음가짐, 심정등의 주관적인 면
>   ㉡ 윤리
>   • 구성원들이 체득하고 실천하게 되는 도덕적 원칙
>   • 사람이 사회생활시 행해야 하는 도리
>   • 선과 악을 이성적으로만 탐구하는 학문적 개념
>   • 인간의 삶에 실질적인 측면(무엇을 하면 안되는가, 무엇을 이룰 수 있는가)
>   ㉢ 선
>   • 긍정적 평가의 대상이 되는 가치를 가지는 모든 것을 가리키는 말
>   • 윤리와 도덕은 선을 표현한 것
>   • 선(善)과 선한 것은 구분해야 함
>   • 사람으로서의 도리

2 스포츠 상황에서 아레테(aretē)가 갖는 의미와 거리가 먼 것은?

① 선수의 덕성

② 지도자의 탁월성

③ 선수의 최적의 기능수준

④ 상대와의 경쟁을 통한 승리추구

> **TIP** • agon : 비적대적인 경쟁, 승리와 결과를 중시하는 행위, 경쟁은 자기 중심적
>   • aretē : 사람이나 사물이 가지고 있는 탁월성, 유능성, 기량, 화합, 뛰어남 등, 탁월한 능력의 완성이 목적

Answer 1.② 2.④

3 〈보기〉에서 A선수의 판단과 관련이 있는 가장 적절한 윤리 이론은?

─────── 보기 ───────

심판은 페널티킥을 선언했다. A 선수는 심판에게 다가가 "상대선수의 발에 걸려 넘어진 것이 아니라 내가 스스로 넘어진 것이니 반칙이 아니다"라고 판정을 번복해 달라고 요청했다. 아무 잘못이 없는 상대에게 피해를 입히는 행위는 도덕적으로 옳지 않다고 판단했기 때문이다.

① 결과론 　　　　　　　　　　② 의무론
③ 상대론 　　　　　　　　　　④ 계약론

> **TIP** 의무론 … 의무의 무조건적인 이행이 곧 선의라고 말하는 것으로 선하지 못한 행동을 바로잡는 것이 그 예이다. 인간이 언제 어디서나 지켜야 할 행위, 즉 보편타당성의 근본원칙에 주목하는 것이다.

4 스포츠윤리학의 주요 관심사인 가치판단의 형태로 적절하지 않은 것은?

① 도덕적인 것(moral values) 　　　② 미적인 것(aesthetic values)
③ 사실적인 것(realistic values) 　　④ 사리분별에 관한 것(prudential values)

> **TIP** 사실판단은 사실 그대로이며 객관적 판단이다.

5 〈보기〉에서 A 선수의 행위를 판단하는 윤리적 관점으로 옳은 것은?

─────── 보기 ───────

프로야구 A 선수는 매 경기마다 더위에 고생하고 있는 어린 볼보이들을 위해 시원한 음료를 제공했다.

① 의무론적 관점에서 A 선수의 행위는 선수로서 긍정적인 이미지를 구축하기 위한 행동으로 볼 수 있다.
② 덕론적 관점에서 A 선수의 행위는 유덕한 품성으로부터 나온 선한 행동으로 볼 수 있다.
③ 결과론적 관점에서 A 선수의 행위는 어린 볼보이들을 안쓰럽게 여겼기 때문에 나온 행동이라고 볼 수 있다.
④ 상대론적 관점에서 A 선수의 행위는 도덕법칙에 따라 행동한 것이라고 볼 수 있다.

> **TIP** 덕론적 윤리체계 … 어떤 행위를 한 사람의 덕성 판단을 중시하는 것으로 미덕을 행하는 것은 옳은 것이고, 악덕을 행하는 것은 그른 것이다. 책임, 정직, 충성, 신뢰, 공정, 배려, 신뢰 등이 미덕에 해당 된다.

Answer 3.② 4.③ 5.②

6 공정시합에 관한 견해 중 비형식주의에 대한 설명으로 가장 적절한 것은?

① 명확한 판정기준을 제공한다.

② 규제적 규칙의 준수를 강조한다.

③ 구성적 규칙과 규제적 규칙을 준수하면 공정시합은 실현된다고 강조한다.

④ 공정의 개념을 규칙의 준수보다 더 포괄적으로 적용할 것을 제안한다.

> **TIP** 형식주의와 비형식주의
>   ㉠ 형식주의 : 정해진 규칙을 어기지 않으면 된다.
>   ㉡ 비형식주의 : 규칙의 준수보다 더 포괄적으로 적용하여 윤리적 비난 행위도 포함된다.

7 〈보기〉의 ㉠, ㉡에 알맞은 용어는?

─────────── 보기 ───────────
• (㉠)은/는 스포츠인이 마땅히 지켜야 할 준칙과 갖추어야 할 태도를 의미한다.
• (㉡)은/는 스포츠인이 지켜야 할 정정당당한 행위로서 경쟁자에 대한 배려를 포함한다.
• 이처럼 (㉠)은/는 (㉡)에 비해 보다 일반적이고, 보편적인 윤리규범이라 할 수 있다.
──────────────────────────

	㉠	㉡
①	페어플레이	스포츠맨십
②	스포츠맨십	페어플레이
③	규칙준수	페어플레이
④	규칙준수	스포츠맨십

> **TIP** 스포츠맨십과 페어플레이
>   ㉠ 스포츠맨십 : 경쟁상황에서도 스포츠 자체를 존중하며 경쟁상대를 인격체로 대하고자 하는 의지와 태도이다.
>   ㉡ 페어플레이 : 구성적 규칙 및 범위가 동등하고 공정해야 하며 이러한 구성안에서 행해지는 경쟁이다.

Answer 6.④ 7.②

8 〈보기〉에서 A팀 주장이 취한 윤리적 입장의 난점으로 볼 수 없는 것은?

> ─── 보기 ───
>
> 프로축구 A팀 감독은 주장을 불러 상대팀 선수에게 의도적 반칙을 하여 부상을 입히라는 작전지시를 내렸다. A팀 주장은 고민 끝에 실행에 옮겼고, 결과적으로 팀의 승리를 가져왔다.

① 결과만 놓고 보면 부상을 입힌 선수의 행위는 옳은 것으로 간주될 수 있다.

② 팀 전체의 이익보다 선수 개인의 이익이 더 중요할 수 있다.

③ 선수가 갖는 상식적이고 보편적인 도덕적 직관과 충돌하는 결론을 이끌어 낼 수 있다.

④ 우리 팀이 행복할 수 있다고 해서 축구경기에 참가한 모든 사람이 행복한 것은 아니다.

> **TIP** ② 반대적 개념으로 윤리적 입장의 난점으로 볼 수 없다.

9 스포츠윤리가 스포츠인에게 필요한 이유로 가장 거리가 먼 것은?

① 스포츠인의 도덕적 삶을 위한 지침을 제시해준다.

② 스포츠 상황에서 어떤 목적이 좋은가를 결정하는데 도움을 준다.

③ 스포츠인으로서 올바르게 행동하는데 도움을 준다.

④ 스포츠선수로서 자신의 경기수행능력을 향상 시키는데 도움을 준다.

> **TIP** 스포츠윤리가 결론적으로 경기수행능력을 자신있게 발휘할 수 있도록 도움을 줄 수도 있으나 누구에게나 적용되는 이유로는 타당하지 않다.

Answer 8.② 9.④

10 〈보기〉의 ㉠, ㉡에 알맞은 용어는?

—— 보기 ——

심판의 윤리는 (㉠)와 (㉡)가 복합적으로 얽혀 있어 상호 보완적 관계를 가진다. (㉠)는 심판 개인의 공정성, 청렴성 등의 인격적 도덕성을 의미하며, (㉡)는 협회나 기구의 도덕성과 밀접한 연관을 가진다.

	㉠	㉡
①	개인윤리	사회윤리
②	책임윤리	심정윤리
③	덕윤리	의무윤리
④	배려윤리	공동체윤리

▶**TIP** ㉠은 개인 자체의 내용으로 기술되었으며, ㉡은 사회성 활동과 연관이 있다.

11 〈보기〉의 내용을 찬성하는 입장으로 적절하지 않은 것은?

—— 보기 ——

프로농구 결승전, 경기종료 1분을 앞두고 3점차로 지고 있던 A팀의 선수 '김태풍'은 의도적 반칙을 행한다. 그런데 우리는 종종 반칙을 한 선수에게 비난하기 보다는 뛰어난 선수라며 오히려 칭찬하는 경우를 발견한다.

① 김태풍이 구성적 규칙을 위반한 것이 사실이지만, 규제적 규칙을 위반한 것은 아니다.
② 의도적 반칙은 농구경기의 일부이며, 농구의 본질, 가치를 손상시키지 않는다.
③ 팀의 전략적 능력과 그 전략을 실행하는 선수의 수행능력을 표현한 것이다.
④ 능력에 따라 승패를 결정하는 경기, 즉 경쟁적 스포츠의 윤리에서 벗어난 것이 아니다.

▶**TIP** 구성적 규칙은 경기별 규칙의 범위 내에서 행해지는 경쟁을 말한다.

12 〈보기〉에서 설명하는 정의의 유형은?

> ──── 보기 ────
>
> 다이빙, 리듬체조, 피겨스케이팅 등의 종목은 기술의 난이도에 따라 차등적으로 점수를 받는다. 경기 수행이 어려울수록 더 많은 점수(가산점)를 받는 것이다. 다만 이 경우 모든 참가자가 동의할 수 있는 절차가 마련되어 있어야 한다.

① 자연적 정의　　　　　　　　　② 평균적 정의
③ 절차적 정의　　　　　　　　　④ 분배적 정의

> **TIP** 각 난이도에 따라 차등 배점을 함으로써 정당한 분배를 시행하였으며 기준에 대한 동의를 얻어 불만이 나타나지 않도록 하였다.

13 스포츠에서 나타나는 인종차별에 대한 내용으로 볼 수 없는 것은?

① 남아프리카공화국에서는 1960년까지 백인선수만 올림픽에 참가하였다.
② 흑인선수의 경기력은 발생학적이고, 백인선수는 후천적 노력의 결과이다.
③ 스포츠에서 인종간의 승패여부는 민족적 · 생물학적 의미를 가지지 않는다.
④ 미디어에서는 흑인선수가 수영종목에 적합하지 않은 신체조건을 갖고 있다고 설명한다.

> **TIP** ③ 인종차별이 아닌 평등한 관계성에 대한 서술이다.

14 〈보기〉에서 ㉠, ㉡, ㉢, ㉣에 알맞은 용어로 바르게 묶인 것은?

> ──── 보기 ────
>
> 스포츠에서의 장애차별이란 장애로 인해 스포츠 참여의 권리와 기회를 비장애인과 동등하게 누리지 못하는 불평등을 말한다. 장애를 이유로 스포츠 참여를 원하는 장애인에 대한 (㉠), (㉡), (㉢), (㉣)는 기본권의 침해에 해당한다.

	㉠	㉡	㉢	㉣
①	제한	배제	분리	거부
②	권리	의무	추구	자유
③	노동	배제	차별	분리
④	감금	체벌	구속	착취

> **TIP** 장애인차별금지 및 권리구제 등에 관한 법률 제4조에 제시되어 있다.

Answer 12.④ 13.③ 14.①

15 스포츠와 관련하여 종차별주의로 희생되고 있는 동물 윤리의 문제로 볼 수 없는 것은?

① 경쟁을 위한 수단　　　　　　　② 유희를 위한 수단

③ 연구를 위한 수단　　　　　　　④ 이동을 위한 수단

> **TIP** ④ 이동을 위한 수단은 종차별의 종류에 포함되지 않는다.

16 〈보기〉에서 영준과 효지의 윤리적 입장에 대한 설명으로 옳지 않은 것은?

───── 보기 ─────

영준 : 승부조작이 발생하는 원인은 모두 개인의 도덕성 결핍에 있다고 생각해.

효지 : 아니야. 윤리적 문제는 스포츠 사회구조나 제도가 정의롭지 않을 때 발생하는 거야.

① 영준은 개인의 도덕적 의지와 책임을 강조하는 입장이다.

② 효지는 문제의 원인이 잘못된 사회제도에 있다고 본다.

③ 영준은 개인의 행동이 사회구조에 의해 결정된다고 본다.

④ 효지는 사회 윤리적 관점, 영준은 개인 윤리적 관점이다.

> **TIP** 영준은 개인행동에 대해 사회구조보다 개인적 판단으로 이루어진다고 주장하고 있다.

17 도핑을 금지해야 하는 이유 중 〈보기〉의 사례와 가장 관련이 깊은 것은?

───── 보기 ─────

러시아는 국가가 주도적으로 자국의 선수들에게 원치 않는 금지약물을 사용하게 하고, 도핑 검사결과를 조작하였다.

① 공정성　　　　　　　　　　　② 역할모형

③ 강요　　　　　　　　　　　　④ 건강상의 부작용

> **TIP** • 강요 : 자국 선수들에게 원치 않은 금지 약물을 사용하게 한 것
> • 공정성 : 도핑 검사결과를 조작

Answer 15.④ 16.③ 17.①③

18 〈보기〉의 내용을 가장 잘 설명할 수 있는 개념과 학자가 바르게 연결된 것은?

> ──────── 보기 ────────
>
> 스포츠계에서는 오랫동안 폭력이 아무런 죄책감 없이 습관처럼 행해지고 있다. 폭력에 길들여진 위계 질서와 문화가 폭력을 폭력으로 인식하지 못하게 하고 있다. 이러한 사회에서는 사유(思惟)의 부재로 인해 폭력적이고 억압적인 행위가 지속될 수밖에 없다.

① 악의 평범성 – 한나 아렌트(H. Arendt)
② 책임의 원칙 – 한나 요나스(H. Jonas)
③ 분노 – 아리스토텔레스(Aristoteles)
④ 본능 – 로렌츠(K. Lorenz)

> ▶TIP 악의 평범성 … 아무런 생각 없이 시키는 대로 실행하거나 이전에 하던 대로 하는 것이 스포츠 폭력의 원인일 수 있다.(Hannah Arendt)

19 스포츠 인권에 대한 설명으로 옳지 않은 것은?

① 스포츠에서 가져야 할 인간의 존엄성을 말한다.
② 스포츠에서 가져야 할 인간의 자유에 대한 권리이다.
③ 스포츠의 종목이나 대상에 따라 상대적으로 보장되는 권리이다.
④ 인종이나 성별에 관계없이 누구나 스포츠를 동등하게 누릴 수 있는 권리이다.

> ▶TIP 스포츠 종목이나 대상에 따라 "절대적"으로 보장되는 권리이다.

20 〈보기〉는 개인윤리와 사회윤리에 대한 내용이다. 괄호 안에 공통으로 들어갈 용어는?

> ──────── 보기 ────────
>
> 공정한 스포츠는 스포츠인의 도덕적 자율성과 (   )의 조화에서 찾을 수 있다. 하지만 (   )이 집중되면 조직의 감시와 통제, 억압, 착취를 받을 가능성이 높다.

① 제도적 자율성   ② 개인적 존엄성
③ 개인적 정당성   ④ 제도적 강제성

> ▶TIP 제도적 자율성, 개인적 존엄성, 개인적 정당성은 개인윤리에 관한 내용이며 제도적 강제성이 사회윤리적 측면을 나타내고 있다.

Answer 18.① 19.③ 20.④

1 〈보기〉의 괄호 안에 들어갈 가장 적절한 용어는?

─────────── 보기 ───────────

'운동생리학'은 일정 기간 동안 운동 형태로 가해진 자극에 대해 인체가 적절하게 반응하고 (　　　)하는 과정 속에서 나타나는 생리학적 현상을 연구하는 학문 분야이다.

① 선택   ② 수용
③ 회피   ④ 적응

▷**TIP** 운동생리학이란 일회적이거나 반복적인 운동으로 초래되는 생리기능적 변화와 그 변화의 원인을 설명하기 위한 학문이다. 즉 여러 가지 형태의 운동으로 인해 야기되는 인체의 반응과 적응에 대해 그 원인을 규명하고, 그러한 반응과 적응이 인체의 기능적 측면, 주로 수행력과 건강 등에 어떠한 생리적 의미를 갖는지 연구하는 것이 운동생리학이다.

2 〈보기〉에서 설명하는 호르몬은?

─────────── 보기 ───────────

• 췌장의 베타세포에서 분비된다.
• 혈당(glucose) 조절에 관여한다.
• 장시간의 운동 중 혈액 내 농도는 감소된다.

① 인슐린(insulin)
② 글루카곤(glucagon)
③ 알도스테론(aldosterone)
④ 에피네프린(epinephrine)

▷**TIP** 인슐린의 분비율은 췌장의 β 세포에 대한 흥분성, 억제성 자극의 수준에 의존한다. 혈장 포도당 농도가 증가하면 인슐린이 분비되어 조직의 포도당 흡수를 높게 하고 혈장의 포도당 농도를 낮추게 된다.

Answer 1.④ 2.①

3 운동 중 호흡교환율(Respiratory Exchange Ratio : RER)이 〈보기〉와 같을 때 옳지 않은 설명은?

보기

호흡교환율(RER) = 1

① 상대적으로 낮은 강도의 운동을 수행하고 있다.
② 주 에너지 대사연료로 탄수화물을 사용하고 있다.
③ 지방은 에너지 생성 대사에 거의 사용되지 않고 있다.
④ 혈중 젖산 농도가 안정 시보다 높다.

> **TIP** 호흡교환율(RER) = 이산화탄소 생성량 / 산소 섭취량
> ㉠ 호흡 교환율은 이산화탄소 생성량을 산소 섭취량으로 나눈 것으로, 운동 중의 산소 섭취량과 이산화탄소 생성량을 측정함으로써 대사 작용에 참여한 혼합 영양분의 비율을 알 수 있다.
> ㉡ 탄수화물과 지방, 그리고 단백질의 호흡 교환율은 1.00, 0.70, 0.82이다.
> ① 낮은 강도의 운동 수행은 무산소에 주로 쓰이는 탄수화물 보다는 유산소에 적합한 지방에 대한 설명으로 볼 수 있다.

4 운동 시 뇌하수체후엽에서 분비되어 신장(콩팥)을 통한 수분손실을 감소시켜주는 호르몬은?

① 항이뇨호르몬(antidiuretic hormone)
② 에피네프린(epinephrine)
③ 칼시토닌(calcitonin)
④ 코티졸(cortisol)

> **TIP** 항이뇨호르몬(ADH)은 신장 집합관의 수분 투과성을 높임으로써 인체 수분 보유를 증가시킨다. 그 결과 소변으로 배출되는 물의 양이 감소한다. 따라서 많은 양의 땀과 활발한 신체 활동으로 나타날 수 있는 인체 수분 부족(탈수)의 위험을 감소시켜 준다.

5 체내 주요 영양소의 에너지 대사에 대한 설명으로 옳지 않은 것은?

① 포도당은 근육 및 간에서 글리코겐의 형태로 저장될 수 있다.
② 지방산은 베타산화(β-oxidation)를 거쳐 ATP 생성에 사용된다.
③ 단백질은 근육의 구성 물질로서 에너지 대사과정에 주로 사용된다.
④ 포도당과 지방은 서로 전환되어 에너지원으로 사용되기도 한다.

> **TIP** 단백질은 근육의 20%를 차지하며 에너지 대사과정에는 장시간 운동 시 글리코겐이 불충분할 때 5% 미만으로 사용되어 주로 사용된다는 ③은 옳지 않은 설명이다.

Answer 3.① 4.① 5.③

6 체성신경계의 지배를 통해 수의적(voluntary)으로 수축 및 이완할 수 있는 근육은?

① 골격근

② 심장근

③ 평활근

④ 내장근

> **TIP** 근육의 종류는 골격근, 심장근, 내장근으로 분류가 된다. 골격(뼈)에 붙어 있는 근육을 골격근이라고 하는데, 골격근이 수축하면 골격에 힘이 전달되어 신체 활동이 이루어진다. 골격근은 의지에 따라 움직일 수 있기 때문에 수의근이라고도 한다. 심장근은 심장벽을 구성하는 근육으로 오직 심장 내에서만 발견할 수 있다. 심장근은 내장근처럼 불수의근이면서 골격근과 같이 가로무늬근 구조를 지니고 있다. 마지막으로 내장근은 위와 장의 외벽을 구성하는 근육으로 수축과 이완을 통해 음식물을 이동시키는 역할을 담당하고 민무늬근이면서 대표적인 불수의근이다.

7 〈보기〉의 괄호 안에 들어갈 용어를 바르게 나열한 것은?

───── 보기 ─────

호흡에 의한 인체 내 산-염기 균형 조절은 점증부하운동 시 증가된 혈중 (㉠) 농도가 (㉡)의 완충작용과 폐환기량의 증가에 의해 감소되는 것을 의미한다.

	㉠	㉡
①	산소(O_2)	염소이온(Cl^-)
②	산소(O_2)	중탄산염(HCO_3^-)
③	수소이온(H^+)	중탄산염(HCO_3^-)
④	수소이온(H^+)	염소이온(Cl^-)

> **TIP** 인체의 산-염기 평형을 위하여 수소 이온 농도의 증가는 호흡 중추를 자극해 환기량을 증가시킨다. 이것은 수소 이온과 중탄산염 이온의 결합을 촉진시켜 탄산가스의 제거를 촉진시킨다.

8 골격근의 수축과정 중 근형질세망(sarcoplasmic reticulum)에서 분비되어 트로포닌(troponin)과 결합하는 물질은?

① 아데노신 삼인산(ATP)

② 칼슘이온(Ca^{2+})

③ 무기인산(Pi)

④ 아세틸콜린(Ach)

> **TIP** 근수축 과정에서 근형질세망에서 칼슘이 나와 트로포닌에 부착되고 트로포마이오신의 위치를 변화시켜 액토마이오신 복합체가 형성된다.

Answer 6.① 7.③ 8.②

9 호흡의 원리에 대한 설명으로 옳지 않은 것은?

① 폐내 압력이 대기압보다 낮아지면서 흡기(inspiration)가 일어난다.

② 안정 시 흡기는 흡기에 동원되는 호흡근(respiratory muscles)의 능동적인 수축으로 일어난다.

③ 안정 시 호기(expiration)는 흡기 시 수축했던 호흡근이 이완되면서 수동적으로 일어난다.

④ 운동 시 호기는 횡격막(diaphragm)과 외늑간근(external intercostal muscles)의 능동적인 수축으로 일어난다.

>**TIP** 흡기시에는 흉곽용적 증가, 횡경막 수축(아래로 내려감)하고 외늑간근 수축에 의해 늑골을 위로 올린다. 호기시에는 횡경막, 외늑간근이 이완되면서 흉곽을 원래대로 오게 한다. 이때 호흡근육은 사용을 하지 않는다. 하지만 운동 시에는 복부의 수축에 의해 복압이 상승하며 횡경막을 밀어 올려 능동적인 수축을 한다.

10 등장성(isotonic) 근수축의 형태로 근육의 길이가 늘어나는 동안 장력(tension)이 발생되는 것은?

① 단축성(구심성 : concentric) 수축

② 신장성(원심성 : eccentric) 수축

③ 등척성(isometric) 수축

④ 등속성(isokinetic) 수축

>**TIP** 장력이 발생하는 동안 근의 길이가 길어지는 것을 등장성 수축의 신장성 수축이라고 한다. 예를 들어 팔굽혀 펴기에서 팔을 굽힐 때 상완삼두근의 작용으로 근의 길이가 길어진다.

11 〈보기〉가 설명하는 에너지 생성 시스템은?

───── 보기 ─────

• 400m 전력 달리기 시 필요한 ATP 공급

• 아데노신 이인산(ADP) 및 무기인산(Pi)에 의한 인산과당분해효소(Phosphofructokinase : PFK)의 활성

• 대사분해에 의한 피루브산염(pyruvate)의 생성

① ATP-PC 시스템   ② 해당작용(glycolysis) 시스템

③ 유산소 시스템   ④ 단백질 대사

>**TIP** 해당작용 시스템은 산소가 필요 없이 근육 세포의 세포질 내에서 일어난다. 무산소성 해당과정을 통해 얻을 수 있는 ATP의 양은 소량이지만 산소의 공급 없이도 에너지를 공급한다는 측면에서 의의가 있다. 인산과당분해효소(포스포프락토키나아제 : PFK)에 의해 조절되고 대사분해에 의해 젖산이 생성된다.

Answer   9.③   10.②   11.②

12 근육의 수축력이 저하되는 경우는?

① 젖산역치 시점의 지연   ② 근육 세포의 산성화

③ 에너지대사 효소의 활성도 증가   ④ 근육 내 ATP 저장량 증가

>**TIP** 근수축이 과도하게 일어나면 H^+이온이 증가되고 pH가 감소된다. 젖산으로 인해 산성화가 되면 근육의 수축력을 저하시킨다.

13 운동 중 정맥혈 회귀(venous return)를 조절하는 요인이 아닌 것은?

① 근육 펌프   ② 호흡 펌프

③ 정맥 수축   ④ 모세혈관 수축

>**TIP** 정맥혈 회귀는 근육에 의한 펌프, 호흡에 의한 펌프, 정맥 혈관 압축에 의한 펌프 작용으로 조절된다.

14 〈보기〉에서 설명하는 심혈관계의 구성요소는?

보기

• 1분 동안 심장으로부터 박출되는 혈액의 양이다.

• 심박수와 1회 박출량의 곱(HR × SV)으로 계산된다.

① 분당 환기량   ② 심박출량

③ 동정맥산소차   ④ 최대산소섭취량

>**TIP** 심박출량은 1분 동안 심장에서 박출되는 혈액의 양이며 심박수 × 1회 박출량으로 정의된다.

15 장기간 지구성 트레이닝에 의한 심혈관계의 적응으로 옳지 않은 것은?

① 안정 시 심박수가 증가한다.

② 안정 시 1회 박출량이 증가한다.

③ 최대하 운동 시 동일한 절대적 운동강도에서 심박수가 감소한다.

④ 최대하 운동 시 동일한 절대적 운동강도에서 1회 박출량이 증가한다.

>**TIP** 유산소 운동을 통한 트레이닝의 효과는 심혈관계를 개선시키는데, 대표적으로 심박출량을 늘린다. 심박출량은 1회 박출량과 심박수의 곱으로, 트레이닝이 되면 1회 박출량을 증가시키고 동일한 강도에서 심박수를 감소시키는데 ①은 심박수를 증가시킨다고 하였으므로 옳지 않다.

Answer   12.②   13.④   14.②   15.①

16 근섬유 수축을 위한 신경 활동전위(action potential)의 단계 중 〈보기〉가 설명하는 것은?

───── 보기 ─────

신경 뉴런(neuron)의 활동전위(action potential)가 생성되는 첫 번째 단계로서 나트륨 이온(Na^+)의 세포막 투과성을 높여 세포 내 양(+)전하를 만들고 활동전위를 역치수준에 이르게 한다.

① 탈분극(depolarization)

② 재분극(repolarization)

③ 과분극(hyperpolarization)

④ 불응기(refractory period)

>**TIP** 신경세포가 자극을 받아 흥분하게 되면 Na^+통로가 열리게 되어 세포 내의 음전하는 사라지고 양전하로 바뀌게 되는데 이러한 신경 활동전위를 탈분극이라고 한다.

17 더운 환경에서 운동 시 나타나는 인체의 생리적 반응으로 옳지 않은 것은?

① 심박수가 증가한다.

② 땀 분비가 증가한다.

③ 떨림(shivering)이 증가한다.

④ 피부혈관의 혈류가 증가한다.

>**TIP** 떨림 현상은 추운 환경에서 증가된다.

18 고지대에서 지구성 운동능력이 저하되는 원인은?

① 동정맥산소차 증가

② 산소분압 감소

③ 최대산소섭취량 증가

④ 호흡빈도와 호흡량 감소

>**TIP** 고지대에서는 산소분압이 감소하여 혈액으로 확산되는 산소의 양이 감소한다. 나머지 보기는 유산소 트레이닝의 긍정적인 결과들이다.

Answer 16.① 17.③ 18.②

19 심장의 구조와 기능에 대한 설명으로 옳지 않은 것은?

① 판막은 혈액의 역류를 방지한다.

② 심장은 두 개의 방과 두 개의 실로 구성되어 있다.

③ 심실중격은 좌·우심실 간 혈액의 혼합을 방지한다.

④ 방실결절은 좌심방에 위치하며 맥박조정자(pacemaker)의 역할을 담당한다.

> **TIP** 심장의 피스메이커는 동방결절이다.

20 〈보기〉의 괄호 안에 들어갈 알맞은 용어는?

─────── 보기 ───────

자율신경계는 신체의 내부 환경을 일정하게 유지하는 항상성(homeostasis) 조절에 중요한 역할을 한다. 예를 들어 (   )가 활성화되면 심박수 및 혈압이 증가된다.

① 감각신경계   ② 체성신경계

③ 교감신경계   ④ 부교감신경계

> **TIP** 교감신경계는 자율신경에 속하는데 심박수와 혈압의 증가는 교감신경의 활성화에 기인하다.

Answer   19.④   20.③

6 운동역학

1 해부학적 자세(anatomical position)에서 방향용어의 표현으로 적절한 것은?

① 코는 귀의 외측(바깥쪽 : lateral)에 위치한다.

② 가슴은 엉덩이의 하측(아래쪽 : inferior)에 위치한다.

③ 어깨는 목의 내측(안쪽 : medial)에 위치한다.

④ 머리는 가슴의 상측(위쪽 : superior)에 위치한다.

> **TIP** 해부학적 자세와 방향 및 움직임 용어는 교재를 통해 확인하며 필수적으로 숙지하여야 한다.

2 그림에서 다리의 벌림(외전 : abduction)과 모음(내전 : adduction)이 발생하는 면(plane)은?

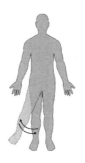

① 수평면(횡단면 : horizontal or transverse plane)

② 좌우면(관상면 : frontal plane)

③ 전후면(시상면 : sagittal plane)

④ 대각면(diagonal plane)

> **TIP** 관상면, 시상면, 횡단면과 관상축, 시상축, 횡단축에 대한 개념을 명확히 해야 한다.
> 움직임에 대한 면과 축의 움직임을 함께 생각하는 것이 용이하다.
> ※ 관상면
> ⊙ 인체를 앞과 뒤로 나누는 면
> • 벌림 : 중앙선에서 멀어지는 운동
> • 모음 : 정중선에 가까워지는 운동
> ⓛ 손목관절, 엉덩관절, 어깨, 손, 발의 벌림, 모음

Answer 1.④ 2.②

3 지렛대 원리에 대한 설명으로 틀린 것은?

─── 보기 ───

- 힘점 : Force (F)
- 축 : Axis (A)
- 작용점 : Resistance (R)

① 지면에서 수직으로 발뒤꿈치 들고 서기(calf raise)는 인체의 2종 지렛대 원리이다.

② 2종 지레는 작용점(R)이 축(A)과 힘점(F) 사이에 있다.

③ 3종 지레는 축(A)이 힘점(F)과 작용점(R) 사이에 있다.

④ 시소(seesaw)의 구조는 축(A)이 힘점(F)과 작용점(R) 사이에 있는 1종 지렛대 원리이다.

>**TIP** ③ 1종 지레에 대한 설명이다.

4 〈보기〉의 ㉠, ㉡에 알맞은 내용으로 연결된 것은?

─── 보기 ───

투수가 야구공을 톱스핀으로 회전시켜 커브볼을 던졌을 때

	㉠	㉡
①	고기압대-기류감속	저기압대-기류가속
②	고기압대-기류가속	저기압대-기류감속
③	저기압대-기류감속	고기압대-기류가속
④	저기압대-기류가속	고기압대-기류감속

>**TIP** 마그누스 효과이며 ㉠ 투구의 회전방향과 반대방향이 되므로 압력이 높아지며 기류속도가 감소된다. ㉡ 동일 방향은 반대 현상이 나타난다.

Answer 3.③ 4.①

5 〈보기〉의 ㉠, ㉡, ㉢에 알맞은 내용은?

> ──────── 보기 ────────
>
> 직립자세에서 안정성을 높이기 위해서는 기저면(base of support)을 (㉠), 무게중심을 (㉡), 수직무게중심선을 기저면의 (㉢)에 위치시키는 동작이 효과적이다.

	㉠	㉡	㉢
①	좁히고	높이고	안
②	좁히고	높이고	밖
③	넓히고	낮추고	안
④	넓히고	낮추고	밖

> **✦TIP** 안정성을 키우기 위한 원리 … 기저면 넓히기, 무게중심 낮추기, 움직임 방향으로 중심 이동

6 선운동(linear motion)에 대한 설명으로 옳은 것은?

① 거리(distance)는 두 지점을 잇는 최단 경로이다.

② 변위(displacement)는 시작점에서 끝점까지의 누적된 이동궤적의 총합이다.

③ 속력(speed)은 스칼라량으로 방향만 가지고 있다.

④ 속도(velocity)는 벡터량으로 크기와 방향을 가지며 변위를 경과시간으로 나눈 것을 말한다.

> **✦TIP** ① 변위
> ② 거리
> ③ 방향만이 아니라 크기와 방향을 가지고 있다.

7 운동역학(sport biomechanics)에 대한 내용으로 가장 적절한 것은?

① 스포츠 상황에서의 경쟁과 불안에 대해서 연구하는 학문이다.

② 스포츠를 사회현상으로 이해하고 설명하려는 학문이다.

③ 스포츠 상황에서 인체 힘의 원인과 결과를 다루는 학문이다.

④ 스포츠 상황에서 인체에서 일어나는 화학반응 및 생리 현상에 대해서 설명하는 학문이다.

> **✦TIP** ① 스포츠심리학
> ② 스포츠사회학
> ④ 운동생리학

Answer 5.③ 6.④ 7.③

8 운동학(kinematics)적 측정의 예가 아닌 것은?

① 자유투 시 농구공이 날아가는 궤적을 측정한다.

② 야구 스윙 시 배트의 각속도를 측정한다.

③ 컬링의 스위핑 시 브러쉬에 가해지는 압력을 측정한다.

④ 테니스 스트로크 동작 시 팔꿈치 각도를 측정한다.

> **TIP** ③ 압력을 측정하는 것은 운동역학적 요소를 측정하는 것이다.

9 일률(power)에 대한 설명으로 옳은 것은?

① 단위 시간당 수행한 일(work)의 양이다.

② 질량과 가속도의 곱이다.

③ 단위는 N(Newton)이다.

④ 수행시간을 길게 하면 증가된다.

> **TIP** 일률(power)
> $$P= \frac{W}{t} = \frac{Fd}{t} = FV$$
> ※ 일률의 단위 : 와트(Watt : W)와 마력(horse power : HP)
> $$1W= \frac{1J}{1sec}$$
> $$1HP = 746W$$

Answer 8.③ 9.①

10 〈보기〉의 ㉠, ㉡에 알맞은 내용은?

---보기---

다이빙 선수가 전방으로 공중 회전하는 동작에서 사지를 쭉 편 레이아웃(layout) 자세보다 사지를 웅크린 턱(tuck) 자세가 회전수를 (㉠)시킨다. 레이아웃 자세는 신체 질량이 회전축으로부터 멀리 분포되어 있어 회전반경과 관성모멘트가 (㉡)

	㉠	㉡

	㉠	㉡
①	감소	커진다.
②	증가	커진다.
③	증가	작아진다.
④	감소	작아진다.

> **TIP** $T = I \times \alpha$
> T : 토크, I : 관성모멘트, α : 각가속도
> 레이아웃 자세는 몸을 펴기 때문에 신체질량은 회전축으로부터 멀리 분포되어 있고, 회전반경이 크다. 따라서 관성모멘트는 증가하고 각속도는 떨어진다. 턱자세는 신체질량이 회전축에 가깝고 회전반경이 짧아 관성모멘트가 감소한다. 그러므로 더 많이 회전할 수 있다.

11 한 축에서 발생하는 토크(torque, moment of force)에 대한 설명 중 틀린 것은?

① 토크는 회전력을 말한다.
② 토크는 가해진 힘과 축에서 힘의 작용선까지 수직거리의 곱이다.
③ 힘이 작용하는 방향이 다르면 토크가 달라진다.
④ 힘의 작용선이 물체의 회전축을 통과할 때 토크가 발생한다.

> **TIP** ④ 물체의 회전축을 통과하면 토크는 발생하지 않는다.

12 운동역학(kinetics)적 변인이 아닌 것은?

① 토크(torque)

② 각속도(angular velocity)

③ 족압력(foot pressure)

④ 양력(lift force)

> **TIP** 각속도는 운동학적 변인이다.

13 농구선수가 20N의 힘으로 농구공을 수직으로 2m 들어 올렸을 때 역학적 일(work)의 크기는?

① 0N · m(J)　　　　　　　　　　② 10N · m(J)

③ 22N · m(J)　　　　　　　　　　④ 40N · m(J)

> **TIP** 일량(work ; W) = 힘(force ; F) × 거리(distance ; D)
> $W = Fd = 20 \times 2 = 40$ N · m(J)

14 중력에 대한 설명으로 틀린 것은?

① 지구의 모든 지역에서 동일하게 작용된다.

② 물체의 질량과 중력가속도의 곱이다.

③ 물체의 질량에 비례한다.

④ 인체나 물체를 지구 중심을 향해 끌어당기는 힘이다.

> **TIP** 높은 산과 깊은 해저면과 수면 안에서 중력의 힘은 다르게 작용된다.

Answer 12.② 13.④ 14.①

15 관성모멘트(moment of inertia)에 대한 설명 중 틀린 것은?

① 단위는 $kg \cdot m^2$이다.

② 질량이 회전축으로부터 멀리 분포될수록 커진다.

③ 어떤 물체를 회전시키려 할 때 잘 돌아가지 않으려는 속성이다.

④ 물체의 크기, 형태, 밀도가 변해도 동일하다.

> **TIP** $I = m \times r^2$
> I : 관성모멘트, m : 질량, r : 반지름
> 질량의 변화는 없을 수 있으나 형태에 따라 무게중심이 바뀐다면 반지름의 길이도 변할 수 있다.

16 마찰력에 대한 설명 중 옳은 것은?

① 마찰력의 크기는 마찰계수와 접촉면에 수평으로 가해진 힘의 곱이다.

② 접촉면의 형태와 성분(재질)은 마찰계수에 영향을 미친다.

③ 최대정지마찰력은 운동마찰력보다 작다.

④ 마찰력은 추진력으로 작용할 수 없다.

> **TIP** 마찰력 = 마찰계수 × 시간
> 마찰계수는 재질과 형태에 따라 달라질 수 있다.

17 〈보기〉의 ㉠, ㉡에 알맞은 내용은?

보기

충격량은 질량과 속도의 곱인 (㉠)의 변화량이며, 가해진 (㉡)과(와) 접촉시간의 곱이다.

	㉠	㉡
①	토크	관성모멘트
②	토크	충격력
③	운동량	관성모멘트
④	운동량	충격력

> **TIP** 충격량(impulse : I)
> ㉠ I(충격량) = F(충격력) $\times t$(작용시간)
> ㉡ 충격량은 물체에 작용한 힘과 힘을 작용한 시간의 곱으로 구한다.
> ㉢ 충격량은 운동량의 변화량이다.($FT = \triangle mv$)

Answer 15.④ 16.② 17.④

18 근전도(EMG)기에 대한 설명으로 옳은 것은?

① 지면반력을 측정한다.

② 운동학적 변인을 측정한다.

③ 근육의 수축을 유발하는 전기적 신호를 측정한다.

④ 압력의 변화를 측정한다.

> **TIP** 근전도기 … 근육의 움직임에 대해 전기적 신호를 통한 그래프로 확인할 수 있도록 도움을 주는 측정 장비이다.

19 〈보기〉에서 설명하는 뉴턴의 운동법칙은?

─── 보기 ───

물체는 외부로부터 외력이 가래지지 않는 한 정지 또는 운동 상태를 계속 유지한다.

① 작용 · 반작용의 법칙　　　　② 관성의 법칙

③ 가속도의 법칙　　　　　　　④ 훅의 법칙

> **TIP** 관성의 법칙 … 외력이 작용하지 않는 한 물체나 인체는 원래의 운동 상태를 유지하려고 한다.

20 원반던지기의 투사거리에 중요한 영향을 미치는 3가지 요소는?

① 투사각도 – 투사속도 – 투사높이

② 투사속도 – 조파항력 – 부력

③ 투사높이 – 부력 – 투사속도

④ 조파항력 – 투사각도 – 투사속도

> **TIP** 투사체 운동의 영향 3요소는 투사각도, 투사속도, 투사높이이며, 요소에 따라 투사체 운동이 다르게 나타난다.

Answer　18.③　19.②　20.①

7 한국체육사

1 체육사 연구에서 시대를 구분하는 이유로 가장 적절한 것은?

① 체육사의 종합적인 이해와 서술을 돕기 위해서
② 체육사의 옳고 그름을 판단하기 위해서
③ 체육사의 현재를 설명하기 위해서
④ 체육사의 사료를 비판하기 위해서

> **TIP** 체육사는 체육사적 사실이 과거에 어떻게 행해졌고 당시인들의 사상과 어떠한 관계를 맺고 있었으며, 여러 가지 요건과 어떻게 연관되어 있었던가를 밝혀 앞으로의 미래를 예언하는 것이 아니라 현명하게 통찰하는데 그 의의를 가지는 분야이다.

2 체육사 연구에서 사관(史觀)이 갖는 의미로 가장 적절한 것은?

① 체육의 현상을 개념화 한다.
② 체육에 대한 기록으로의 역사와 사실로서의 역사를 기술한다.
③ 체육에 대한 문헌사료를 제시한다.
④ 역사가의 가치관에 따라 체육의 역사를 해석한다.

> **TIP** 사관은 역사가의 역사에 대한 의식이다. 지난 과거의 사실을 확인할 때 역사가의 가치관과 해석 원리에 따라 그 기준이 달라진다. 체육사는 종합적인 이해와 서술을 돕기 위해 시대를 구분하게 되는데 기존의 시대 구분을 탈피하여 역사가의 사관에 따라 시대 구분을 새롭게 할 수 있다.

3 〈보기〉에서 설명하는 부족국가시대의 신체활동은?

──────── 보기 ────────

• 두 사람이 맨손으로 허리의 띠를 맞잡고 힘과 기를 겨루어 넘어뜨리는 경기이다.
• 현재 국가무형문화재 제131호로 지정되었다.

① 수박(手搏) ② 각저(角觝)
③ 격검(擊劍) ④ 사예(射藝)

> **TIP** 각저(씨름)는 두 사람이 서로 맞잡고 힘과 기를 겨루는 경기로 서양에서는 레슬링이 있었다.
> 또한 동양 여러 나라도 이와 유사한 신체 활동이 성행했는데, 삼국시대에도 레슬링 유형의 신체 활동이 있었던 것으로 추정하고 있다.

Answer 1.① 2.④ 3.②

4 〈보기〉에서 설명하는 화랑도의 신체활동은?

보기

신라 화랑들은 명산대천(名山大川)을 두루 돌아다니며 야외활동의 과정에서 시(詩)와 음악을 비롯한 각종 신체 수련 활동을 하였다.

① 기마술(騎馬術)　　　　　　　　　② 궁술(弓術)

③ 편력(遍歷)　　　　　　　　　　　④ 수렵(狩獵)

> **TIP** 편력은 산속에 들어가 신체적 고행을 통해서 신체와 정신의 강화는 물론 영적인 힘을 체득하고자 했던 수련활동이었던 것으로 보고 있다. 화랑도의 교육과정에 편성되었던 일종의 야외교육 활동이었는데, 명산대천을 두루 돌아다니며, 야외활동을 하는 과정에서 시와 음악을 비롯하여 각종 신체적 수련활동에도 참여하였다.

5 삼국시대의 민속놀이에 대한 설명으로 옳은 것은?

① 저포(樗蒲)는 나무로 만든 막대기(주사위)를 던져서 승부를 겨루는 놀이이다.

② 축국(蹴鞠)은 말 위에서 여러 동작을 보이는 것이다.

③ 추천(鞦韆)은 화살 같은 막대기를 일정한 거리에서 항아리나 병 안에 넣는 놀이이다.

④ 투호(投壺)는 동편과 서편으로 나누어 돌팔매질 방법으로 승부를 겨루는 놀이이다.

> **TIP** 축국은 가죽 주머니로 공을 만들어 축구처럼 발로 차는 놀이이고, 추천은 그네를 뜻하며, 투호는 항아리에 화살을 던져 넣는 놀이이다.

6 신라화랑의 체육사상으로 옳지 않은 것은?

① 신체의 미(美)와 탁월성을 중시하였다.

② 불국토사상은 편력활동과 연계되었다.

③ 신체관은 심신일체론에 바탕을 두었다.

④ 임전무퇴는 개인을 위한 계율이었다.

> **TIP** 화랑도는 "세속오계(사군이충, 사친이효, 교우이신, 임전무퇴, 살생유택)"를 바탕으로 보국충성 할 수 있는 문무 겸비의 인재의 양성 기능도 지니고 있었다. 임전무퇴의 뜻은 싸움에 임해서 물러남이 없다는 뜻이다.

Answer 4.③ 5.① 6.④

7 고려시대의 무예에 대한 설명으로 옳지 않은 것은?

① 수박희(手搏戱)는 무인 선발의 중요한 수단이었다.

② 무인정신은 충, 효, 의에 기반을 두었다.

③ 무예도보통지(武藝圖譜通志)가 편찬되었다.

④ 강예재(講藝齋)에서 무예를 장려하였다.

>**TIP** 무예도보통지는 조선시대에 정조의 명에 의해 규장각의 이덕무, 박제가와 장용영의 초관이었던 백동수가 장용영의 무사들과 함께 무예의 내용을 일일이 검토하여 만든 것이다.

8 〈보기〉에서 고려시대 서민의 민속놀이를 모두 고른 것은?

보기

ㄱ 축국(蹴鞠) ㄴ 격구(擊毬)
ㄷ 추천(鞦韆) ㄹ 투호(投壺)
ㅁ 각저(角觝) ㅂ 방응(放鷹)

① ㄱ, ㄷ, ㅁ
② ㄴ, ㅁ, ㅂ
③ ㄷ, ㄹ, ㅂ
④ ㄹ, ㅁ, ㅂ

>**TIP** 고려시대 서민의 민속놀이는 추천, 축국, 각저, 석전, 연날리기 등이 있으며, 격구, 방응, 투호는 귀족의 스포츠였다.

9 조선시대 무과 시험에 대한 설명으로 옳지 않은 것은?

① 무과는 초시(初試), 복시(覆試), 전시(展試)로 이루어져 있다.

② 복시는 병조와 훈련원에서 주관하였다.

③ 전시는 기격구(騎擊毬)와 보격구(步擊毬)를 시행하였다.

④ 초시, 복시, 전시 모두 동일한 인원을 선발하였다.

>**TIP** 소과, 대과 구분이 없는 단일과로서 초시(190명), 복시(28명), 전시(갑과 3명, 을과 5명, 병과 20명)의 3단계 시험이 있었다.

Answer 7.③ 8.① 9.④

10 〈보기〉의 ⑦, ⓛ에 알맞은 용어는?

보기

조선시대는 유교의 영향으로 인하여 (⑦) 사상이 만연하였다. 그러나 정조는 (ⓛ) 사상이 국가를 부강하게 한다고 생각하였다.

---

	⑦	ⓛ
①	단련주의(鍛鍊主義)	문무겸전(文武兼全)
②	숭문천무(崇文賤武)	문무겸전(文武兼全)
③	숭문천무(崇文賤武)	심신일여(心身一如)
④	금욕주의(禁慾主義)	단련주의(鍛鍊主義)

> **TIP** 숭문천무와 문무겸전의 대립이 있었다. 성리학의 발달과 유교적 특성으로 인하여 문존무비의 숭문천무 사상이 만연하였다. 조선의 성리학은 음양사상과 결합되어 변질됨으로써 숭문천무 사상이 만연했고, 그러한 결과로 무예나 활동적인 신체문화가 활성화되지 못함으로써 민족의 기질과 역동성을 약화시키는 결과를 낳았다. 예외적으로 문무겸비를 강조한 조선시대의 위대한 왕인 정조대왕(무예도보통지 편찬케 함)이 무예를 진정으로 거듭나게 하는 계기를 만들었다.

11 〈보기〉에서 설명하는 사립학교는?

보기

• 1907년 국권회복운동의 일환으로 도산 안창호가 설립하였다.
• 구(舊) 한국군 출신이 체육교사로 부임하였다.
• 일반 체조를 포함하여 군대식 조련을 실시하였다.

---

① 대성학교   ② 오산학교
③ 배재학당   ④ 원산학사

> **TIP** 대성학교는 1907년 국권회복운동의 일환으로 도산 안창호가 평양에 설립한 중등 교육기관이다.

Answer   10.②   11.①

12 개화기에 질레트가 도입한 스포츠로 바르게 묶인 것은?

① 농구 – 배구 ② 축구 – 농구
③ 야구 – 농구 ④ 축구 – 배구

> **TIP** 야구는 1905년 미국인 선교사 질레트가 황성기독교청년회원들에게 지도하였고, 농구는 1907년 황성기독교청년회 초대총무였던 질레트가 회원들에게 보급시켰다.

13 개화기에 설립된 우리나라 최초의 체육단체는?

① 황성기독교청년회 체육부
② 대한민국체육회
③ 대한체육구락부
④ 광학구락부

> **TIP** 대한체육구락부는 1906년 김기정 등이 결성한 우리나라 최초의 근대적인 체육단체이다. 설립목적은 국가 위기 극복을 위한 체육의 강화이다.

14 개화기 체육사상가인 문일평이 체육발전을 위하여 제안한 내용으로 옳지 않은 것은?

① 체육학교를 설치하고, 체육교사를 양성하자.
② 과목에 체조, 승마 등을 개설하자.
③ 체육에 관한 학술을 연구하기 위하여 청년을 해외에 파견하자.
④ 체육활동을 통괄할 단체를 설립하자.

> **TIP** 문일평(1888 ~ 1939)은 체육을 국가의 운명을 결정하는 중요한 교육 영역으로 인식하였다. 1908년 5월 태극학보 제 2호에 실린 "체육론"은 그의 체육사상을 잘 보여주고 있으며, 체육발전을 위해 다음과 같은 다섯 가지 제언을 남겼다.
> 첫째, 체육학교를 특설하고 체육교사를 양성할 사
> 둘째, 과목에 체조, 승마, 등을 (치)할 사
> 셋째, 평단보필이 (차)에 대하여 특히 주의할 사
> 넷째, 학교, 가정에서 특히 주의할 사
> 다섯째, 체육에 관한 학술을 정구키 위하여 품행단정하고 신체 강장한 청년을 해외에 파견할 사

Answer 12.③ 13.③ 14.④

15 일제강점기의 학교체조교수요목(1914)에 대한 설명으로 옳지 않은 것은?

① 식민지통치하 학교체육을 본격적 궤도에 올려놓았다.
② 유희, 보통체조, 병식체조가 체조과 교재로 도입되었다.
③ 일본식 유희가 도입되었다.
④ 체조과 교수시간 이외에 여러 가지 운동을 실시하였다.

> **TIP** ② 조선 교육령 공포기(1910 ~ 1914) 시기이다.

16 1930년대 체육 대중화를 위하여 조선인 체육지도자들이 보급한 체조는?

① 라디오체조   ② 보건체조
③ 스웨덴체조   ④ 병식체조

> **TIP** 1930년대부터 민족주의 체육활동은 보건체육의 민중화 운동으로 전개되었다.

17 일장기말소사건(1936)과 관련이 없는 것은?

① 손기정   ② 이길용
③ 베를린올림픽   ④ 조선일보

> **TIP** 일장기말소사건의 신문사는 조선일보가 아니라 동아일보이다.

Answer 15.② 16.② 17.④

18 〈보기〉의 ㉠, ㉡에 알맞은 용어로 바르게 묶인 것은?

보기

- (㉠) 경기대회는 한국전쟁 중 우리나라가 참가한 대회로, 올림픽에 대한 한국의 열정을 극명하게 보여주었다.
- (㉡) 경기대회는 우리나라가 최초로 금메달을 획득한 대회로, 금 1개, 은 1개, 동 4개로 종합순위 19위를 차지하였다.

	㉠	㉡
①	헬싱키올림픽	동경올림픽
②	헬싱키올림픽	몬트리올올림픽
③	뮌헨올림픽	동경올림픽
④	뮌헨올림픽	몬트리올올림픽

▷TIP 제15회 핀란드 헬싱키(1952)에서 한국의 최윤철 선수가 4위를 차지면서 한국 마라톤의 가능성을 보여주었다. 헬싱키올림픽은 전 세계적으로 동서 이데올로기 대립이 고조되는 상황에서 개최되었다. 미국과 소련이 냉전 상태였고 소련의 올림픽 등장으로 미국과 소련간의 메달 경쟁이 본격화되기 시작한 올림픽이다. 제21회 캐나다 몬트리올(1976)에서 양정모가 한국 최초의 금메달을 딴 대회였다. 올림픽 참가 28년 만에 첫 금메달을 따내는 쾌거를 이룩했다.

19 남한과 북한이 최초로 단일팀을 구성하여 '코리아(KOREA)'라는 명칭으로 참가한 종목은?

① 태권도   ② 축구
③ 탁구   ④ 농구

▷TIP 1991년 일본 지바에서 개최된 세계탁구선수권대회에서 남북은 단일팀을 구성하였다. 여자팀은 단체전 우승, 남자팀은 단체전에서 4강까지 올라갔다. 이 대회부터 한반도 국기를 사용하였고 국가는 아리랑을 불렀다.

Answer 18.② 19.③

20 〈보기〉의 체육정책이 추진된 정부는?

보기

• 국민체육진흥법 제정
• 태릉선수촌 건립
• 체력장 제도 실시

① 박정희 정부
③ 노태우 정부

② 김대중 정부
④ 문재인 정부

>**TIP** 박정희 정권기 때 스포츠 발달
  • 1960년대부터 사회체육의 기반 조성
  • 1961년 군사정부의 재건국민운동 : '체력은 국력' 슬로건 채택
  • '국민재건체조' 제정(1961. 7. 10)
  • 국민체육진흥법 공포(법률1146호, 1962. 9. 17)
  • 1966년 태릉선수촌 완공
  • 1977년 국립 한국체육대학 설립
  • 1970년 대한체육회 산하 사회체육위원회 설치
  • 1976년 사회체육진흥 5개년 계획 발표

Answer 20.①

1 스포츠사회학

1 스포츠사회학의 연구영역과 주제 중 거시영역의 사회제도와 관련된 연구내용이 아닌 것은?

① 정치   ② 경제

③ 교육   ④ 조직

> **TIP** 사회적 거시적 영역은 정치, 경제, 사회, 문화, 교육 등으로 구분하며, 조직은 미시적 영역에 해당한다.

2 〈보기〉에서 설명하는 스포츠의 사회적 기능으로 적절한 것은?

───── 보기 ─────

2002년 한일월드컵에서 한국축구대표팀은 4강 신화를 만들었다. 이 과정에서 성별, 연령에 관계없이 많은 국민들이 길거리 응원에 참가하며 국가에 대한 애착심과 소속감을 되새겼다.

① 사회통합   ② 사회통제

③ 신체소외   ④ 사회차별

> **TIP** 구조기능주의적 관점의 사회통합 기능이다.

3 현대 스포츠의 발전에 영향을 미친 요소에 대한 설명으로 옳지 않은 것은?

① 산업의 고도화 : 스포츠용품의 대량 생산체계가 갖춰지고 용구가 표준화되었다.

② 인구의 저밀도화 : 쾌적한 생활환경으로 인해 스포츠 참가가 증가하였다.

③ 교통의 발달 : 수송체계가 원활해지면서 다양한 스포츠 행사가 열릴 수 있게 되었다.

④ 통신의 발달 : 정보 유통이 원활해져 스포츠저널리즘이 발달하게 되었다.

> **TIP** ② 저밀도화는 도시보다는 외곽지역의 내용으로 스포츠 참여가 쉽지 않다.

Answer 1.④ 2.① 3.②

4 스포츠로의 사회화(socialization into sport) 요인 중 〈보기〉의 설명에 해당하는 것은?

─────────── 보기 ───────────

여성의 신체노출을 금기시 하는 일부 중동국가의 문화는 여성의 스포츠 참가를 불가능하게 하며 스포츠 경기 관람조차 허용하지 않고 있다.

① 개인적 특성
② 사회적 상황
③ 스포츠 개입
④ 스포츠 사회화 주관자

>**TIP** 국가의 문화적 특성으로 사회적 상황에 해당한다.

5 신자유주의 시대의 스포츠 세계화에 대한 특징으로 적절하지 않은 것은?

① 프로스포츠의 이윤 극대화에 기여하였다.
② 스포츠 시장의 경계가 국경을 초월해 전 세계로 확대되었다.
③ 세계인들에게 표준화된 스포츠 상품을 소비하도록 만들었다.
④ 각 나라의 전통스포츠가 전 세계로 보급되어 새로운 스포츠시장을 개척할 수 있게 되었다.

>**TIP** 신자유주의 시대에는 각 나라별 전통스포츠의 보급이 아닌 일부 국가의 전통스포츠의 프로화와 일반화가 확산된 것으로 볼 수 있다.

6 스포츠정책과 정치에 대한 설명으로 적절하지 않은 것은?

① 국가는 스포츠정책을 통해 스포츠에 개입한다.
② 냉전시대 국가의 국제스포츠정책은 스포츠를 통한 상업주의 팽창에 초점이 맞춰졌다.
③ 스포츠는 상징, 동일화, 조작의 과정을 통해 정치적 기능이 극대화된다.
④ 정부는 의료비 지출을 줄이고 산업생산력을 향상시키기 위해 스포츠에 관여한다.

>**TIP** 냉전시대에는 각 국가별로 군국주의의 팽배로 인해 국제스포츠를 통한 정책으로 시대의 반대 성향인 평화기원, 교류발전에 초점이 맞춰 있다.

Answer 4.② 5.④ 6.②

7 스포츠의 상업화에 따른 변화 중 〈보기〉의 사례에 해당하는 것은?

---보기---

2013년 미국프로야구 LA 다저스와 신시내티 레즈의 경기에서 한국의 류현진 선수와 추신수 선수 간의 맞대결이 펼쳐지자 미국프로야구 사무국은 이 날을 코리안 데이로 지정하고 한국의 걸그룹 소녀시대를 초청하여 애국가를 제창하게 하였다. 이 외에도 미국프로야구 사무국은 각종 의전행사 및 경품행사를 개최하여 언론의 반응에 촉각을 곤두세웠다.

---

① 스포츠 기술의 변화
② 스포츠 규칙의 변화
③ 스포츠 조직의 변화
④ 선수, 코치의 경기 성향 변화

> **TIP** 상업주의는 경기를 기획하고 조직되는 방식에 많은 영향을 미쳤다. 상업주의는 스포츠의 내용과 조직에는 많은 변화를 가져왔지만 스포츠의 실질적인 구조에 대해서 큰 변화를 가져오지는 않았다.

8 〈보기〉에서 설명하는 스포츠일탈에 관한 스포츠사회학 이론은?

---보기---

일탈은 현존하는 사회질서의 유지에 기여한다는 점에서 정상적인 것으로 간주된다. 예를 들어, 도핑은 그 자체로는 일탈행위에 해당되지만, 이를 통해 사람들은 그런 행동을 경멸하게 되고 이에 대한 경각심을 갖게 된다.

---

① 구조기능이론 　　　　　② 갈등이론
③ 차별교제이론 　　　　　④ 낙인이론

> **TIP** 스포츠일탈을 가장 잘 설명해 주는 사회학적 이론은 구조기능주의 관점에서 출발하는 아노미 이론이다.

Answer 7.③ 8.①

9 프로스포츠에서 시행되는 제도와 특징이 바르게 연결된 것은?

① 보류조항(reserve clause) – 일정 기간 선수들의 자유로운 계약과 이적을 막아 선수단 운영비를 줄이기 위한 목적으로 도입되었다.

② 최저연봉제(minimum salary) – 신인선수의 연봉협상력을 줄여 선수단 운영경비를 줄이기 위한 목적으로 도입되었다.

③ 샐러리 캡(salary cap) – 선수 개인에게 지불할 수 있는 최대 연봉 상한선으로, 선수 간 연봉격차를 줄이기 위한 목적으로 도입되었다.

④ 트레이드(trade) – 선수가 새로운 팀으로 이적하기 위해 구단에 요구할 수 있는 권리로, 구단은 특별한 사유가 없는 한 선수의 요구에 응해야 한다.

> **TIP** 보류조항…이적에 대한 계약조항으로 계약조건에 따라 구단이 선수들에 대한 권리를 갖고 우선연봉 계약 협상권을 가질 수 있는 규정

10 〈보기〉에서 설명하는 디 플로어(M. De Fleur)의 미디어 이론은?

보기

• 미디어의 영향력과 스포츠의 소비 형태는 연령, 성, 사회계층, 교육수준, 결혼여부 등에 따라 달라질 수 있다.
• 미디어의 영향력이 서로 다른 하위집단의 구성원에게 획일적으로 미치지 않을 수 있다.

① 개인차 이론(Individual differences theory)

② 사회범주 이론(Social categories theory)

③ 사회관계 이론(Social relationships theory)

④ 문화규범 이론(Cultural norms theory)

> **TIP** ② 사회범주 이론 : 개인이 처한 사회적 범주(연령, 성, 교육수준 등)요소들이 미디어 소비에 영향을 준다.
> ① 개인차 이론 : 개인적 스포츠 관련 욕구를 충족하기 위해 미디어를 이용한다.
> ③ 사회관계 이론 : 타인들과의 관계 중 스포츠에 대한 태도 및 행동 등이 개인적 미디어 소비에 영향을 준다.
> ④ 문화규범 이론 : 미디어가 주가 되어 보도하는 형태에 따라 스포츠에 대한 태도가 나타난다.

Answer 9.① 10.②

11 스포츠와 계급·계층에 대한 설명으로 옳지 않은 것은?

① 부르디외(P. Bourdieu)의 계급론에 따르면, 골프는 상류계급의 스포츠로 분류된다.

② 베블렌(T. Veblen)의 계급론에 따르면, 상류계급이 스포츠에 참가하는 이유는 자신의 지위를 과시하기 위해서이다.

③ 마르크스(C. Marx)의 계급론에 따르면, 운동선수는 생산수단을 소유한 지배계급에 속한다.

④ 베버(M. Weber)의 계층론에 따르면, 프로스포츠에서 감독과 선수의 사회계층 수준은 연봉액수만으로 평가되지 않는다.

> **TIP** 부르디외에 따르면 운동선수는 생산수단을 위한 피지배계급에 속한다.
> ※ 부르디외와 베버의 계급론
> ㉠ 부르디외 : 상류계급은 골프와 테니스, 하류계급은 관람스포츠
> ㉡ 베버 : 단일 요인이 아닌 다차원적 요인을 고려

12 정치가 스포츠를 이용하는 방법 중 〈보기〉의 사례에 해당하는 것은?

───── 보기 ─────

스포츠에 참여하는 선수나 팀이 스포츠 경기 자체를 뛰어넘어 특정 집단을 대리 또는 대표하는 것으로 의미가 확장되는 과정을 일컫는다.

① 상징화   ② 동일화

③ 조작화   ④ 우민화

> **TIP** 상징화
> ㉠ 어떤 의미를 가지며 다른 무엇을 대리하는 것을 말한다.
> ㉡ 운동선수나 팀은 국가주의, 민족주의, 지역주의 등의 성격을 띠고 국가, 민족, 지역사회, 조직 등으로 상징화되며, 국가주의, 민족주의, 인종주의, 지역주의, 분리주의 등의 성격을 띠게 된다.

Answer 11.③ 12.①

13 코클리(J. Coakley)가 제시한 일탈적 과잉동조를 유발하는 스포츠 윤리규범의 유형과 특징이 바르게 연결되지 않은 것은?

① 몰입규범 – 운동선수는 경기에 헌신해야 하며 이를 그들의 삶에서 우선순위에 두어야 한다.

② 구분짓기규범 – 운동선수는 다른 선수와 구별되기 위해 자신만의 경기 스타일을 만들어야 한다.

③ 인내규범 – 운동선수는 위험을 받아들이고 고통 속에서도 경기에 참여해야 한다.

④ 도전규범 – 운동선수는 스포츠에서 성공을 위해 장애물을 극복하고 역경을 헤쳐 나가는 노력을 해야 한다.

> **TIP** 구분짓기규범 … 자신만의 경기 스타일을 만드는 것이 아니라 다른 선수보다 뛰어난 모습을 보여주기 위해 노력해야 한다는 규범
>
> ※ 일탈적 과잉동조 … 규범이나 규칙을 지나치게 지키고자 하는 행동
>
> 예 농구 경기 중 탈진현상이 나타났지만 교체를 하지 않고 계속 경기를 했다.

14 크로젯(T. Crosset)의 여성에 대한 남성선수의 폭력과 남성 스포츠문화와의 관련성에 대한 연구내용에 해당하는 것은?

① 지역사회는 남성 선수의 폭력에 대해 경외감을 갖지 못하도록 철저히 처벌한다.

② 여성 선수를 존경의 대상으로 삼고 함께 공동체성을 나누어야 할 대상으로 간주한다.

③ 폭력이 남성다움을 확립하고 여성을 통제하는데 효과적인 전략이라는 믿음이 존재한다.

④ 폭력이 남성의 사회적 유대를 강화하고 자만심에 사로잡히지 않도록 분위기를 조성한다.

> **TIP** ③ 크로젯(T. W. Crosset)이 1995년부터 본인 연구에서 주장한 내용이다.

Answer 13.② 14.③

15 〈보기〉에서 설명하고 있는 레오나르드(W.Leonard Ⅱ)의 스포츠 사회화 이론은?

―――― 보기 ――――

- A고교 농구 감독은 팀 훈련 과정에서 학생선수들의 운동 수행 능력을 향상시키기 위하여 상과 벌을 활용한다.
- B선수는 다른 팀 선수가 독특한 타격 자세로 최다 안타상을 획득하자 그 선수의 타격 자세를 관찰하여 자신만의 것으로 발전시켰다.

① 사회학습이론   ② 역할이론
③ 준거집단이론   ④ 근거이론

> **TIP** 레오나르드(W.Leonard Ⅱ)의 사회학습이론
> ㉠ 강화 : 상과 벌의 역할을 강조하고 상에 의해 그 행동이 지속적으로 유발되는 경향이 높다.
> ㉡ 코칭 : 피사회화자가 사회화 주관자에 노출되거나 가르침을 받는 학습
> ㉢ 관찰학습 : 개인이 과제를 학습하고 수행하는 행위는 다른 사람의 행동을 관찰한 결과와 유사하다.

16 우리나라 학원스포츠의 문화적 특성 중 〈보기〉의 설명에 해당하는 것은?

―――― 보기 ――――

학생선수들은 교실공간과 분리되어 합숙소와 운동장에서 주로 생활하며 그들만의 공동체 문화를 만들어 간다. 또한 그들만의 동질감을 바탕으로 끈끈한 인간관계를 맺지만, 일반학생들과는 이질화되고 있다.

① 승리지상주의 문화   ② 군사주의 문화
③ 섬 문화   ④ 신체소외 문화

> **TIP** 섬 문화 … 일반 학생들과 구분되어 지며 학생선수들만의 관계, 문화 등의 특징이 나타나는 현상이다.

Answer 15.① 16.③

17 스포츠의 상업화에 따른 스포츠와 미디어의 관계에 대한 설명으로 적절하지 않은 것은?

① 스포츠는 미디어의 주요 콘텐츠로 자리 잡을 때 경제적 가치를 인정받을 수 있다.

② 뉴미디어의 등장으로 스포츠 콘텐츠의 생산자와 수용자의 경계가 모호해 지고 있다.

③ 스포츠가 미디어에 의존할수록 미디어의 스포츠에 대한 통제력은 감소한다.

④ 미디어는 상업적 가치를 증가시키기 위해 스포츠 규칙의 변화를 요구한다.

> **TIP** 스포츠가 미디어에 의존할수록 미디어의 통제력이 증가하여 경기규칙 및 경기시간(일정)들이 변화된다.

18 스포츠 세계화와 민족주의의 관계에 대한 설명으로 적절한 것은?

① 냉전 시대에 스포츠 세계화는 민족주의를 약화시켰다.

② 민족주의는 국가 간 갈등의 원인이 되어 스포츠 세계화의 걸림돌로 작용해 왔다.

③ 제국주의 시대에 스포츠 세계화는 식민국가의 민족주의를 약화시키는 결과를 초래하였다.

④ 스포츠에 내재된 민족주의적 속성은 다국적 기업의 세계화 전략에 중요한 자원으로 활용되고 있다.

> **TIP** 냉전 시대에는 민족우월주의가 팽배하였으며 국가 간 갈등으로 스포츠를 통한 경쟁에 집중하여 세계화가 빨리 진행되었으며 식민국가의 민족주의를 강화시켜주는 결과(예 : 일제강점기 우리나라의 민족주의 강화)를 초래했다.

19 스포츠사회학의 정의에 대한 설명으로 적절하지 않은 것은?

① 스포츠의 맥락에서 인간의 사회행동 법칙을 규명한다.

② 스포츠 현상을 일반 사회구조의 측면에서 설명한다.

③ 사회학의 하위분야로 스포츠 현상에 사회학적 개념을 적용한다.

④ 선수 개인의 행동과 관련된 인간 내면의 특성 및 과정을 설명한다.

> **TIP** 인간 내면적 특성 및 과정은 스포츠심리학의 정의적 영역이다.

Answer 17.③ 18.④ 19.④

20 스포츠와 계층이동 유형에 대한 설명으로 적절한 것은?

① 수직이동은 한팀의 선수가 다른 팀으로 같은 대우를 받고 이적하는 경우를 말한다.

② 개인이동은 소속 집단이 특정 계기를 통하여 집합적으로 이동하는 것을 말한다.

③ 수평이동은 팀의 2군에 소속되어 있던 선수가 1군으로 승격하여 이동하는 경우를 말한다.

④ 세대 간 수직 이동은 운동선수가 부모보다 더 많은 수입과 명예를 얻게 되는 경우를 말한다.

> **TIP** ① 계층적 구조 내에 있어서 집단 또는 개인이 지녔던 종전의 지위 즉 종전의 계층적 지위에 대한 상하 변화
> ② 개인의 능력과 노력에 입각하여 상승의 기회가 실천되는 경우(스포츠를 통한 사회 이동의 대부분)
> ③ 계층적 지위의 변화가 없는 이동 즉, 단순한 자리바꿈

Answer 20.④

1 스포츠교육이 지향하고 있는 내용으로 적절하지 않은 것은?

① 활동 목표와 내용, 방법에 있어 통합화와 다양화를 추진하고 있다.
② 훈련과정에서 지도자 자신의 직관에만 근거하여 지도한다.
③ 유아, 청소년, 성인, 노인, 장애인 등 다양한 학습자를 대상으로 한다.
④ 학교체육−생활체육−전문체육을 연계적으로 발전시키고자 한다.

> **TIP** 훈련과정은 지도자와 학습자에 근거하여 훈련을 지도한다.

2 움직임 기능에 적합한 학습과제가 바르게 연결된 것은?

① 이동 운동 기능 − 한 발로 뛰어 목표 지점까지 도달하기
② 비이동 운동 기능 − 훌라후프 던지고 받기
③ 물체 조작 기능 − 음악을 듣고 움직임 표현하기
④ 도구 조작 기능 − 평균대 위에서 균형 잡기

> **TIP** 이동 운동 기능 … 물체 또는 도구를 사용하지 않고, 공간 이동을 포함한 신체 운동을 말한다.

3 〈보기〉의 대화에서 평가의 개념과 목적을 잘못 이해하고 있는 지도자는?

───────── 보기 ─────────
박 코치 : 평가의 유사개념에는 측정, 사정, 검사 등이 있는 것으로 알고 있습니다.
정 코치 : 네, 측정이나 검사는 가치 지향적이고 평가는 가치 중립적인 활동입니다.
김 코치 : 평가는 학습자의 학습 상태와 지도에 관한 정보를 제공할 수 있습니다.
유 코치 : 그래서 평가는 지도 활동에 대한 피드백이 될 수 있습니다.

① 박 코치   ② 정 코치
③ 김 코치   ④ 유 코치

> **TIP** 측정이나 검사는 중립적 활동이고, 평가는 측정과 검사에 따른 가치 지향적 활동이다.

Answer 1.② 2.① 3.②

4 교수·학습 지도안을 작성할 때 고려해야 할 사항으로 가장 거리가 먼 것은?

① 진행할 학습 과제, 각 과제에 배정한 시간 등을 포함한다.
② 과제 전달 방법 및 과제 수행 조건, 교수 단서 등을 포함한다.
③ 학습 목표는 학습자 특성보다 지도자 중심으로 작성한다.
④ 예상치 못한 상황이 발생했을 때를 대비하여 대안적 계획을 수립한다.

> **TIP** ③ 학습 목표는 학습자 특성 중심으로 작성한다.

5 〈보기〉에서 국민체육진흥법(2020. 12. 8. 일부개정)에 명시된 내용에 해당하는 것으로만 묶인 것은?

──── 보기 ────
㉠ 국가와 지방자치단체는 스포츠 강사와 체육지도자를 배치하여야 한다.
㉡ 지방자치단체는 직장인 체육대회를 연 1회 이상 개최하여야 한다.
㉢ 국가와 지방자치단체는 우수선수와 체육지도자 육성을 위해 필요한 표창제도를 마련하여야 한다.
㉣ 체육동호인조직이란 같은 생활체육 활동에 지속적으로 참여하는 자의 모임을 말한다.

① ㉠, ㉡, ㉢　　　　　　　　　　② ㉠, ㉡, ㉣
③ ㉠, ㉢, ㉣　　　　　　　　　　④ ㉡, ㉢, ㉣

> **TIP** ㉡ 지방자치단체는 직장인 체육대회를 연 1회 이상 개최하여야 한다.〈법 제8조 제3항〉
> ㉢ 국가와 지방자치단체는 우수 선수와 체육지도자 육성을 위하여 필요한 표창제도를 마련하여야 한다.〈법 제14조 제2항〉
> ㉣ "체육동호인조직"이란 같은 생활체육 활동에 지속적으로 참여하는 자의 모임을 말한다.〈법 제2조 제7호〉
> ㉠ 학교체육 진흥법 제13조 제1항

6 국민체육진흥법과 동 시행령(2020. 12. 9 일부개정) 제2조에서 규정한 체육지도자의 명칭과 역할에 대한 설명이 적절하지 않은 것은?

① 스포츠지도사 : 초·중등학교 정규수업 보조 및 학교스포츠 클럽을 지도하는 체육전문강사를 말한다.
② 노인스포츠지도사 : 노인의 신체적·정신적 변화 등에 대한 지식을 갖추고 … (중략) … 노인을 대상으로 생활체육을 지도하는 사람을 말한다.
③ 유소년스포츠지도사 : 유소년의 행동양식, 신체발달 등에 대한 지식을 갖추고 … (중략) … 유소년을 대상으로 체육을 지도하는 사람을 말한다.
④ 장애인스포츠지도사 : 장애 유형에 따른 운동방법 등에 대한 지식을 갖추고 … (중략) … 장애인을 대상으로 전문체육이나 생활체육을 지도하는 사람을 말한다.

> **TIP** ① 스포츠강사에 대한 설명이다.
> ※ 스포츠지도사 … 체육지도자의 자격종목에 대하여 전문체육이나 생활체육을 지도하는 사람을 말한다.

Answer　4.③　5.④　6.①

7 〈보기〉는 지역 스포츠클럽 강사 K의 코칭 일지의 일부이다. ㉠에 해당하는 스포츠교육의 학습 영역과 ㉡에 해당하는 체육 학습 활동이 바르게 묶인 것은?

┌─────────────────────────── 보기 ───────────────────────────┐

코칭 일지

나는 스포츠클럽에서 배구의 기술뿐만 아니라 ㉠ 역사, 전략, 규칙과 같은 개념과 원리를 참여자들에게 가르쳤다. 배구 게임을 제대로 이해하기 위해서 전술 연습을 진행했다. ㉡ 게임을 진행하는 도중에 '티칭 모멘트'가 발생할 경우, 게임을 멈추고 전략과 전술을 지도하는 수업활동을 적용했다.

└──┘

① 정의적 영역, 스크리미지(scrimmage)　　② 정의적 영역, 리드-업 게임(lead-up games)
③ 인지적 영역, 스크리미지(scrimmage)　　④ 인지적 영역, 리드-업 게임(lead-up games)

> **TIP** • 정의적 영역 : 감정, 태도, 가치, 인성 등 보이지 않는 영역
> **예** 팀 스포츠 종목을 통한 사회성 발달의 형태
> • 스크리미지 : 전술 게임 모형 과정의 변형 게임 형태, 특정 영역의 반복 수행
> **예** 셋트 플레이 상황에 대해 반복적 훈련을 실시

8 〈보기〉는 이 코치의 수업을 관찰한 일지의 일부이다. ㉠, ㉡에 알맞은 용어로 바르게 묶인 것은?

┌─────────────────────────── 보기 ───────────────────────────┐

관찰일지

2019년 5월 7일

이 코치는 학습자들에게 농구 드리블의 개념과 핵심단서를 가르쳐주고, 시범을 보였다. 설명과 시범이 끝나고 "낮은 자세로 드리블을 5분 동안 연습하세요."라는 과제를 제시하였다. … (중략) … 이 코치는 (㉠)을 활용했고, 과제 참여 시간의 비율이 높은 수업을 운영했다. 수업의 마지막에는 질문식 수업을 활용했다. "키가 큰 상대팀 선수에게 가로막혔을 경우 어떻게 해야 합니까?"라는 (㉡) 질문을 통해 학습자가 다양한 대안을 찾을 수 있도록 했다.

└──┘

	㉠	㉡
①	적극적 수업	확산형
②	과제식 수업	가치형
③	동료 수업	확산형
④	협동 수업	가치형

> **TIP** ㉠ : 교사가 중심이 되는 직접 교수방법
> ㉡ : 학습자의 다양한 사고를 위한 확산형 질문 활용

Answer 7.③ 8.①

9 〈보기〉는 정코치의 반성 일지이다. ⊙, ⓒ, ⓒ에 해당하는 피드백이 바르게 나열된 것은?

보기

반성 일지

2019년 5월 7일

오늘은 초등학교 방과 후 테니스 수업에서 지난 시간에 이어서 모둠별로 포핸드 드라이브 연습을 수행했다. '테니스의 왕자'라고 자부하는 시안이는 포핸드를 정확하게 수행한 후 자랑스러운 듯 나를 바라보았다. ⊙ 나는 고개를 끄덕이며 엄지손가락을 세워 보였다.

… (중략) …

한편, 경민이는 여전히 공을 맞히는 데 힘들어 보였다. 나는 ⓒ "정민아 지금처럼 공을 끝까지 보지 않으면 안 돼!" ⓒ "왼손으로 공을 가리키고 시선을 고정하면 정확하게 공을 맞힐 수 있어."라고 피드백을 주었다.

⊙	ⓒ	ⓒ
① 가치적 피드백	구체적 피드백	중립적 피드백
② 가치적 피드백	중립적 피드백	교정적 피드백
③ 비언어적 피드백	부정적 피드백	일반적 피드백
④ 비언어적 피드백	부정적 피드백	교정적 피드백

>**TIP** ⊙ 비언어적 피드백: 긍정적 피드백과 동일한 목적으로 제시, 박수치기, 엄지손가락 올리기, 등 토닥거리기 등
　　　 ⓒ 부정적 피드백: 평가를 객관적이고 부정적으로 해서 보다 정확하게 파악하는데 목적을 가지는 것
　　　 ⓒ 교정적 피드백: 잘못된 수정에 관해 이를 수정하기 위한 구체적 정보를 제공

10 효율적인 지도의 특징으로 적절하지 않은 것은?

① 운영 시간에 배당된 시간의 비율이 낮다.
② 학습자가 과제에 참여하는 시간의 비율이 높다.
③ 학습 과제의 난이도가 적절하다.
④ 학습자가 대기하는 시간의 비율이 높다.

>**TIP** 학습자의 대기시간이 적고 실제 학습시간이 높다.

Answer 9.④ 10.④

11 모스턴(M. Mosston)의 교수(teaching) 스타일에 대한 설명으로 옳지 않은 것은?

① 교수 스타일 A~E까지는 모방(reproduction)이 중심이 된다.
② 교수 스타일의 구조는 과제 활동 전, 중, 후 결정군으로 구성된다.
③ 교수는 지도자와 학습자의 연속되는 의사 결정 과정을 전제로 한다.
④ 교수 스타일은 '대비접근' 방식에 근거를 둔다.

> **TIP** 모스턴의 교수 스펙트럼 방식은 비대비적 접근방식으로 교수행동은 교육목표에 기여하는 것으로 기준하여 모든 교수행동이 교육에 기여하는 것으로 생각한다.

12 〈보기〉에서 설명하는 현장(개선)연구의 특징으로 적절하지 않은 것은?

--- 보기 ---

현장(개선)연구는 체육 지도자가 동료나 연구자의 도움을 받아 자신의 강좌를 반성적으로 탐구하여 개선하는 데 목적이 있다.

① 집단적 협동과정이다.
② 자기 성찰을 중시한다.
③ 연속되는 순환 과정이다.
④ 효율성과 결과를 중시한다.

> **TIP** ④ 효율성에 기반한 결과의 중시보다는 과정을 중시한다.

13 스포츠지도사가 생활체육 프로그램 설계시 고려해야 하는 구성요소에 대한 설명으로 적절하지 않은 것은?

① 프로그램 설계시 목적 및 목표, 내용, 장소, 예산, 홍보 등이 포함된다.
② 홍보는 시대에 적합하게 다양한 방법으로 실행한다.
③ 장소는 접근성보다 최신식 시설을 우선으로 고려한다.
④ 예산은 시설대여비, 용품구입비, 인건비, 홍보비 등의 경비를 예측해야 한다.

> **TIP** ③ 생활체육 프로그램 기획으로 참여의 용이성과 활성화가 우선이다.

Answer 11.④ 12.④ 13.③

14 〈보기〉의 대화에서 각 지도자들이 활용하고 있는(활용하고자 하는) 평가 유형이 바르게 나열된 것은?

─── 보기 ───

이 감독 : 오리엔테이션 때 학생들에게 최종 목표를 분명하게 얘기했어요. 그 목표의 달성 여부를 종합적으로 확인하기 위해 시즌 마지막에 평가를 실시할 계획이에요.

윤 감독 : 이번에 입학한 학생들은 기본기가 많이 부족했어요. 시즌 전에 학생들의 기본기 수준을 평가했어요.

김 감독 : 학교스포츠클럽에서 배구를 가르칠 때 수시로 학생들의 기본기능을 확인하고 있어요.

이 감독	윤 감독	김 감독
① 총괄평가	형성평가	진단평가
② 총괄평가	진단평가	형성평가
③ 진단평가	형성평가	총괄평가
④ 진단평가	총괄평가	형성평가

> **TIP** 평가유형
> ㉠ 진단평가 : 학습 전
> ㉡ 형성평가 : 학습 중
> ㉢ 총괄평가 : 학습 후

15 〈보기〉에서 설명하는 스포츠 지도 활동에 해당하는 용어로 적절한 것은?

─── 보기 ───

이 활동은 스포츠 지도시간에 반복적으로 일어나는 활동이다. 예를 들어 출석점검, 수업준비 상태 확인, 화장실 출입 등이다. 이러한 과정을 효율적으로 관리하면 학습자들의 과제참여 시간을 증가시키는 데 도움이 된다.

① 상규적 활동
② 개인적 활동
③ 사회적 활동
④ 전략적 활동

> **TIP** 상규적 활동 시간은 수업 중에 일상적으로 발생하는 교수 · 학습의 과정적 활동사건을 말한다.

Answer 14.② 15.①

16 현행 학교스포츠클럽에 대한 설명으로 적절하지 않은 것은?

① 학교스포츠클럽은 방과 후, 점심시간, 토요일 등에 실시한다.

② 학교스포츠클럽 대회의 리그 유형에는 통합리그, 조별리그, 스플릿 리그 등이 있다.

③ 학교스포츠클럽의 활성화를 위해 단위학교는 학교스포츠클럽 리그를 운영한다.

④ 학교스포츠클럽은 국가수준 교육과정 편성 · 운영 지침에 근거하여 운영된다.

> **TIP** 학교스포츠클럽은 국가수준 교육과정 편성, 운영지침이 아닌 학교체육 진흥법에 의해 운영되고 있으며, 활성화를 위해 정규교육과정에서는 창의적 체험활동의 동아리 활동으로 활용할 수 있다.

17 학교체육 진흥법과 동 시행령(2017. 10. 17)에서 규정하고 있는 '스포츠강사'의 재임용 평가사항이 아닌 것은?

① 전국대회 입상 실적   ② 복무 태도

③ 학생의 만족도   ④ 강사로서의 자질

> **TIP** 스포츠강사의 재임용 평가사항
> ㉠ 강사로서의 자질
> ㉡ 복무 태도
> ㉢ 학생의 만족도

18 〈보기〉의 효과적인 과제 제시 방법에 대한 설명이 적절한 것으로 묶인 것은?

보기

㉠ 시각 정보보다는 언어 정보에 중점을 둔다.
㉡ 모든 학습자가 쉽게 보고 들을 수 있는 대형을 갖춘다.
㉢ 학습자가 이해할 수 있는 어휘를 사용한다.
㉣ 학습자에게 한 번에 최대한 많은 양의 정보를 제공한다.

---

① ㉠, ㉡   ② ㉡, ㉢

③ ㉢, ㉣   ④ ㉠, ㉣

> **TIP** ㉠ 시각을 통해 중요한 정보를 요약해서 제공한다.
> ㉣ 학습자에게 한 번에 최대한 많은 양의 정보를 제공하면 부정적 효과를 가져온다.

Answer 16.④ 17.① 18.②

19 〈보기〉의 ㉠, ㉡에 해당하는 평가기법으로 적절한 것은?

---보기---

배드민턴 평가 계획

㉠ 하이클리어 기능 평가 도구

항목	예	아니오
포핸드 스트로크를 할 때 타점이 정확한가?		
시선을 고정하고 있는가?		
팔꿈치를 펴서 스트로크를 하는가?		

㉡ 배드민턴에 대한 태도 평가
• 수강생의 배드민턴에 대한 열정과 의지를 물어봄
• 반구조화 된 내용으로 질의응답을 함

	㉠	㉡
①	평정척도	면접법
②	평정척도	관찰법
③	체크리스트	면접법
④	체크리스트	관찰법

>**TIP** ㉠ 체크리스트 : 평가항목을 미리 준비하여 체크하며 자기평가가 가능하다.
㉡ 면접법 : 조사자와 피조사자가 얼굴을 맞대고 상호작용하면서 필요한 자료를 얻는 것이다.

20 링크(J. Rink.)의 내용 발달(content development)에 대한 설명으로 적절하지 않은 것은?

① 응용 과제는 실제 게임에 적용할 수 있는 기회를 제공한다.
② 확대 과제는 쉬운 과제에서 어렵고 복잡한 과제로 발전시킨다.
③ 세련 과제는 학습자에게 가능한 한 많은 동작을 알려주는 형태로 개발한다.
④ 시작(제시, 전달) 과제는 기초적인 수준에서 학습하도록 소개하고 안내한다.

>**TIP** 세련형 과제라 하면 가능한 많은 동작이 아닌 적은 동작의 집중적 형태로 개발 및 적용한다.
시작형 → 세련형 → 확장형 → 적용형

Answer 19.③ 20.③

1 〈보기〉에서 ㉠에 해당하는 스포츠심리학의 하위 분야는?

> ─────────────────── 보기 ───────────────────
> • 야구에서 공을 잡은 외야수는 2루 주자의 주력과 경기상황을 고려하여 홈으로 송구하기로 결정한다. 그리고 홈까지의 거리와 위치를 확인하고 공을 던진다.
> • (㉠) 분야에서는 외야수가 경기상황에서의 여러 정보를 종합·판단하여 어떻게 동작을 생성하고 조절하는지와 관련된 원리와 법칙을 밝히는 데 관심을 가진다.

① 운동제어   ② 운동발달
③ 운동심리학   ④ 건강심리학

> ▸**TIP** 운동제어 … 운동을 실시할 때 사용되는 기전에 대한 원리를 규명하는 것이다.

2 운동기술(motor skill)의 일차원적 분류체계가 아닌 것은?

① 과제의 난이도에 따른 분류   ② 환경의 안정성에 따른 분류
③ 움직임의 연속성에 따른 분류   ④ 움직임에 동원되는 근육의 크기에 따른 분류

> ▸**TIP** 운동기술의 일치원적 분류체계
> ㉠ 요구되는 근육의 크기 : 대근운동기술/소근운동기술
> ㉡ 움직임의 연속성 : 불연속적 운동기술/계열적 운동기술/연속적 운동기술
> ㉢ 환경의 안정성 : 폐쇄 운동기술/개방 운동기술

3 스포츠 상황에서 루틴(routine)에 대한 설명으로 적절하지 않은 것은?

① 시합 당일에 수정한다.
② 불안을 감소시키고 집중력을 증대시킨다.
③ 심상과 혼잣말이 포함될 수 있다.
④ 상황이 달라져도 편안함을 유지시킨다.

> ▸**TIP** 루틴은 일관성 있게 지속적으로 수행하는 것으로 경기력 향상을 위한 것이므로 경기 당일 수정은 적절하지 않다.

Answer 1.① 2.① 3.①

4 응용스포츠심리학회(Association for the Advancement of Applied Sport Psychology : AAASP)가 제시하는 스포츠심리상담의 윤리규정이 아닌 것은?

① 평소 알고 지내는 사람(가족, 친구 등)과의 상담과정은 전문적으로 진행한다.

② 나이, 성별, 국적, 종교, 장애, 사회경제적 지위 등의 개인차를 존중한다.

③ 교육, 연수, 수련 경험 등을 통해 인정받은 전문 지식과 기법을 제공한다.

④ 내담자의 이익을 최우선에 두고 상담을 진행하며 필요한 경우 다른 전문가에게 의뢰한다.

> **TIP** ① 가까운 관계의 사람과의 상담의 진행은 권장하고 있지 않다.

5 정보처리단계 중 '반응실행 단계'에 해당하는 내용으로 적절한 것은?

① 실제 움직임을 생성하기 위하여 움직임을 조직화한다.

② 받아들인 정보의 내용을 분석하여 의미를 부여한다.

③ 자극을 확인한 후, 환경특성에 맞는 반응을 선택한다.

④ 환경정보 자극에 대한 확인과 자극의 유형에 대해 인식한다.

> **TIP** ① 반응실행 단계
> ③ 반응선택 단계
> ②④ 감각, 지각 단계

6 반두라(A. Bandura)의 자기효능감(self-efficacy)이론에 대한 설명으로 적절하지 않은 것은?

① 자기효능감이 높은 선수는 역경 상황에 잘 대처한다.

② 타인의 수행에 대한 관찰은 자기효능감에 영향을 주지 않는다.

③ 자기효능감은 농구드리블과 같은 구체적인 기술을 수행할 수 있다는 믿음이다.

④ 경쟁상황에서 각성상태에 대해 부정적으로 인식할 때 자기효능감은 떨어질 수 있다.

> **TIP** 자기효능감에 영향을 주는 요인 ··· 성공적 수행, 대리경험, 언어적 설득, 생리적 · 정서적 각성

Answer 4.① 5.① 6.②

7 〈보기〉에 해당하는 와이너(B. Weiner)의 귀인 범주를 바르게 나열한 것은?

───── 보기 ─────

탁구 선수 A는 경기에서 패배한 것을 상대 선수의 능력이 자신보다 더 우수하였기 때문이라고 생각했다.

	안정성	인과성	통제성
①	안정적 요인	외적 요인	통제가능요인
②	안정적 요인	외적 요인	통제불가능요인
③	불안정적 요인	외적 요인	통제가능요인
④	불안정적 요인	내적 요인	통제불가능요인

>**TIP** 귀인의 개념
　ⓐ 개인능력 : 내적이며, 안정적이고, 통제가 불가능
　ⓑ 개인노력 : 내적이며, 불안정적이고, 통제가 가능
　ⓒ 과제난이도 : 외적이며, 안정적이고, 통제가 불가능
　ⓓ 운 : 외적이며, 불안정적이고, 통제가 불가능
　※ 상대선수의 우수성은 과제난이도에 해당한다.

8 〈보기〉에서 설명하는 이론은?

───── 보기 ─────

• 각성 수준에 대한 개인의 인지적 해석에 따라 정서 경험이 다를 수 있다.
• 각성 수준이 높은 상태를 기분 좋은 흥분상태나 불쾌한 정서로 해석할 수 있다.
• 결정적 순간에 발생하는 심판의 오심은 선수의 정서 상태를 순간적으로 변화시킬 수 있다.

① 반전 이론(reversal theory)
② 카타스트로피 이론(catastrophe theory)
③ 다차원불안 이론(multidimensional anxiety theory)
④ 최적수행지역 이론(zone of optimal functioning theory)

>**TIP** 반전이론
　ⓐ 각성과 스트레스가 통합적으로 고려
　ⓑ 각성과 스트레스가 높을 때 : 지루함
　ⓒ 스트레스가 높거나 각성이 낮을 때 : 지루함
　ⓓ 각성은 높고 스트레스가 낮을 때 : 흥분
　ⓔ 각성과 스트레스가 낮을 때 : 졸음

Answer　7.②　8.①

9 자기목표성향(ego-goal orientation) 보다 과제목표성향(task-goal orientation)이 높은 선수의 특성으로 가장 적절한 것은?

① 달성하기 어려운 목표를 설정한다.
② 평가상황에서는 평소보다 수행이 더 저조할 수 있다.
③ 상대 선수의 실수로 인해 승리하였다고 생각한다.
④ 자신의 노력 부족으로 인해 패배하였다고 생각한다.

>**TIP** 과제목표성향
　　　⊙ 비교의 준거가 자신이 된다.
　　　ⓛ 남과의 비교보다는 자신의 기술향상에 더 관심이 높다.
　　　ⓒ 노력에 귀인한다.
　　　ⓔ 새로운 과제에 대해 개방적이고 모험적인 태도를 보인다.

10 〈보기〉의 야구 투구와 타격 상황에 대한 해석으로 적절하지 않은 것은?

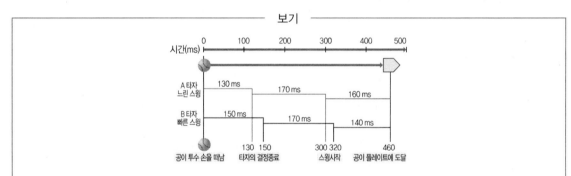

- 투수가 시속 145km의 속도로 던진 공이 홈플레이트에 도달하는 시간은 460ms이다.
- 두 명의 타자 중 A 타자의 스윙 시간은 160ms이며, B 타자의 스윙 시간은 140ms이다.
- 두 타자의 신체 조건, 사용하는 배트, 기술 수준, 공이 맞는 지점은 모두 같다고 가정한다.

① B 타자는 A 타자보다 구질을 파악하는데 더 많은 시간을 활용할 수 있다.
② B 타자는 A 타자보다 타격의 충격력이 커서 더 멀리 공을 쳐 낼 수 있다.
③ B 타자는 A 타자보다 공에 대한 정보를 파악하는데 유리하다.
④ B 타자는 A 타자보다 스윙 시작이 빨라야 한다.

>**TIP** ④ 빠른 스윙을 하고 있기 때문에 스윙은 시작은 더 느려도 된다.

Answer 9.④ 10.④

11 〈보기〉가 설명하는 자기결정이론(self-determination theory)의 동기 유형으로 가장 적절한 것은?

─────── 보기 ───────

동수는 배드민턴에 흥미를 느끼고 스포츠클럽 활동을 시작했다. 시간이 지날수록 재미가 없어져서 클럽을 그만두고 싶었지만, 지도자와 동료들로부터 부정적인 평가를 받기 싫어서 클럽 활동을 유지하고 있다.

① 무동기(amotivation)

② 행동규제(behavior regulation)

③ 확인규제(identified regulation)

④ 의무감규제(introjected regulation)

> **TIP** 의무감규제 … 죄책감이나 불안같은 내적인 압력에 의해 행동하는 것이다. 외적 동기에 해당한다.

12 〈보기〉에서 설명하는 자기존중감(self-esteem) 향상과 관련된 가설로 가장 적절한 것은?

─────── 보기 ───────

• 정기적으로 운동하여 체지방의 감량과 체형의 변화를 확인하였다.
• 피트니스센터에 가면 정서적 안정감을 느낀다.
• 스포츠지도사로부터 칭찬을 자주 받는다.
• 가족들로부터 운동참여에 대한 지지를 받고 있다.

① 신체상(body-image) 향상설

② 자기도식(self-schema) 향상설

③ 자기효능감(self-efficacy) 향상설

④ 자기결정성(self-determination) 향상설

> **TIP** 자기존중감 향상은 자신에 대한 만족도 향상이라고 볼 수 있으며 자기효능감 향상과 유사하다.

Answer 11.④ 12.③

13 운동학습의 정의 및 특성에 대한 설명으로 옳지 않은 것은?

① 학습 과정 그 자체를 직접 관찰할 수 있다.

② 신경가소성(neural plasticity)의 특성을 나타낸다.

③ 비교적 영구적인 운동 수행의 향상으로 나타나는 일련의 내적 과정이다.

④ 연습과 경험에 의해서 나타나는 현상이며, 성숙이나 동기 또는 훈련 등에 의해 일시적으로 변화하는 것은 포함하지 않는다.

> **TIP** ① 학습 과정 자체의 직접 관찰은 어렵다.

14 〈보기〉에서 설명하는 심리기술훈련은?

─────── 보기 ───────

테니스선수 A는 평소 연습과는 달리 시합만 하면 생리적 각성상태가 높아져서 서비스 실수가 자주 발생한다. 스포츠지도사 B는 A 선수의 어깨 부분에 근육의 긴장도를 측정하는 센서와 가슴에 심박수를 측정하는 센서를 부착하였다. 불안감이 높아질 때 어깨 근육의 긴장도가 함께 증가하는 것을 시각적으로 보여 주면서 각성 조절능력을 높이도록 하였다.

① 심상훈련(imagery training)

② 자생훈련(autogenic training)

③ 바이오피드백훈련(biofeedback training)

④ 점진적이완훈련(progressive relaxation training)

> **TIP** 바이오피드백이란 자율적인 생리적 반응을 스스로 통제하는 능력을 얻기 위한 훈련으로 스트레스 조절은 물론 신체에 대한 자각 수준향상에 도움이 된다.
> 바이오피드백훈련은 심리적 변화에 대한 신체적 변화에 대해 확인하고 조절할 수 있게 한다.

15 운동 애착(exercise adherence)을 촉진하는 스포츠지도사의 전략으로 적절하지 않은 것은?

① 개인적인 피드백을 제공한다.

② 참여자를 위해 운동을 선택해준다.

③ 운동을 자극하는 표어나 포스터를 활용한다.

④ 친구 또는 가족과 함께 운동하는 것을 장려한다.

> **TIP** ② 참여자의 선택으로 동기부여를 하는 것이 중요하므로 적절하지 않다.

Answer 13.① 14.③ 15.②

16 〈보기〉에서 대한야구협회가 활용한 행동수정 전략은?

┌─────────────────────── 보기 ───────────────────────┐
│ ─ 공고문 ─ │
│ │
│ 본 협회는 선수들의 경기장 폭력을 감소시키기 위해 폭력 정도에 따라 출전시간을 제한하는 제도를 시행합니다. │
│ 2019. 5. 11. │
│ 대한야구협회 │
└───┘

① 정적강화
② 부적강화
③ 정적처벌
④ 부적처벌

> **TIP** 부적처벌 … 어떤 행동을 했을 때 강화물을 제거함으로써 특정 행동의 빈도를 줄이는 것으로 행동수정의 한 방법이다.

17 〈보기〉의 ㉠과 ㉡에 들어갈 용어가 바르게 묶인 것은?

┌─────────────────────── 보기 ───────────────────────┐
│ • (㉠)은/는 다른 근육군을 사용하여 같은 움직임을 수행할 수 있는 능력을 말한다. │
│ • (㉡)은/는 근육의 활동이 동일해도 조건에 따라 운동결과가 달라질 수 있다는 것이다. │
└───┘

	㉠	㉡
①	운동 등가 (motor equivalence)	맥락 조건 가변성 (context−conditioned variability)
②	운동 등가 (motor equivalence)	자유도 (degree of freedom)
③	맥락 조건 가변성 (context−conditioned variability)	자유도 (degree of freedom)
④	맥락 조건 가변성 (context−conditioned variability)	운동 등가 (motor equivalence)

> **TIP** ㉠ 운동 등가의 예시로는 바닥의 물건을 들어올릴 때 무릎을 구부리고 들어올리는 것과 허리를 숙여 들어올리는 것이다.
> ㉡ 맥락 조건 가변성의 예시로는 암컬 운동 수행 시 3kg의 중량과 15kg의 중량에 대한 결과는 달라질 수 있다는 것이다.

Answer 16.④ 17.①

18 캐론(A. V. Carron)의 응집력 모형에서 응집력과 관련이 있는 팀 요소가 아닌 것은?

① 팀의 능력

② 팀의 규모

③ 팀의 목표

④ 팀의 승부욕

> **TIP** 응집력은 환경적 요인, 개인적 요인, 리더십 요인, 팀 요인으로 구분되며 팀의 규모는 관련이 없다.

19 수영장에서 연습한 수영기술이 바다에서도 잘 발휘할 수 있는지를 확인하는 검사로 적절한 것은?

① 전이 검사(transfer test)

② 파지 검사(retention test)

③ 효율성 검사(efficiency test)

④ 수행 검사(performance test)

> **TIP** 수영장에서 배운 기술을 바다에서 확인하는 것으로 동일한 기술에 대한 점검으로 전이 검사의 방법이다.

20 반응시간(reaction time)의 유형이 아닌 것은?

① 변별반응시간(discrimination reaction time)

② 단순반응시간(simple reaction time)

③ 자유반응시간(free reaction time)

④ 선택반응시간(choice reaction time)

> **TIP** 반응시간의 유형
> ㉠ 변별반응시간 : 두 가지 이상의 상황에 대한 특정 자극에 대한 구분(직구/변화구 중 변화구 선택에 대한 반응)
> ㉡ 단순반응시간 : 하나의 자극, 하나의 반응(출발신호)
> ㉢ 선택반응시간 : 두 가지 이상의 상황에 대한 서로 다른 반응 요구(직구/변화구)

Answer 18.② 19.① 20.③

1 체육사 연구에서 사료(史料)에 대한 설명으로 옳지 않은 것은?

① 유물, 유적 등의 유산은 물적 사료이다.

② 공문서, 사문서, 출판물 등은 문헌 사료이다.

③ 과거의 기억에 대한 증언 등은 구술 사료이다.

④ 각종 트로피, 우승기, 메달, 경기 복장 등은 구전 사료이다.

>TIP ④ 구전 사료가 아닌 물적 사료이다.
　　　구전은 입에서 입으로 전달되는 무형의 것이다.

2 〈보기〉의 ㉠, ㉡에 들어갈 알맞은 용어는?

──── 보기 ────

선사시대에는 애니미즘(animism, 만유정령설)에 대한 믿음을 바탕으로 놀이와 신체활동이 포함된 제천의식을 시행하였다. 부족국가와 삼국시대의 제천의식으로는 부여의 영고, 동예의 무천, 고구려의 (㉠), 신라의 (㉡)이/가 있었다.

	㉠	㉡
①	가배	동맹
②	동맹	10월제
③	동맹	가배
④	가배	10월제

>TIP 부여 : 영고, 동예 : 무천, 신라 : 가배, 삼한 : 계절제, 고구려 : 동맹

Answer 1.④ 2.③

3 삼국시대 민속놀이에 대한 설명으로 옳은 것은?

① 윷놀이는 두 사람이 맞잡고 힘을 겨루는 경기이다.

② 장기는 나무 막대로 만든 주사위를 던져서 승부를 겨루는 놀이이다.

③ 마상재는 화살 같은 막대기를 일정한 거리에서 항아리나 병 안에 넣는 놀이이다.

④ 방응은 사나운 매를 길러 꿩이나 새를 사냥하는 일종의 수렵활동이다.

> **TIP** 삼국시대 민속놀이의 종류
> ㉠ 각저(씨름) : 두 사람이 맞잡고 힘을 겨루는 경기
> ㉡ 쌍륙 : 나무 막대 주사위를 던져 승부를 겨루는 놀이
> ㉢ 마상재 : 말 위에서 여러 동작을 보이는 동작

4 〈보기〉에서 설명하는 고려 시대의 민속놀이는?

─── 보기 ───

• 단오절 행사에 여성들의 놀이로 인기가 있었다.
• 두 줄을 붙잡고 온몸을 흔들고 발의 탄력을 이용해 온몸을 마음껏 날려 보내는 놀이이다.

① 저포(樗蒲)

② 축국(蹴踘)

③ 추천(鞦韆)

④ 풍연(風鳶)

> **TIP** ③ 추천 - 그네타기
> ① 저포 : 주사위를 통한 윷놀이형태
> ② 축국 : 축구
> ④ 풍연 : 연날리기

Answer 3.④ 4.③

5 〈보기에서 설명하는 조선 시대의 무예는?

─────── 보기 ───────

- 무과 시험 과목의 하나였다.
- 각 사정을 대표하는 궁수 5인 이상이 편을 나누어 활을 쏘는 단체경기였다.

① 편사(便射)
② 기창(騎槍)
③ 기사(騎射)
④ 본국검(本國劍)

>TIP ② 기창 : 말을 돌며 목표를 창으로 찌르는 무술시험
③ 기사 : 말을 타며 활을 쏘는 무술
④ 본국검 : 신라시대 화랑들의 무술연마 검술

6 〈보기〉에서 설명하는 고려 시대의 무예는?

─────── 보기 ───────

- 무인집권시대에 인재 선발의 중요한 수단이었다.
- 맨손으로 치기, 주먹지르기 등의 기술을 사용하는 일종의 격투기였다.

① 궁술(弓術)
② 각저(角觝)
③ 수박(手搏)
④ 격구(擊毬)

>TIP ① 궁술 : 활
② 각저 : 씨름
④ 격구 : 말을 타고 채를 이용(=폴로 경기 유사)

Answer 5.① 6.③

7 〈보기〉의 괄호 안에 들어갈 알맞은 용어는?

─── 보기 ───

정조(正祖, 1752~1800)는 문무겸비를 강조한 왕으로서 문과 무를 양립시키는 것이 국가를 부강하게 하는 계책이라고 여겼다. 그는 규장각의 이덕무, 박제가와 장용영의 백동수를 통해 (   )를 편찬케 하였다. 이 책은 조선 시대를 대표하는 병서이자 무예교범서였다.

① 《무예도보통지(武藝圖譜通志)》
② 《무예신보(武藝新譜)》
③ 《무예제보(武藝諸譜)》
④ 《임원경제지(林園經濟誌)》

> **TIP** 무예도보통지 … 1790년 조선 제22대 왕 정조의 명으로 규장각 검서관인 이덕무와 박제가가 장용영 소속 장교 백동수 등과 함께 편찬한 무예 교본이다. 한문본 4권과 연해본 1권으로 구성되어 있으며, 2017년 10월 북한의 유산으로 유네스코 세계 기록유산에 등제되었다.

8 〈보기〉에서 설명하는 단체의 활동으로 옳은 것은?

─── 보기 ───

• 1903년 '황성기독교청년회'라는 이름으로 창설된 단체이다.
• 외국인 선교사를 주축으로 근대스포츠를 도입, 보급하여 한국 근대스포츠 발전에 많은 영향을 미쳤다.
• 1910년 한일병합 이후에도 스포츠 보급 활동에 기여하였다.

① 첫 사업으로 제1회 전조선야구대회를 개최했다.
② 1916년 우리나라 최초의 체육관을 개관하여 스포츠 활동의 활기를 도모했다.
③ 조선에서 최초의 종합경기대회라고 할 수 있는 조선신궁 경기대회를 개최했다.
④ 우리나라 근대체육의 선구자였던 노백린이 병식체조 중심의 체육을 비판하며 설립한 단체였다.

> **TIP** ② YMCA
> ① 조선체육회 – 전조선야구대회 개최
> ③ 조선체육협회 – 조선신궁대회 개최
> ④ 대한국민체육회 – 노백린이 병식체조 중심의 체육 비판

Answer 7.① 8.②

9 개화기 교육입국조서(教育立國詔書)가 반포된 이후의 체육사적 사실이 아닌 것은?

① 한국 YMCA가 설립되어 서구 스포츠가 본격적으로 도입되었다.

② 한국 최초의 운동회가 화류회(花柳會)라는 이름으로 개최되었다.

③ 우리나라 최초의 근대적인 체육 단체인 대한체육구락부가 결성되었다.

④ 언더우드(H. G. Underwood)학당이 설립되어 체조가 정식교과목에 편성되었다.

> **TIP** ④ 언더우드학당에서는 교육입국조서 반포보다 먼저 채택되었다.

10 개화기에 발생한 체육사적 사실이 아닌 것은?

① 관서체육회(關西體育會)가 결성되어 전조선빙상대회가 개최되었다.

② 최초의 근대 학교인 원산학사에서는 무사 양성을 위한 무예반을 개설했다.

③ 선교사들이 미션 스쿨을 설립하고, 서구의 체조 및 근대 스포츠를 도입하였다.

④ 한국 최초의 여성교육기관인 이화학당이 설립되고, 정규 수업에 체조 수업을 실시하였다.

> **TIP** ① 관서체육회는 1924년 설립된 체육단체로 일제시대의 조직이다.(개화기 → 일제 강점기)

11 〈보기〉의 ㉠~㉣을 연대순으로 바르게 연결한 것은?

───── 보기 ─────

㉠ 태권도가 하계올림픽경기대회에서 정식 종목으로 채택되었다.

㉡ 손기정은 하계올림픽경기대회 마라톤 종목에서 금메달을 획득했다.

㉢ 한국은 하계올림픽경기대회에 'KOREA'라는 정식 국호를 달고 최초로 참가했다.

㉣ 양정모는 하계올림픽경기대회 레슬링 종목에서 한국 선수 최초로 금메달을 획득했다.

① ㉣-㉠-㉡-㉢

② ㉡-㉢-㉠-㉣

③ ㉡-㉢-㉣-㉠

④ ㉢-㉡-㉠-㉣

> **TIP** ㉡ 1936년 독일 베를린 올림픽→㉢ 1948년 영국 런던 올림픽→㉣ 1976년 캐나다 몬트리올 올림픽→㉠ 2000년 호주 시드니 올림픽

Answer 9.④ 10.① 11.③

12 개화기 배재학당에 대한 설명으로 옳은 것은?

① 스크랜턴(M. F. Scranton)에 의해 설립된 학교로 정기적으로 체조수업을 실시했다.

② 알렌(H. N. Allen)에 의해 설립된 학교로 건강 및 보건을 위한 활동을 실시했다.

③ 아펜젤러(H. G. Appenzeller)가 설립한 학교로 서구 스포츠가 과외활동을 통해 보급되었다.

④ 조선 정부가 영어교육을 위해서 세운 학교로 다양한 서구 근대 스포츠 문화를 소개했다.

> **TIP** ① 스크랜턴 - 이화학당
> ② 알렌 - 광혜원 설립에 기여
> ④ 한성외국어학교 - 조선 정부의 영어교육 위해 설립

13 조선체육회에 대한 설명으로 옳지 않은 것은?

① 경성일보사의 적극적인 후원으로 설립되었다.

② 조선의 체육을 지도, 장려하는 것을 목적으로 설립된 단체였다.

③ 민족주의 사상을 토대로 일본체육단체에 대응하기 위해 창립되었다.

④ 운동경기에 관한 연구 활동뿐만 아니라 스포츠 보급의 일환으로 운동구점을 설치하고 운영했다.

> **TIP** ① 경성일보사는 친일 관련 언론사이다. 조선체육회는 조선인들에 의해 설립된 체육단체이다.

14 〈보기〉에서 설명하는 정부가 시행한 체육 정책에 해당하지 않은 것은?

---- 보기 ----

이 정부는 '체력은 국력'이란 슬로건을 채택했으며, '국민재건체조'를 제정하고 대한체육회의 예산을 정부가 지원하기로 결정했다. 그 외 국민체육진흥법공포(1961), 체육진흥법 시행령 공포(1963), 체육의 날 제정 (1962), 매월 마지막 주의 '체육주간' 제정 등과 같은 조치가 이루어졌다.

① 태릉선수촌의 건립

② 국군체육부대의 창설

③ 우수선수 병역면제 시행

④ 메달리스트 체육연금제도 도입

> **TIP** 〈보기〉의 내용은 박정희 정권 때이다.
> ② 국군체육부대 창설 - 전두환 정권

Answer 12.③ 13.① 14.②

15 〈보기〉에서 설명하는 체육 단체는?

———————————— 보기 ————————————

- 제24회 서울올림픽경기대회를 기념하여 1989년 공익법인으로 설립되었다.
- 체육지도자 국가자격시험을 전담하고 있다.
- 경정, 경륜, 스포츠토토 등의 기금조성사업을 하고 있다.

① 대한체육회
② 문화체육관광부
③ 대한장애인체육회
④ 국민체육진흥공단

>**TIP** ④ 국민체육진흥기금을 조성, 운용, 관리하는 공익법인이다.

16 〈보기〉에서 설명하는 인물은?

———————————— 보기 ————————————

- 1903년 황성기독교청년회 초대 총무를 역임하였다.
- 우리나라 최초로 야구와 농구를 소개하였다.
- 개화기 YMCA를 통해서 우리나라 근대스포츠의 발달에 큰 역할을 담당했다.

① 푸트(L. M. Foote)
② 반하트(B. P. Barnhart)
③ 허치슨(W. D. Hutchinson)
④ 질레트(P. L. Gillett)

>**TIP** ① 테니스 소개
　　　② YMCA선교사로 배구를 도입
　　　③ 화류회 진행(우리나라 최초의 운동회)

Answer 15.④ 16.④

17 조선시대에 남성들이 양편으로 나누어 서로 마주 보고 돌을 던지던 민속놀이는?

① 사희(柶戱) ② 석전(石戰)
③ 추천(鞦韆) ④ 삭전(索戰)

> **TIP** ① 사희 – 윷놀이
> ③ 추천 – 그네뛰기
> ④ 삭전 – 줄다리기

18 우리나라가 대한민국 국호를 걸고 최초로 참가한 동계올림픽 경기대회는?

① 1948년 제5회 생모리츠올림픽경기대회
② 1992년 제16회 알베르빌올림픽경기대회
③ 2002년 제19회 솔트레이크시티올림픽경기대회
④ 2018년 제23회 평창올림픽경기대회

> **TIP** ① 1948년 생모리츠 동계올림픽이 대한민국 국호 최초의 올림픽 참가이다.

19 〈보기〉에서 설명하는 올림픽 경기대회는?

───── 보기 ─────

• 분단 후 남한과 북한의 선수가 최초로 동시에 입장한 대회였다.
• 남한과 북한의 대표선수단은 KOREA라는 표지판과 한반도기를 앞세우고 함께 입장하여 세계인의 박수를 받았다.
• 태권도가 올림픽 정식 종목으로 시행되었다.

① 1996년 제26회 애틀란타올림픽경기대회
② 2000년 제27회 시드니올림픽경기대회
③ 2004년 제28회 아테네올림픽경기대회
④ 2008년 제29회 베이징올림픽경기대회

> **TIP** 2000년 시드니 올림픽경기에 대한 설명이다.
> 시드니올림픽경기에 사상 최초로 남한과 북한이 동시에 '코리아'라는 명칭으로 입장하였다. 최초로 한반도기가 모습을 드러냈으며, 태권도가 트라이애슬론과 함께 정식종목으로 채택되었다.

Answer 17.② 18.① 19.②

20 〈보기〉에서 설명하는 장소는?

보기

• 대한체육회가 1966년 우수선수의 육성을 위해 건립했다.

• 스포츠를 통한 국위선양 및 국민통합 실현의 목적이 있다.

• 국가대표선수들을 과학적으로 육성하는 기반이 되었다.

① 장충체육관

② 태릉선수촌

③ 동대문운동장

④ 효창운동장

> **TIP** 태릉선수촌
> ㉠ 1966년 6월 대한체육회가 설립한 종합선수합숙훈련장
> ㉡ 설립목적
> • 엄격한 규율과 명랑한 단체생활관리를 통한 경기인의 자질 향상
> • 전국 일선지도자 및 이용 희망자의 시설 활용
> • 선수 영양관리의 합리화를 통한 경기력 향상
> • 근대적 설비를 통한 트레이닝의 과학화
> • 경기에 대한 연구와 실행의 직결
> • 훈련 경비의 절감과 안정된 분위기 조성

5 운동생리학

1 〈보기〉에서 설명하는 운동훈련의 원리는?

───────────── 보기 ─────────────

- 운동훈련에 의한 효과는 운동량이 일상생활 수준보다 높을 때 일어난다.
- 운동량은 운동의 빈도, 강도 또는 지속시간을 증가시킴으로써 늘릴 수 있다.

① 가역성의 원리
② 개별성의 원리
③ 과부하의 원리
④ 특이성의 원리

> **TIP** ① 가역성의 원리 : 운동 이후 신체 변화가 중단하게 되면 원래의 상태로 돌아감
> ② 개별성의 원리 : 개인의 능력, 수준에 따른 운동 강도 및 종류의 조절
> ④ 특이성의 원리 : 운동 목적에 알맞은 운동

2 근섬유의 형태에 따른 특성으로 적절하지 않은 것은?

① 지근은 속근에 비해 모세혈관의 밀도가 높다.
② 지근은 속근에 비해 미토콘드리아 수가 많다.
③ 속근은 지근에 비해 ATPase의 활성도가 높다.
④ 속근은 지근에 비해 피로에 대한 저항성이 높다.

> **TIP** ④ 속근은 에너지 대사 측면으로 보면 단시간 고강도 운동의 인원질시스템이나 해당과정시스템으로 피로에 대한 저항성이 낮다.

Answer 1.③ 2.④

3 혈액 내 산소운반 물질은?

① 글루코스(glucose)

② 헤모글로빈(hemoglobin)

③ 마이오글로빈(myoglobin)

④ 유리지방산(free fatty acid)

> **TIP** ① 글루코스 : 포도당(단당류)
> ③ 마이오글로빈 : 근육 내 산소운반
> ④ 유리지방산 : 혈액 내 방출되는 지방성분(근육 내 에너지원 활용, 간에서는 중성지방 합성)

4 고강도 운동 중 젖산역치(LT)가 발생하는 원인으로 적절하지 않은 것은?

① 근육 내 산소량 감소

② 속근섬유 사용률 증가

③ 코리사이클(cori cycle) 증가

④ 무산소성 해당과정 의존율 증가

> **TIP** 코리사이클은 지방의 에너지원 활용을 위한 과정으로 젖산역치와는 반대된다.

5 건강체력 요소가 아닌 것은?

① 순발력

② 유연성

③ 신체구성

④ 심폐지구력

> **TIP** 건강체력의 요소 … 유연성, 신체구성, 심폐지구력, 근력 및 근지구력

Answer　3.② 4.③ 5.①

6 〈보기〉는 췌장에서 분비되는 혈당조절 호르몬에 대한 설명이다. ㉠, ㉡에 들어갈 용어를 바르게 나열한 것은?

보기

- (㉠)은 혈당 저하 시 글리코겐과 중성지방의 분해를 증가시켜, 혈당을 높여주는 역할을 한다.
- (㉡)은 혈당 증가 시 세포 안으로 포도당 흡수를 촉진하여, 혈당을 낮추는 역할을 한다.

	㉠	㉡
①	인슐린	글루카곤
②	인슐린	알도스테론
③	글루카곤	알도스테론
④	글루카곤	인슐린

➤ **TIP** ㉠ 인슐린 : 랑게르한스섬의 베타세포에서 분비, 혈당량이 높을 때 분비되며, 혈액 속의 포도당의 양을 일정하게 유지시킨다.
㉡ 글루카곤 : 랑게르한스섬의 알파세포에서 분비, 혈당량이 낮을 때 분비되며, 혈액 속의 포도당의 양을 일정하게 유지시킨다.

7 고지대에서 장기간 노출 시 나타나는 생리적 적응 현상으로 적절하지 않은 것은?

① 적혈구 수 증가
② 혈액의 산소운반능력 향상
③ 근육의 모세혈관 밀도 감소
④ 주어진 절대강도 운동 시 폐환기량 증가

➤ **TIP** ③ 근육의 모세혈관의 밀도가 증가된다.

Answer 6.④ 7.③

8 〈보기〉의 ⊙, ⓒ에 들어갈 용어를 바르게 나열한 것은?

보기

- 신경계는 중추신경계(CNS)와 말초신경계(PNS)로 구분된다.
- 말초신경계 중, 자율신경계(autonomic nervous system)는 '흥분성'의 (⊙)과 '억제성'의 (ⓒ)으로 구분된다.

⊙	ⓒ
① 교감신경	부교감신경
② 부교감신경	교감신경
③ 원심성신경	구심성신경
④ 구심성신경	원심성신경

> **TIP** 자율신경계는 교감신경과 부교감신경으로 구성되고 이들은 기능적으로 상호 길항작용을 갖는다.

9 운동 시 폐포와 폐모세혈관 사이에서의 산소교환율을 증가시키는 직접적인 원인은?

① 폐동맥의 낮은 산소량
② 폐동맥의 높은 산소량
③ 폐정맥의 낮은 산소량
④ 폐정맥의 높은 산소량

> **TIP** 폐동맥의 산소량이 낮아지면 항상성 유지를 위해 폐포와 폐모세혈관이 활성화되어 산소교환율이 증가한다.

Answer 8.① 9.①

10 〈보기〉에 제시된 근수축 과정을 단계별로 바르게 나열한 것은?

───────────── 보기 ─────────────

ㄱ 근육세포의 활동전위(action potential) 발생
ㄴ 근형질세망(SR)에서 칼슘이온(Ca^{2+}) 분비
ㄷ 축삭 종말에서 아세틸콜린(ACh) 방출
ㄹ ATP 분해에 따른 근세사 활주 시작

① ㄱ-ㄷ-ㄹ-ㄴ
② ㄴ-ㄷ-ㄱ-ㄹ
③ ㄷ-ㄱ-ㄴ-ㄹ
④ ㄹ-ㄷ-ㄴ-ㄱ

>TIP 신경계의 자극에 따른 근육의 수축과정
　ㄱ 축삭 종말에서 아세틸콜린 방출
　ㄴ 근육세포의 활동전위 발생
　ㄷ 근형질세망에서 칼슘이온 분비
　ㄹ ATP 분해에 따른 근세사 활주 시작

11 운동 시 비훈련자의 심혈관계 변화로 적절하지 않은 것은?

① 최대강도까지 운동강도에 비례하여 심박수 증가
② 최대강도까지 운동강도에 비례하여 심박출량 증가
③ 최대강도까지 운동강도에 비례하여 1회 박출량 증가
④ 최대강도까지 운동강도에 비례하여 동정맥산소차 증가

>TIP 1회 박출량은 최대 산소섭취능력의 40~60% 정도에서 최대에 이르고 더 이상 증가하지 않는다. 그 이후부터는 심박수가 빠르게 상승하여 필요한 심박출량을 유지한다.

Answer 10.③ 11.③

12 〈보기〉에 제시된 운동단위(motor unit)에 대한 설명 중 옳은 것을 있는 대로 고른 것은?

─────── 보기 ───────

㉠ 하나의 운동신경과 그 신경에 의해 지배되는 근육섬유들로 정의된다.
㉡ 운동신경에 연결된 근섬유 수가 많을수록 큰 힘을 내는 데 유리하다.
㉢ 자극비율(innervation ratio)이 낮은 근육은 정교한 움직임에 적합하다.

① ㉠   ② ㉠, ㉡
③ ㉡, ㉢   ④ ㉠, ㉡, ㉢

> **TIP** 운동단위 : 하나의 운동신경섬유가 지배하는 근섬유들을 의미하는 말로 특정운동신경이 흥분을 하면 해당 운동신경이 지배
> 하는 운동단위의 근섬유들이 동시에 수축을 한다.

13 호흡교환율(Respiratory Exchange Ratio : RER)이 〈보기〉와 같을 때의 생리적 현상에 대한 설명으로 가장 적절한 것은?

─────── 보기 ───────

호흡교환율(RER) = 0.8

① 이산화탄소 생성량이 산소 소비량보다 많다.
② 에너지 대사의 주 연료로 지방을 사용하고 있다.
③ VO_2max 80% 이상의 고강도 운동을 수행하고 있다.
④ 에너지 대사의 연료로 탄수화물은 전혀 사용되지 않고 있다.

> **TIP** ② 호흡교환율 = 0.8은 지방과 탄수화물을 약 7 : 3의 비율로 사용한다.

14 장기간의 규칙적인 유산소 훈련에 따른 생리적 적응 현상으로 적절하지 않은 것은?

① 근섬유의 항산화능력 향상
② 지근섬유의 속근섬유로의 전환
③ 근섬유의 미토콘드리아 밀도 증가
④ 최대하운동 중 지방대사능력의 향상

> **TIP** ② 상호 전환은 일어나지 않는다. 지근섬유의 활성화 및 분포가 확대되어진다.

Answer   12.④ 13.② 14.②

15 〈보기〉에서 설명하는 호르몬은?

보기

- 운동 시 부신수질로부터 분비가 증가된다.
- 간과 근육의 글리코겐 분해를 촉진시킨다.
- 심박수와 심근의 수축력을 증가시킨다.

① 에스트로겐(estrogen)
② 에피네프린(epinephrine)
③ 성장호르몬(growth hormone)
④ 갑상선자극호르몬(thyroid stimulating hormone)

>TIP ① 에스트로겐 - 대표적 여성 호르몬
③ 성장호르몬 - 뇌하수체 전엽
④ 갑상선자극호르몬 - 뇌하수체 전엽

16 〈보기〉의 지방(fat)에 대한 설명 중 옳은 것으로만 묶인 것은?

보기

- ㉠ 지방은 유리지방산의 형태로 지방조직과 골격근 등에 저장된다.
- ㉡ 중성지방은 탄수화물이 고갈되더라도 에너지원으로 사용되지 않는다.
- ㉢ 중성지방은 리파아제(lipase)에 의해 지방산과 글리세롤(glycerol)로 분해된다.
- ㉣ 운동강도가 증가함에 따라 에너지 생산을 위한 주 연료는 지방에서 탄수화물로 전환된다.

① ㉠, ㉡   ② ㉠, ㉣
③ ㉡, ㉢   ④ ㉢, ㉣

>TIP ㉠ 지방은 중성지방의 형태로 저장된다.
㉡ 탄수화물이 고갈되면 중성지방의 분해가 시작되며 탄수화물의 부족한 에너지원을 제공해준다.

Answer 15.② 16.④

17 〈보기〉에서 설명하는 근육 기관은?

보기

• 골격근에서 발견된다.

• 근육의 길이를 감지한다.

• 근육의 급격한 신전 시 반사적 근육활동을 촉발시킨다.

---

① 근방추   ② 동방결절

③ 모세혈관   ④ 근형질세망

> **TIP** 근방추 … 거의 골격근에서 발견되며, 감각신경과 운동신경이 풍부하고 직경이 $100\mu m$인 근섬유이다. 근육의 길이 변화를 감지하는 감각수용체이다.

18 운동 후 초과산소섭취량(Excess Post-exercise Oxygen Consumption : EPOC)이 발생하는 원인으로 적절하지 않은 것은?

① 운동 중 증가한 혈압 감소

② 운동 중 증가한 젖산 제거

③ 운동 중 증가한 체온 저하

④ 운동 중 증가한 산소 제거

> **TIP** 운동 후 초과산소섭취량에 기여하는 요인
> ㉠ 젖산염이 포도당으로 전환 = 젖산 제거
> ㉡ 근육과 혈액의 산소 저장 = 저장 산소
> ㉢ 체온 상승
> ㉣ 심박수 및 호흡수 상승
> ㉤ 호르몬 상승(카테콜아민)
> ㉥ 근육에서 PC재합성

Answer 17.① 18.④

19 〈보기〉에서 설명하는 용어는?

---보기---

- 심실이 수축할 때 배출되는 혈액의 양
- 확장기말 혈액량(EDV)과 수축기말 혈액량(ESV)의 차이

① 심박수   ② 1회 박출량
③ 분당 환기량   ④ 최대산소섭취량

> **TIP** 심박출량 = 1회 박출량 × 심박수
> 최대산소섭취량 = 동·정맥산소차 × 심박출량

20 〈보기〉에서 설명하는 에너지 시스템은?

---보기---

- 순간적인 고강도 운동을 위한 주요 에너지 시스템
- 운동 시작 시기에 가장 빠르게 에너지를 생산하는 방법
- 역도, 높이뛰기, 20m 달리기 등에 사용되는 주요 에너지 시스템

① ATP-PC 시스템
② 무산소성 해당과정(glycolysis)
③ 젖산 시스템(lactic acid system)
④ 산화적 인산화(oxidative phosphorylation)

> **TIP** ATP - PC 시스템
> ㉠ 즉각적인 에너지원
> ㉡ 도마운동, 역도, 달리기 등
> ㉢ 인원질 시스템
> ㉣ 운동 초기와 최고강도점에서 사용
> ㉤ 무산소 수준으로 에너지 합성

Answer 19.② 20.①

6 운동역학

1 **운동역학 연구의 주된 목적이 아닌 것은?**

① 운동기술의 향상

② 운동 용기구의 개발 및 평가

③ 멘탈 및 인지 강화 프로그램의 구성

④ 운동수행 안전성의 향상 및 손상의 예방

> **TIP** ③ 스포츠심리학의 주된 연구영역이다.

2 **골프 수행에 관한 변인 중 벡터(vector)에 해당하는 것은?**

① 골프공의 속력(speed)

② 골프공의 비거리(distance)

③ 골프클럽의 가속도(acceleration)

④ 골프공의 위치에너지(potential energy)

> **TIP** 벡터 … 크기와 방향을 모두 갖는다.
> 가속도는 크기와 방향이 나타난다.

3 **해부학적 방향을 나타내는 용어와 의미가 바르게 묶이지 않은 것은?**

① 앞쪽(anterior, 전) – 인체의 정면 쪽

② 아래쪽(inferior, 하) – 머리로부터 먼 쪽

③ 안쪽(medial, 내측) – 인체의 중심 쪽

④ 얕은(superficial, 표층) – 인체의 안쪽

> **TIP** ④ 인체의 바깥쪽을 의미한다.

4 **인체의 좌우축을 중심으로 전후면(시상면)에서 발생하는 관절운동이 아닌 것은?**

① 굽힘(flexion, 굴곡)

② 폄(extension, 신전)

③ 벌림(abduction, 외전)

④ 발바닥굽힘(plantar flexion, 저측굴곡)

> **TIP** ③ 벌림은 전후축 좌우면에서 발생하는 관절운동이다.

Answer 1.③ 2.③ 3.④ 4.③

5 트램펄린 위에서 점프 동작을 할 때 신체의 위치에너지에 대한 설명으로 옳은 것은? (단, 공기 저항은 무시함)

① 위치에너지는 신체의 점프 높이에 상관없이 일정하다.

② 위치에너지는 신체가 트램펄린에 닿을 때 최대가 된다.

③ 위치에너지는 신체가 트램펄린에 근접할 때 최대가 된다.

④ 위치에너지는 신체가 수직으로 가장 높이 올라갔을 때 최대가 된다.

> **TIP** 점프한 최고 지점에 이르게 되면 운동에너지는 모두 위치에너지로 전환되므로 최대가 된다.
> 위치에너지 $= mgh(m : 질량, \ g : 중력가속도, \ h : 높이)$
> 중력가속도가 동일하다는 가정하에 질량과 높이의 영향을 받는다.

6 〈그림〉에서 카누선수가 보트 위에서 오른손으로 패들의 끝을 잡고, 왼손으로 패들을 잡고 당기는 순간에 적용되는 지레는?

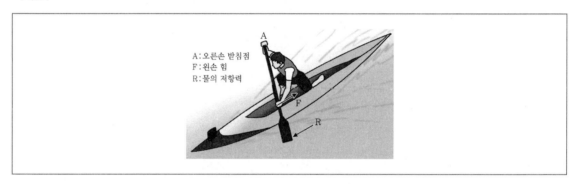

A : 오른손 받침점
F : 왼손 힘
R : 물의 저항력

① 1종 지레   ② 2종 지레

③ 3종 지레   ④ 1종과 2종 지레의 혼합

> **TIP** 힘팔이 저항팔보다(힘팔>저항팔) 짧은 형태이므로 3종 지레이다.

7 정역학(statics)의 범주에 해당하지 않은 것은?

① 물체에 작용하는 모든 힘이 평형을 이루고 있고 회전이 발생하지 않을 때

② 물체가 일정한 속도로 움직일 때

③ 물체가 정지하고 있을 때

④ 물체가 가속할 때

> **TIP** 정역학은 힘의 평형 상태이다.

Answer   5.④ 6.③ 7.④

8 운동의 종류에 대한 설명으로 옳지 않은 것은?

① 철봉 대차돌기는 복합운동 형태이다.

② 각운동은 중심선(점) 주위를 회전하는 운동이다.

③ 선운동(병진운동)에는 직선운동과 곡선운동이 있다.

④ 대부분의 인간 움직임은 각운동과 선운동 요소가 결합되어 나타난다.

>**TIP** ① 대차돌기는 회전운동이다.

9 '마찰'에 대한 설명으로 옳지 않은 것은?

① 마찰력은 저항력 또는 추진력으로 작용할 수 있다.

② 마찰계수는 접촉면의 형태와 성분에 따라 달라진다.

③ 마찰력의 크기는 접촉면에 가한 수직 힘의 크기에 비례한다.

④ 마찰력은 접촉면과 평행하게 작용하며 물체의 운동 방향으로 작용한다.

>**TIP** ④ 마찰력은 물체의 반대 방향으로 작용한다.

10 물체에 힘을 가할 때 충격량(impulse)의 크기가 다른 것은?

① 한 사람이 2초 동안 30N의 일정한 힘을 발생시켰을 때

② 한 사람이 3초 동안 20N의 일정한 힘을 발생시켰을 때

③ 한 사람이 4초 동안 15N의 일정한 힘을 발생시켰을 때

④ 한 사람이 2초 동안 40N의 일정한 힘을 발생시켰을 때

>**TIP** 충격량(impulse : I)
I(충격량) $= F$(충격력) $\times t$(작용시간)

11 인체의 무게중심에 대한 설명으로 옳지 않은 것은?

① 무게중심의 위치는 안정성에 영향을 줄 수 있다.
② 무게중심은 회전력의 합이 '0'인 지점이다.
③ 무게중심은 인체 외부에 위치할 수 있다.
④ 무게중심의 위치는 변하지 않는다.

>**TIP** ④ 무게중심은 인체의 자세에 따라 상시 변화된다.

12 다이빙 공중 동작을 할 때 신체의 좌우축에 대한 회전속도(각속도)의 크기가 가장 큰 동작으로 적절한 것은? (단, 각운동량(angular momentum)은 같음)

① 두 팔과 두 다리 모두 편 자세를 취할 때
② 두 팔과 두 다리를 동시에 몸통 쪽으로 모으는 자세를 취할 때
③ 두 다리는 편 상태에서 두 팔만 몸통 쪽으로 모으는 자세를 취할 때
④ 두 팔은 편 상태에서 두 다리만 몸통 쪽으로 모으는 자세를 취할 때

>**TIP** 토크(힘의 모멘트) = T(각운동량)
$T = I \times \alpha = F \times d$
T: 토크, I: 관성모멘트, α: 각가속도,
F: 편심력, d: 거리
각 운동량이 보존된다고 했으므로 각속도가 가장 빠를 수 있는 관성모멘트가 가장 적을 수 있는 동작이다.

13 걷기 동작에서 측정되는 지면반력(ground reaction force)에 대한 설명으로 옳지 않은 것은?

① 지면반력기로 측정할 수 있다.
② 발이 지면에 가하는 근력을 측정한 값이다.
③ 지면이 신체에 가하는 반력을 측정한 값이다.
④ 뉴턴의 작용-반작용 법칙으로 설명할 수 있다.

>**TIP** 지면반력이란 지면 위에서 중력 또는 신체 내에서 내력이 지면을 향해 작용하면 그와 크기가 같고 방향이 반대인 힘이 지면으로부터 신체에 작용하게 되는데 그 힘을 말한다.

Answer 11.④ 12.② 13.②

14 근전도(electromyography : EMG) 검사와 평가에 대한 설명으로 옳지 않은 것은?

① 근수축과 관련된 전기적 신호를 측정하는 것이다.

② 근전도 검사를 통해 신체 분절의 위치를 측정할 수 있다.

③ 근전도 검사에 사용되는 전극은 표면전극과 삽입전극으로 구분된다.

④ 근전도 신호의 분석을 통해 근 피로에 대한 정보를 일부 추정할 수 있다.

> **TIP** ② 신체 분절의 위치 측정은 불가능하다.

15 〈보기〉의 ㉠, ㉡에 알맞은 내용으로 바르게 나열된 것은?

──── 보기 ────

신장성 수축(eccentric contraction)은 근육군에 의해 발휘되는 힘 모멘트가 외력에 의한 저항 모멘트보다 (㉠), 근육이 (㉡) 발생하는 수축형태이다.

	㉠	㉡
①	작아서	짧아지며
②	작아서	길어지며
③	커서	길어지며
④	커서	짧아지며

> **TIP** 저항 모멘트가 크므로 힘 모멘트가 길어지면서 수축하는 형태가 나타난다.

16 달리기 동작의 2차원 영상분석에 대한 설명으로 옳은 것은?

① 지면반력기를 사용한다.

② 반드시 2대의 카메라가 필요하다.

③ 2차원 상의 평면 운동을 분석하는 것이다.

④ 움직임의 원인이 되는 힘을 직접 측정하는 방법이다.

> **TIP** 영상분석은 힘을 측정하는 방법이 아니며, 2대의 카메라는 3차원 분석방법이다.

Answer 14.② 15.① 16.③

17 파워(power)에 대한 설명으로 옳지 않은 것은?

① 단위 시간 당 수행한 일(work)의 양이다.　　② 일의 빠르기를 나타내는 물리량이다.

③ 단위는 watt 혹은 Joule/s이다.　　④ 단위는 에너지의 단위와 같다.

> **TIP** ④ 에너지의 단위는 J이며 파워의 단위는 W이다.
> ※ 일률의 단위
> ㉠ 일률(Power)
> $$P = \frac{W}{t} = \frac{Fd}{t} = FV$$
> ㉡ 와트(Watt : W)와 마력(horse power : HP)
> $$1W = \frac{1J}{1sec}$$
> $$1HP = 746W$$

18 공의 포물선 운동에 대한 설명으로 옳지 않은 것은? (단, 공기저항은 무시함)

① 공의 속력은 항상 일정하다.

② 공의 수평가속도는 $0m/s^2$이다.

③ 공의 수직가속도는 중력가속도와 같다.

④ 공의 투사각도는 투사거리에 영향을 미친다.

> **TIP** ① 포물선 형태에서 올라가는 시점은 감속되며 내려가는 시점은 등가속된다.

19 800N 바벨을 정지상태에서 위로 올린 후 다시 정지시키는 벤치프레스 동작에서 바벨에 가한 시간-수직 힘크기 그래프로 가장 옳은 것은?

①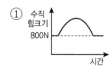

②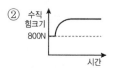

③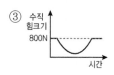

④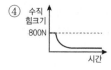

> **TIP** 바벨에 가한 신체적 시간 수직힘크기 그래프는 정지상태의 본 무게에서 바벨을 들어올리면서 많은 힘이 필요하며 원위치로 가면 정지상태로 본래의 800N으로 나타나야 한다.

Answer 17.④ 18.① 19.①

20 400m 트랙 한 바퀴를 50초에 달린 육상선수의 평균속력과 평균속도로 적절한 것은? (단, 출발점과 도착점의 위치가 같음)

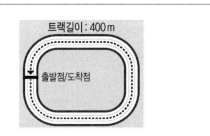

	평균속력(m/s)	평균속도(m/s)
①	0	8
②	0	0
③	8	0
④	8	8

> **TIP** 속력(speed) : 이동거리/경과시간
>
> $S = \dfrac{d}{t}$ S : 속력, d : 거리, t = 시간
>
> ※ 속도(velocity) : 이동변위/경과시간
>
> $V = \dfrac{D}{t}$ V : 속도, D : 변위, t = 시간
>
> → 거리는 400m이고 변위는 원위치로 돌아 왔으므로 0m이다.

Answer   20.③

7 스포츠윤리

1 스포츠윤리의 개념에 대한 설명으로 적절하지 않은 것은?

① 윤리는 실천의 자율성을 중시한다.
② 도덕은 양심, 자율성 등 개인의 내면성 문제를 주로 다룬다.
③ 절묘한 기술로서 '좋은 패스'는 도덕적 선(善)으로 해석된다.
④ 스포츠맨십은 합규칙성을 넘는 적극적인 도덕적 마음가짐이다.

>**TIP** ③ 절묘한 기술이므로 탁월성을 뜻한다.

2 〈보기〉의 법 또는 헌장이 지향하고 있는 개념으로 가장 적절한 것은?

─────────── 보기 ───────────

• 모든 국민은 인간으로서 존엄과 가치를 가지며, 행복을 추구할 권리를 가진다(헌법 제10조).
• 어느 국가 또는 개인에 대해서도 인종·종교 또는 정치상의 이유로 차별대우해서는 안 된다(올림픽 헌장 6조).
• 학교의 장은 학생선수가 일정 수준의 학력기준에 도달하지 못한 경우에는 별도의 기초학력보장 프로그램을 운영하여 최저학력이 보장될 수 있도록 노력하여야 하며, 필요할 경우 경기대회 출전을 제한할 수 있다(학교체육 진흥법 제11조).

① 스포츠와 평등
② 스포츠와 인권
③ 스포츠와 환경
④ 스포츠와 교육

>**TIP** 인권에 대한 설명으로 차별없는 동등한 권리를 말한다.

Answer 1.③ 2.②

3 세계반도핑규약(WADC)에서 규정하고 있는 도핑 금지방법에 해당하지 않은 것은?

① 물리적 조작　　　　　　　　　　② 화학적 조작

③ 침술의 활용　　　　　　　　　　④ 유전자 도핑

> **TIP** ③ 침술의 활용은 아직 도핑 규제에 속하지 않는다.

4 〈보기〉에서 지영이의 윤리적 입장에 대한 설명으로 적절하지 않은 것은?

—— 보기 ——

상화 : 스포츠윤리는 선수들이 규칙과 도덕적 원리만 따르면 확립될 수 있다고 생각해.

지영 : 아니야. 나는 스포츠윤리에서 중요한 것은 도덕적 원리가 아니라 행위자의 내면적 품성과 도덕적 행위의 실천이라고 생각해.

① 행위의 주체보다는 행위 자체에 초점을 맞추고 있다.

② 인간에게 내재되어 있는 감정을 도덕적 동기로 인정한다.

③ '무엇을 해야 하는가'보다 '어떻게 살아야 하는가'가 중요하다.

④ 인간 내면에 있는 도덕성의 근원과 개인의 인성을 중요시한다.

> **TIP** ① 행위 주체자에 초점을 맞추고 있는 덕윤리 이론이다.

Answer 3.③ 4.①

5 〈보기〉에서 ㈎의 상황과 동일한 윤리적 입장으로 볼 수 있는 내용을 ㈏에서 찾아 바르게 묶은 것은?

> ─ 보기 ─
>
> ㈎ 블루팀과 레드팀의 농구경기는 종료까지 2분 남았다. 블루팀은 1점 차이로 뒤지고 있고, 팀 파울에 걸려 있다. 그때부터 블루팀은 의도적인 반칙을 통해, 시간 단축과 더불어 공격기회를 한 번이라도 더 얻기 위해 노력하였다.
>
> ㈏ ㉠ 팀 승리 및 사기 진작을 위해서는 스포츠에서 용인될 수 있는 행동이다.
> ㉡ 상대에게 고의적으로 반칙을 하는 행동은 목적 자체가 그릇된 행동이다.
> ㉢ 팀원뿐 아니라 팀을 위해 응원하는 관중에게 보답하고자 하는 행동이다.
> ㉣ 형식주의 관점에서 규칙을 위반했기 때문에 정당화될 수 없는 행동이다.

① ㉠, ㉢ ② ㉠, ㉣
③ ㉡, ㉢ ④ ㉡, ㉣

> **TIP** ㈎ : 팀 승리를 위해 규범안의 고의적 반칙을 실시했다.
> ㉢ : 고의적 반칙에 따른 상대 선수의 부상이 있으면 안된다.

6 〈보기〉의 ㉠, ㉡에 해당하는 심판의 덕목으로 바르게 묶인 것은?

> ─ 보기 ─
>
> ㉠ 심판은 선수의 이익을 동등하게 대우하는 엄격한 중립성을 가져야 하며, 개인적 감정을 배제해야 한다.
> ㉡ 심판은 한 번 내린 판정을 번복하기가 힘들기 때문에, 정확한 판정을 내릴 수 있는 오랜 경험과 훈련이 필요하다.

	㉠	㉡
①	공정성	자율성
②	공정성	전문성
③	전문성	자율성
④	개방성	전문성

> **TIP** ㉠ 공정성 : 심판의 개인윤리로써 공평, 정대하게 판단해야 한다.
> ㉡ 전문성 : 심판의 개인윤리로써 정확한 판정을 위한 전문적 지식이 필요하다.

Answer 5.① 6.②

7 〈보기〉에서 설명하는 롤스(J. Rawls)의 '정의의 원칙'으로 가장 적절한 것은?

보기

상대적으로 사회적 약자인 저소득층 자녀들에게 지역의 사설 스포츠 센터 무료 이용권, 건강운동 강좌 수강이 가능한 스포츠 바우처(voucher)를 제공하여 누구나 경제적 형편에 상관없이 공평하게 스포츠를 누릴 수있도록 정책을 마련한다.

① 자유의 원칙　　　　　　　　　　　② 차등의 원칙

③ 기회균등의 원칙　　　　　　　　　④ 원초적 원칙

> **TIP** 차등의 원칙 : 재산과 권력의 불평등은 허용하되 그것이 모든 사람, 특히 그 사회의 최소 수혜자에게 그 불평등을 보상할 만한 이득을 가져오는 경우에는 정당한 것이 된다.

8 〈보기〉의 상황과 관련된 학자와 이론이 바르게 연결된 것은?

보기

학생선수 A는 양심적으로 교칙을 준수하고, 다친 친구 대신 가방을 들어주는 등 도덕적 성품을 지니고 있다. 하지만 축구 경기에서는 상대 선수를 심판 모르게 공격하는 등 반칙을 하거나 상대 선수를 배려하지 않고 팀의 이익을 위해 행동하는 팀 분위기에 동화되고 있다.

① 베버(M. Weber) - 책임윤리

② 요나스(H. Jonas) - 책임윤리

③ 니부어(R. Niebuhr) - 사회윤리

④ 나딩스(N. Noddings) - 배려윤리

> **TIP** ① 베버 : 동기가 선해도 결과에 대한 책임을 져야 한다.
> ② 요나스 : 과거의 잘못된 행위 보상보다는 미래에 잘못된 결과가 나타나지 않게 현재가 중요하다.
> ③ 니부어 : 사람은 소속 단체의 이익을 위한다면 이기적 행동을 쉽게 취한다.
> ④ 나딩스 : 상대에 대한 배려를 모든 사람들에게 확산시켜야 한다.

Answer　7.② 8.③

9 〈보기〉에서 설명하는 스포츠에 대한 입장으로 적절한 사상가는?

─── 보기 ───

승리지상주의가 팽배하는 현대 스포츠 현장에서 승리의 추구보다 스포츠 자체를 즐길 수 있도록 자기 자신을 낮추고 겸양과 배려로 상대를 대할 때, 진정한 의미의 스포츠윤리가 발현될 수 있다. 이를 위해서는 스포츠에서 인위적 제도나 구속이 최소화되도록 해야 하며, 윤리적 행위가 스포츠 자체를 통해 자연스럽게 발현되도록 해야 한다.

① 공자(孔子) ② 맹자(孟子)
③ 순자(荀子) ④ 노자(老子)

>TIP 노자는 오늘날 스포츠 장에서 발생하는 다양한 비윤리적 상황에 대해 인간의 작위적인 행위나 욕심을 초월한 경지를 내재적 도덕성의 발현으로 간주한다.

10 〈보기〉의 (개)에 해당하는 윤리적 관점에서 제기할 수 있는 (내) 상황의 문제점으로 가장 적절한 것은?

─── 보기 ───

(가) 만약 한 존재가 고통이나 행복이나 즐거움을 느낄 수 없다면, 고려해야 할 것은 아무것도 없다. 이러한 것이 타자의 이익을 고려할 때, '쾌고감수능력'이라는 기준이 유일하게 옹호되는 이유이다.

(나) 경마(競馬)는 일정 거리를 말을 타고 달려 그 빠르기를 겨루는 경기이다. 이를 위해 말들은 자신의 의지와 무관하게 고통스러운 훈련을 받고 비좁은 축사에 갇혀 살아가게 된다.

① 동물도 이익에 맞는 동등한 대우를 받아야 한다.
② 모든 생명이 지니고 있는 고유한 가치를 존중해야 한다.
③ 인간의 생존을 위해 동물을 더욱 효율적으로 사육해야 한다.
④ 생태계 전체의 이익을 고려하여 그들의 정체성을 존중해야 한다.

>TIP 싱어는 인간이 동물보다 본질적으로 우월하다는 생각을 버리고 고통에 관하여 쾌고감수능력을 지닌 존재의 이익을 평등하게 고려할 것을 요구한다. 즉 동일하게 대우하는 것이 아닌 이익을 평등하게 고려하자는 것이다.

Answer 9.④ 10.①

11 스포츠에서 규제적 규칙(regulative rules)을 위반한 행위가 아닌 것은?

① 야구에서 배트에 철심을 넣어 보다 강력한 타격이 나오게 만드는 행위

② 태권도에서 전자호구를 조작하여 타격이 없더라도 점수를 높이는 행위

③ 수영에서 화상자국을 은폐하기 위해 전신수영복을 입고 출전하는 행위

④ 사이클에서 산소운반능력을 높이기 위하여 도핑을 하고 출전하는 행위

> **TIP** ② 구성적 규칙에 해당되어지며 본 저자는 전신수영복을 입는 행위도 구성적 규칙위반의 사례가 의심된다.(전신수영복 착용을 금지하고 있다)

12 〈보기〉는 레스트(J. Rest)의 도덕성 4구성요소 모형을 스포츠윤리 교육에 적용한 내용이다. ㉠, ㉡에 해당하는 것으로 바르게 연결된 것은?

┌─────────────────────── 보기 ───────────────────────┐

1. 도덕적 민감성(moral sensitivity) : 스포츠 상황에서 도덕적 딜레마를 지각하게 하는 것
2. 도덕적 판단력(moral judgement) : 스포츠 상황에서 옳고 그름을 판단하게 하는 것
3. (㉠   ) : (㉡   )
4. 도덕적 품성화(moral character) : 스포츠 상황에서 장애요인을 극복하여 실천할 수 있는 강한 의지, 용기, 인내 등의 품성을 갖게 하는 것

└──┘

	㉠	㉡
①	도덕적 추론화(moral reasoning)	상대 선수와 팀을 존중하게 하는 것
②	도덕적 동기화(moral motivation)	상대 선수의 의도적 반칙에 반응하게 하는 것
③	도덕적 추론화(moral reasoning)	감독의 부당한 지시를 도덕적 문제 상황으로 감지하게 하는 것
④	도덕적 동기화(moral motivation)	다른 가치보다 정정당당하게 경기하는 것에 가치를 두게 하는 것

> **TIP** 도덕적 동기화 … 여러 가치들 중에서 도덕적 가치를 선택하고 행동할 힘을 갖게 하는 능력으로 개인이 실제적으로 수행하는 행동을 결정하는 과정을 포함한다.

13 〈보기〉에서 A선수가 취한 윤리적 입장의 난점으로 가장 적절한 것은?

보기

A선수는 마라톤 대회에 참가하여 2등으로 달리고 있던 중, 결승선 바로 앞에서 탈진하여 쓰러진 1등 선수를 발견하였다. A선수는 그 선수를 무시하고 1등을 차지할 수 있었지만, 쓰러진 선수를 돕는 것이 스포츠선수로서의 마땅한 행위라고 생각했다. 그래서 넘어진 선수를 부축하여 결승선까지 함께 도착하였으나 최종 성적은 순위권 밖으로 밀려났다.

① 인간 그 자체를 항상 목적으로 대해야 한다.
② 자연적인 경향성을 극복하고 의무를 따라야 한다.
③ 보편적 입법의 원리가 될 수 있도록 행동해야 한다.
④ 행위가 가져올 사회의 이익과 손해를 고려하여 행동해야 한다.

> **TIP** 〈보기〉는 칸트의 의무론적 윤리이론으로 사회의 이익과 손해를 고려하지 못하기 때문에 구체적인 삶의 지침을 제공하지 못한다.

14 페어플레이에 대한 설명으로 적절하지 않은 것은?

① 선수 개인의 의도나 목적에 따라 변화하는 도덕적 행위이다.
② 규칙 준수, 상대 존중 등 근대적 시민의 도덕규범과 일치한다.
③ 규칙의 준수로서 페어플레이는 행위에 대한 요구와 제재를 의미한다.
④ 패자 앞에서 과도한 승리 세리모니를 하는 것은 규범으로서의 페어플레이를 위반한 것이다.

> **TIP** ① 의도나 목적에 따라 변하지 않는다.

Answer 13.④ 14.①

15 〈보기〉의 대화 내용에서 나타나는 스포츠에서의 차별에 대한 설명으로 적절한 것은?

───────────────────── 보기 ─────────────────────

아나운서 : A선수의 파워와 스피드, 그리고 순발력 앞에서 아무도 버틸 수 없을 것 같네요.

해설위원 : 맞습니다. A선수는 흑인 특유의 탄력과 유연성뿐만 아니라 파워까지 겸비하고 있기에 지금까지 승승장구해 왔다고 할 수 있지요.

아나운서 : 위원님, 그렇다면 이번 대결에서 B선수는 어떤 방법으로 대처하는 것이 좋을까요?

해설위원 : 아무래도 B선수는 백인들의 장점이라 할 수 있는 냉철한 판단력을 바탕으로 A선수의 허점을 공략하는 것이 가장 좋을 것 같습니다. A선수는 신체능력이 우수한 반면에 심리적으로 약할 가능성이 큽니다.

아나운서 : 저도 그렇게 생각합니다. 신체능력을 극복하는 판단력과 의지, 그것이 백인의 우수성 아니겠습니까?

① 단일 민족에게는 해당되지 않는 문제이다.

② 여성 스포츠에서 성의 상품화는 문제가 될 수 있다.

③ 여성의 스포츠 참여 제한은 차별에 해당하지 않는다.

④ 피부색에 따른 정신적 · 신체적 능력의 차이는 절대적이지 않다.

>TIP ④ 인종차별의 내용이다.

16 〈보기〉의 대화에서 스포츠와 환경윤리에 대한 견해가 다른 사람은?

───────────────────── 보기 ─────────────────────

우준 : 우리 집 근처에 스키장이 생겼으면 좋겠어. 나는 스키가 좋은데, 스키장이 너무 멀어서 불편해.

경태 : 스키장 건설은 환경을 파괴하는 행위야. 그래서 나는 환경파괴가 없는 서핑이 좋더라.

관훈 : 서핑은 환경파괴가 없는 거야? 나는 잘 모르겠어. 그냥 나는 그런 것보다 동물과 함께하는 것이 좋아. 그래서 주말에 승마를 하러 가.

지영 : 나는 쾌적한 환경에서 운동하는 게 좋더라. 그래서 집 앞 센터에서 요가를 하고 있어. 나는 실내운동이 좋아.

① 우준   ② 경태

③ 관훈   ④ 지영

>TIP 스포츠와 환경윤리는 인간중심과 생태중심으로 구분이 되며 "지영"은 생태중심을 지향하고 있다.

Answer   15.④ 16.④

17 〈보기〉의 대화에서 ㉠, ㉡에 들어갈 학교체육 진흥법과 관련된 용어가 바르게 나열된 것은?

> ─────── 보기 ───────
>
> A : (㉠)가 도입되면서부터 운동할 시간이 줄어들었어.
>
> B : 그것은 지금까지 우리가 (㉡)을 보장 받지 못했기 때문이야.
>
> A : 그래도 갑작스러운 (㉠) 도입은 형평성에 문제가 있어. 일반학생들은 공부하기 싫으면 안 해도 되지만, 우리는 시합 출전을 위해 어쩔 수 없이 해야 되는 제도잖아.
>
> B : 그것도 틀린 말은 아니지만, (㉡)은 우리가 정당하게 누려야 하는 권리이면서 의무이기도 해. 그것을 보장받기 위해 이런 제도가 도입된 거야.

㉠	㉡
① 최저학력제	학습권
② 기초학력제	학습권
③ 최저학력제	경기출전권
④ 기초학력제	경기출전권

> **▶TIP** ㉠ 최저학력제 : 최저 학력기준에 대한 출정권 제한
> ㉡ 학습권 : 원하는 것을 학습할 권리

18 관중폭력에 대한 설명으로 적절하지 않은 것은?

① 선수나 심판에 대한 욕설이나 비방도 넓은 의미에서 관중폭력에 해당한다.
② 신체적 폭행이 아닌 경기 시설물을 파괴하는 행위도 관중폭력에 해당한다.
③ 군중으로 있을 때보다 선수와 단둘이 있을 때, 상대적으로 발생하기 쉽다.
④ 축구팬의 훌리거니즘(hooliganism)은 관중폭력의 실제 사례 중 하나이다.

> **▶TIP** ③ 관중폭력은 사람이 많고 밀도가 높으며 집단에 속해 있을 때 발생이 높다.

Answer 17.① 18.③

∎19~20∎ 〈보기〉는 고대 동양 사상가들의 윤리적 입장이다. 물음에 답하시오.

──────────── 보기 ────────────

ⓐ 인(仁), 의(義), 효(孝), 우(友), 충(忠), 신(信), 관(寬), 서(恕), 공(恭), 경(敬)을 포함한 10가지 덕을 터득하여, 그 상황에서의 인식, 판단, 도덕적 행위를 선택할 수 있는 능력을 배양해야 한다.

ⓑ 인(仁), 의(義), 예(禮), 지(智)가 도덕적 성향의 토대가 되면, 윤리적 사고가 필요한 상황에서 자연스럽게 실천적 행위가 가능하다.

ⓒ 무릇 도(道)는 실재한다는 확실한 믿음이 있지만, 인위적인 행함이 없고, 그 형체도 없다. 마음으로 전할 수는 있으나, 형체가 있는 것처럼 주고받을 수는 없다.

19 ⓐ과 ⓑ의 입장에 대한 설명으로 적절하지 않은 것은?

① ⓐ : 정도(正道)를 지키기 위해 정정당당하게 승부한다.

② ⓑ : 상선약수(上善若水)를 중심으로 한 스포츠맨십을 중요시한다.

③ ⓐ : 선수 개인의 윤리와 함께 스포츠에서 제도의 중요성을 강조한다.

④ ⓑ : 부상 당한 선수를 도와주는 것은 본능적인 행동이기에 권장한다.

> **✈TIP** ⓐ : 공자
> ⓑ : 맹자
> ⓒ : 노자
> ※ 상선약수는 노자가 한 말이다.

20 ⓒ의 입장에서 ⓑ에 대해 제기할 수 있는 반론으로 가장 적절한 것은?

① 지속적인 교육을 통해 넘어진 선수를 도와줄 수 있도록 만들어야 한다.

② 넘어진 선수를 도와줄 수 있도록 제도나 규정을 강화하여야 할 것이다.

③ 넘어진 선수를 부축하는 것은 순자(荀子)의 주장에 위배되는 행동이다.

④ 남의 눈치 때문에 다른 사람을 부축하기보다 내면의 윤리성이 중요하다.

> **✈TIP** 노자가 맹자에게 제기하는 반론으로 맹자는 4가지 덕이 토대가 되어야지만 윤리적 행위를 실시할 수 있다고 하였으나 노자는 교육을 통한 인위적 행동이 아닌 내면적 도덕성을 강조했다.

Answer 19.② 20.④

1 스포츠사회학

1 스포츠의 사회적 순기능으로 적절하지 않은 것은?

① 사회화 기능

② 사회통제 기능

③ 사회통합 기능

④ 사회정서적 기능

>**TIP** ② 스포츠의 사회적 역기능 관점으로 부정적 영향이 크다.

2 〈보기〉에서 설명하는 이론은?

─────── 보기 ───────

• 지배계급은 피지배계급을 억압하고 착취한다.

• 재화의 불평등한 분배는 사회의 본질적 속성이다.

• 스포츠는 일부 지배계급에 의해 그들의 이익을 증대시키는 데 이용된다.

① 갈등 이론

② 비판 이론

③ 상징적 상호작용론

④ 구조기능주의 이론

>**TIP** 갈등 이론은 스포츠에 대한 부정적 견해가 대체적이며, 계층구분이나 불평등한 분배 등이 포함된다.

Answer 1.② 2.①

3 〈보기〉에서 정치가 스포츠를 이용하는 방식을 바르게 연결한 것은?

───────── 보기 ─────────
ⓐ 경기에 앞서 국가연주, 국기에 대한 경례 등의 의식을 갖는다.
ⓑ 대중은 선수나 팀을 자신과 일치시키는 태도를 형성한다.
ⓒ 정치인의 비리, 부정 등을 은폐하기 위해 스포츠를 이용한다.
─────────────────────

	㉠	㉡	㉢
①	상징	조작	동일화
②	동일화	상징	조작
③	상징	동일화	조작
④	조작	동일화	상징

>**TIP** 상징은 국가대표 선수 개인이 우리나라를 대표하는 상징성이 있는 것이며, 동일화는 국가대표 선수의 승리가 본인의 승리인 듯 동일시 되는 것이다. 조작은 정치권력에 따라 부정적 관점에서 이용당하는 수단이라는 견해가 강하다.

4 스포츠와 미디어의 상호관계에서 미디어가 스포츠에 미치는 영향에 해당하는 것은?

① 영국 프리미어리그 경기는 방송사에 수준 높은 콘텐츠를 제공하고 있다.
② 방송사의 편익을 위해 배구의 랠리포인트제, 농구의 쿼터제 등 경기규칙을 변경하였다.
③ 손흥민, 류현진 선수 등의 활약으로 스포츠 관련 방송 시장이 확대되었다.
④ 시청자의 욕구를 충족시켜 주기 위해 슬로우영상, 반복영상 등을 제공하고 있다.

>**TIP** 미디어가 스포츠에 미치는 영향의 대표적인 사례는 쿼터제 구분과 미디어 기술 발달에 따른 경기규칙의 변화(VAR 판정)와 같은 것이다.

5 상업주의 심화에 따른 스포츠의 변화에 대한 설명으로 적절하지 않은 것은?

① 경기 내적인 요소보다 외적인 요소를 중요시한다.
② 심미적 가치보다 영웅적 가치를 중요시한다.
③ 아마추어리즘보다 프로페셔널리즘을 추구한다.
④ 경기의 공정성을 강화하기 위해 경기 규칙을 개정한다.

>**TIP** 경기의 공정성 보다는 경기의 수익성, 경제성에 의해 경기 규칙을 개정한다.

Answer 3.③ 4.② 5.④

6 〈보기〉의 A 선수에 해당하는 사회계층 이동의 유형을 바르게 연결한 것은?

───── 보기 ─────

A 선수는 2002년부터 2019년까지 프로축구리그 S팀의 주전선수로 활동하면서 MVP 3회 수상 등 축구선수로서 명성을 얻었다. 은퇴 후, 2020년부터 프로축구 A팀의 수석코치로 활동하게 되었다.

	이동의 방향	시간적 거리	이동의 주체
①	수평이동	세대 간 이동	집단이동
②	수평이동	세대 내 이동	개인이동
③	수직이동	세대 간 이동	집단이동
④	수직이동	세대 내 이동	개인이동

➤TIP 동일한 선수의 움직임이므로 세대 내의 이동에서 코치로 수직이동 하였다.

7 버렐(S. Birrell)과 로이(J. Loy)가 제시한 스포츠미디어를 통해 충족할 수 있는 욕구유형에 대한 설명으로 옳은 것은?

① 통합적 욕구 : 스포츠에 대한 규칙 정보를 제공한다.

② 인지적 욕구 : 스포츠에 대한 흥미와 즐거움을 제공한다.

③ 정의적 욕구 : 스포츠에 대한 지식, 경기결과 및 통계적 지식을 제공한다.

④ 도피적 욕구 : 불안, 초조, 욕구불만, 좌절 등의 감정을 해소하도록 돕는다.

➤TIP 스포츠에 대한 규칙 정보 및 지식, 정보(경기결과 및 통계적 지식의 제공)는 인지적 욕구이며, 흥미와 즐거움 제공에 대해서는 정의적 욕구이다. 스포츠에 대한 참여와 사회적 관점은 통합적 욕구이다.

Answer 6.④ 7.④

8 〈보기〉에서 설명하는 에티즌(D. Eitzen)과 세이지(G. Sage)가 제시한 스포츠의 정치적 속성은?

보기

- 스포츠 경기에 수반되는 의식과 행동은 선수의 충성심을 상징적으로 재확인하는 것에 목적이 있다.
- 스포츠 조직은 구호, 응원가, 유니폼, 마스코트 등의 상징을 통해 조직에 대한 선수의 충성심을 지속시키거나 강화한다.

① 보수성   ② 대표성
③ 상호의존성   ④ 권력투쟁

> **TIP** 에티즌(D. Eitzen)과 세이지(G. Sage)의 정치적 속성
> ㉠ 대표성(충성심) : 스포츠 참여자는 전형적으로 특정사회조직(학교, 직장, 지역사회, 국가 등)을 대표하여 그 조직에 대한 강한 충성심을 지닌다. 군사력 및 문화적 우월성 표출 수단화
> ㉡ 권력투쟁 : 스포츠가 조직화됨으로써 특성에 따라 불평등하게 배분된 권력으로 투쟁이 발생한다.
> ㉢ 상호의존성 : 스포츠를 통한 상호작용으로 인종차별, 전쟁 등의 위험성이 낮아진다.
> ㉣ 보수성 : 현존하는 질서를 지지하고 유지하려는 경향을 말한다.

9 스포츠 일탈의 유형과 원인을 규정하기 어려운 이유로 적절하지 않은 것은?

① 스포츠 현장에서 발생하는 일탈 사례가 부족하기 때문이다.
② 스포츠 일탈은 규범에 대한 거부와 함께 무비판적 수용도 포함한다.
③ 스포츠에서 허용되는 행동이 사회의 다른 영역에서는 일탈이 될 수 있다.
④ 과학기술의 급속한 발전과 새로운 스포츠 규범 사이에 시간적 차이가 발생한다.

> **TIP** 스포츠 일탈의 사례가 다수 발생되어 지고 있다. 그러므로 ②, ④의 예시와 같은 현상들이 발생된다.

Answer   8.②   9.①

10 맥루한(M. McLuhan)의 미디어 이론에 따른 구분 및 특성을 바르게 제시한 것은?

구분 \ 특성	정의성	감각 참여성	감각 몰입성	경기진행 속도
① 핫 미디어 스포츠	높음	낮음	높음	빠름
② 쿨 미디어 스포츠	낮음	낮음	낮음	느림
③ 핫 미디어 스포츠	높음	높음	낮음	느림
④ 쿨 미디어 스포츠	낮음	높음	높음	빠름

> **TIP** 맥루한의 미디어 이론에서 핫과 쿨은 항상 반대로 나타난다.
> 핫 미디어 스포츠는 정의성이 높고 감각참여성과 감각몰입성이 낮으며 경기진행속도가 느리다.

11 〈보기〉를 투민(M. Tumin)의 스포츠계층 형성과정 순서에 따라 바르게 배열한 것은?

─────── 보기 ───────

㉠ 세계적인 테니스 선수는 기업으로부터 많은 후원금을 받고 있다.
㉡ 세계랭킹에 따라 참가할 수 있는 테니스 대회가 나누어져 있다.
㉢ 테니스는 선수, 코치, 감독, 트레이너 등으로 역할이 구분되어 있다.
㉣ 국제 테니스 대회에서 우승하면 사회적 명성이 높아진다.

① ㉡-㉢-㉠-㉣ ② ㉡-㉢-㉣-㉠
③ ㉢-㉡-㉣-㉠ ④ ㉢-㉡-㉠-㉣

> **TIP** 사회 계층의 형성과정은 "지위의 분화 → 서열화 → 평가 → 보수부여"의 순서로 나타난다.

Answer 10.④ 11.③

12 스포츠 세계화의 원인이 아닌 것은?

① 종교 전파

② 제국주의 확장

③ 인종차별 심화

④ 과학기술 발전

> **TIP** 인종차별의 심화는 스포츠 세계화 보다는 스포츠에서의 계층구분 등의 문제점으로 볼 수 있다.

13 〈보기〉의 ㉠이 설명하는 집합행동의 유형과 관련된 이론은?

보기

A : 어제 축구 봤어? 경기 도중 관중 폭력이 발생했잖아.

B : 나도 방송에서 봤는데 관중 폭력의 원인이 인종차별 때문이래.

A : ㉠인종차별과 같은 사회구조적 · 문화적 선행요건이 없었다면, 두 팀 관중들 간에 폭력은 없었을 거야.

---

① 전염이론

② 수렴이론

③ 규범생성이론

④ 부가가치이론

> **TIP** 스포츠의 요인이 아닌 구조적 원인에서 촉진되어 발생된 것으로 부가가치이론의 관점이다.
> 구조적 요인 → 긴장 → 일반화의 성숙과 파급 → 촉진 → 참여자 동원으로 인한 사회통제의 순서로 진행된다고 보는 것이다.

14 스포츠 일탈에 관한 설명으로 적절하지 않은 것은?

① 부정적 일탈 사례로는 금지약물복용, 구타 및 폭력 등이 있다.

② 부정적 일탈은 스포츠 규범체계에 대한 과잉동조 성향을 의미한다.

③ 긍정적 일탈 사례로는 오버 트레이닝(over-training), 운동중독 등이 있다.

④ 긍정적 일탈은 정상적으로 받아들여지는 행동에 대한 무비판적 수용을 의미한다.

> **TIP** 규범적 행동에 대한 동조 성향은 긍정적 일탈이다.

Answer 12.③ 13.④ 14.②

15 스포츠 일탈을 설명하는 이론과 그 특징이 바르게 연결된 것은?

① 갈등 이론 - 선수의 금지약물복용 등과 같은 일탈적 행위는 개인의 윤리적 문제이다.

② 아노미 이론 - 선수의 승리에 대한 목표와 수단의 괴리로 인해 일탈이 발생한다.

③ 차별교제 이론 - 팀 내 우수선수가 금지약물을 복용해도 동료들은 복용하지 않는다.

④ 낙인 이론 - 선수에게 부여된 악동, 풍운아 같은 이미지는 선수 생활에 영향을 미치지 않는다.

> **TIP** 아노미 이론은 승리를 위한 부상을 방조하면서도 목표가 우선인지와 과정에 따른 페어플레이를 시행하는지에 대한 일탈이 발생될 수 있다는 이론이다.

16 〈보기〉에서 설명하는 사건은?

보기

• 1972년 제20회 뮌헨올림픽에서 발생
• 팔레스타인 테러조직에 의한 이스라엘 선수단 인질사건
• 국가 간 갈등이 올림픽을 통해 표출된 테러 사건

① 검은 구월단 사건

② 축구전쟁(100시간 전쟁) 사건

③ 보스턴 마라톤 폭탄 테러 사건

④ IRA 연쇄 폭탄 테러 사건

> **TIP** 검은 구월단 사건은 사회적 갈등이 올림픽 경기에서 표출된 것으로 이 사건을 계기로 올림픽 경기장 및 선수촌의 출입통제가 강화되었다.
> ② 1969년 엘살바도르와 온두라스의 4일간 전쟁, 제9회 멕시코 월드컵 중남미 지역예선 2차전에서 촉발되었다.
> ③ 2013년 보스턴 마라톤 대회 도중 결승점 지점에서 일어난 폭발 테러 사건을 말한다.
> ④ 1997년 영국 리버풀 그랜드내셔널 승마대회 때 아일랜드공화군(IRA)이 일으킨 연쇄 폭탄 테러 사건이다.

17 상류계급의 스포츠 참가 특징에 대한 설명으로 적절하지 않은 것은?

① 과시적 소비성향의 스포츠를 선호한다.

② 요트, 승마와 같은 자연친화적 개인 스포츠를 선호한다.

③ 직접 참여보다는 TV 시청을 통한 관람 스포츠를 소비하는 경향이 높다.

④ 사생활이 보호되는 장소에서 소수 인원이 즐기는 스포츠 참여를 선호한다.

> **TIP** 상류계급의 스포츠 참가는 직접 참여의 비율이 높으며 관람도 직접 하는 경우가 많다. 시간적 여유와 과시를 하고자 하는 소비 심리도 작용한다.

Answer 15.② 16.① 17.③

18 〈보기〉에서 설명하는 스포츠사회화 과정은?

─────── 보기 ───────

• 이용대 선수의 경기 보도 증가는 대중들의 배드민턴 참여를 촉진한다.
• 부모의 스포츠에 대한 긍정적인 태도는 자녀의 스포츠 참여 가능성을 높인다.
• 학생들은 교내에서 체육교과와 다양한 프로그램을 통해 스포츠에 참여하고 있다.

① 스포츠로의 사회화   ② 스포츠로의 재사회화
③ 스포츠를 통한 사회화   ④ 스포츠로부터의 탈사회화

≻ TIP 스포츠 참여의 동기부여적 요소로써 매체, 가족, 학교에 의한 스포츠로의 사회화이다.

19 〈보기〉에서 설명하는 스포츠의 교육적 순기능은?

─────── 보기 ───────

• 스포츠 참여를 통해 생애주기에 적합한 스포츠를 즐길 수 있는 습관을 형성할 수 있다.
• 학교에서의 스포츠 경험은 개인이 전 생애에 걸쳐 스포츠를 즐길 수 있는 토대를 마련해준다.

① 학업활동 촉진   ② 학교 내 통합
③ 평생체육과의 연계   ④ 정서 순화

≻ TIP 스포츠 참여의 기회 제공과 동기유발 등은 평생체육을 위한 초석을 다져주는 매우 중요한 교육적 기능이다.

20 〈보기〉에서 설명하는 케년(G. Kenyon)의 스포츠 참가유형은?

─────── 보기 ───────

• 스포츠 상황 내에서 다양한 지위와 규범을 이행함으로써 스포츠에 실질적으로 참가하는 형태
• 생활체육 동호인, 선수, 감독, 심판, 해설자로 활동

① 행동적 참가   ② 인지적 참가
③ 정의적 참가   ④ 조직적 참가

≻ TIP 행동적 참가
　　ⓐ 1차적 참가 : 경기자(주전, 후보)
　　ⓑ 2차적 참가
　　• 스포츠생산자 : 지도자, 심판, 구단주, 기자 등
　　• 소비자 : 관중, 팬

Answer　18.①　19.③　20.①

2 스포츠교육학

1 모스턴(M. Mosston)의 수업 스타일 중 학습자가 인지 작용을 통해 문제에 대한 다양한 해답을 찾는 유형은?

① 연습형 ② 수렴발견형
③ 상호학습형 ④ 확산발견형

>**TIP** ④ 학습자의 다양한 인지활동을 권장하고 이를 통해 답을 찾아가는 형태이다. 학습자의 참여가 활발하다.

2 헬리슨(D. Hellison)의 개인적·사회적 책임감 모형 중 전이단계(transfer level)에 해당하는 것은?

① 다른 사람을 방해하지 않고 체육 프로그램에 참여하기
② 체육 프로그램에서 타인의 요구와 감정을 인정하고 경청하기
③ 체육 프로그램에서 학습한 배려를 일상생활에서 실천하기
④ 자기 목표를 설정하고 지도자의 통제 없이 체육 프로그램 과제를 완수하기

>**TIP** 전이단계는 개인적·사회적 책임감 모형 중 최종 단계로써 학습내용에 대한 실천이다.

3 멕티게(J. McTighe)가 제시한 개념으로 학습자가 배운 내용을 경기상황에서 구현하는 정도를 평가하는 방법은?

① 실제평가(authentic assessment)
② 총괄평가(summative assessment)
③ 규준지향평가(norm-referenced assessment)
④ 준거지향평가(criterion-referenced assessment)

>**TIP** ① 배운 내용을 실제 경기상황에서 얼마나 실행하는지를 실제 평가하는 방식이다.

Answer 1.④ 2.③ 3.①

4 체육프로그램의 목표로 정의적 영역(affective domain)에 해당하는 것은?

① 축구에서 인사이드 패스를 실행할 수 있다.
② 야구에서 스윙 동작을 분석하고 평가할 수 있다.
③ 배구에서 동료와 협력할 수 있다.
④ 농구에서 지역방어전략을 사용할 수 있다.

> **TIP** 체육프로그램의 3가지 학습목표
> ㉠ 인지적 영역 : 이론적(지식, 개념) 내용
> ㉡ 심동적 영역 : 신체적 움직임
> ㉢ 정의적 영역 : 감정, 가치관 등

5 모스턴(M. Mosston)의 수업 스타일 중 연습형의 특징으로 적절하지 않은 것은?

① 학습자가 스스로 과제를 평가하게 한다.
② 지도자는 학습자에게 개별적으로 피드백을 제공한다.
③ 학습자가 모방 과제를 스스로 연습할 수 있도록 지도한다.
④ 학습자는 숙련된 운동 수행이 과제의 반복 연습과 관련있음을 이해한다.

> **TIP** 연습형 스타일은 학습자가 스스로 연습을 하지만 연습에 필요한 내용 및 과정과 결과에 대해서는 교수자가 결정한다.

6 〈보기〉에서 블룸(B. Bloom)의 인지적 영역 수준에 해당하는 것은?

─────── 보기 ───────

배드민턴 경기에서 상대 선수의 서비스를 받을 때, 낮고 짧은 서비스와 높고 긴 서비스의 대처 방법이 어떻게 달라져야 하는지를 알 수 있다.

① 분석   ② 기억
③ 이해   ④ 평가

> **TIP** 인지적 영역의 교육 목표 … "지식 – 이해 – 적용 – 분석 – 종합 – 평가"로 구분이 되며 〈보기〉의 내용은 분석에 관한 것으로 분석을 통한 파악이 끝나면 종합하여 거기에 따른 평가 및 대처를 실시하는 것이다.

Answer 4.③ 5.① 6.①

7 〈보기〉에서 설명하는 알버노(P. Alberno)와 트라웃맨(A. Troutman)의 행동수정기법에 해당하는 것은?

─── 보기 ───

학습자가 적절한 행동을 할 때마다 지도자가 점수, 스티커, 쿠폰 등을 제공하는 기법이다.

① 타임아웃(time out)
② 토큰 수집(token economies)
③ 좋은 행동 게임(good behavior game)
④ 지도자-학습자 사이의 계약(behavior contracting)

>**TIP** 적절한 행동을 수행할 때 보상을 해주는 토큰 수집 방식에 대한 내용이다.

8 〈보기〉에서 정 코치의 질문에 대한 각 지도자의 답변으로 적절하지 않은 것은?

─── 보기 ───

정 코치 : 메츨러(M. Metzler)의 절차적 지식에 대해 간단히 설명해 주시기 바랍니다.
박 코치 : 지도자가 학습자에게 움직임 패턴을 연습할 수 있게 하고 이를 경기에 적용할 수 있는 지식입니다.
김 코치 : 학습자가 과제를 연습하는 동안 이를 관찰하고 정확한 피드백을 제공할 수 있는 지식입니다.
한 코치 : 지도자가 실제로 체육 프로그램 전, 중, 후에 적용할 수 있는 지식입니다.
이 코치 : 지도자가 개념을 설명할 수 있는 지식입니다.

① 박 코치   ② 김 코치
③ 한 코치   ④ 이 코치

>**TIP** 이 코치는 명제적 절차에 대한 설명을 하고 있다.

Answer 7.② 8.④

9 학교체육진흥법(시행 2021. 4. 21)의 제11조, 제12조에서 규정하고 있는 학교운동부 운영 및 학교운동부지도자에 대한 내용으로 적절하지 않은 것은?

① 학교의 장은 학습권 보장을 위한 상시 합숙 훈련 금지 원칙으로 원거리에서 통학하는 학생선수를 위하여 기숙사를 운영할 수 없다.

② 최저학력의 기준 및 실시 시기에 필요한 사항과 기초학력보장 프로그램의 운영 등에 필요한 사항은 교육부령으로 정한다.

③ 학교의 장은 학교운동부지도자가 학생선수의 학습권을 박탈하거나 폭력, 금품·향응 수수 등의 부적절한 행위를 하였을 경우 학교운영위원회의 심의를 거쳐 계약을 해지할 수 있다.

④ 그 밖에 학교운동부지도자의 자격 기준, 임용, 급여, 신분, 직무 등에 필요한 사항은 대통령령으로 정한다.

> **TIP** 법률적 내용은 사실그대로의 기록만을 암기하는 것이 좋다.
> 제11조 제4항 … 학교의 장은 원거리에서 통학하는 학생선수를 위하여 기숙사를 운영할 수 있다. 이 경우 필요한 사항은 교육부령으로 정한다.

10 〈보기〉 중 각 지도자의 행동 유형과 개념이 바르게 연결되지 않은 것은?

보기

박 코치 : 지도하는데 갑자기 학습자의 보호자가 찾아오셔서 대화하느라 지도 시간이 부족했어요.

김 코치 : 말도 마세요! 저는 지도하다가 학습자들끼리 부딪혔는데 한 학습자가 쓰러져 일어나지 못했어요! 정말 놀라서 급하게 119에 신고했던 기억이 나네요.

한 코치 : 지도 중에 좁은 공간에서 기구를 잘못 사용하는 학습자를 보면 곧바로 운동을 중지하고, 안전의 중요성을 강조하면서 공간과 기구를 정리하라고 말했어요.

이 코치 : 저는 학습자의 참여를 높이기 위해 신호에 따른 즉각적인 과제 수행을 강조했어요. 그 결과, 개별적인 피드백을 제공할 수 있게 되었고, 학습자의 성취도가 점점 향상되는 것 같았어요.

① 박 코치 – 비기여 행동
② 김 코치 – 비기여 행동
③ 한 코치 – 직접기여 행동
④ 이 코치 – 직접기여 행동

> **TIP** 비기여 행동은 부정적 영향을 의미하며, 김 코치는 부정적 영향이 아닌 학습자에게 도움을 제공하였으나 수업내용과는 관련성이 없으므로 간접적으로 기여한 것으로 본다.

Answer 9.① 10.②

11 학습자의 이탈 행동을 예방하고 과제참여 유지를 위한 교수 기능 중 올스테인(A. Ornstein)과 레빈(D. Levine)이 제시한 '신호 간섭'에 해당하는 것은?

① 긴장완화를 위해 유머를 활용하는 것이다.

② 시선, 손짓 등 지도자의 행동으로 학습자의 운동 참여 방해행동을 제지하는 것이다.

③ 프로그램 진행을 방해하는 학습자에게 가까이 접근하거나 접촉하여 제지하는 것이다.

④ 프로그램에 참여하는 학습자에게 일상적 수업, 루틴 등과 같은 활동을 활용하는 것이다.

> **TIP** "신호 간섭"의 가장 쉬운 이해는 접촉이 없이 시선, 언어, 움직임을 통해 부적절한 행동 및 부족한 주의집중을 감소시키는 것이다.

12 〈보기〉의 국민체육진흥법(시행 2021. 2. 19)의 제12조에 명시된 내용 중 체육지도자의 자격 취소 사유를 모두 고른 것은?

───── 보기 ─────
ⓘ 자격정지 기간에 업무를 수행한 경우
ⓛ 체육지도자 자격증을 타인에게 대여한 경우
ⓒ 선수의 신체에 폭행을 가하거나 상해를 입히는 행위를 한 경우
ⓔ 거짓이나 그 밖의 부정한 방법으로 체육지도자의 자격을 취득한 경우

① ㉠, ㉢

② ㉡, ㉢

③ ㉡, ㉢, ㉣

④ ㉠, ㉡, ㉢, ㉣

> **TIP** 체육지도자의 자격 취소 등(자격취소사유)
> ㉠ 거짓이나 그 밖의 부정한 방법으로 체육지도자의 자격을 취득한 경우
> ㉡ 자격정지 기간 중에 업무를 수행한 경우
> ㉢ 체육지도자 자격증을 타인에게 대여한 경우
> ㉣ 체육지도자의 결격사유에 해당하는 경우

Answer 11.② 12.④

13 〈보기〉에서 설명하는 로젠샤인(B. Rosenshine)의 직접 교수모형 단계로 적절한 것은?

────────────── 보기 ──────────────

- 이 단계는 학습자에게 초기 학습과제와 함께 순차적으로 과제연습이 이루어지는 과정이다.
- 지도자는 학습자에게 다음 과제를 제시하기 위해 핵심단서(cue)를 다시 가르치거나 이전 학습과제를 되풀이 할 수 있다.

① 피드백 및 교정
② 비공식적 평가
③ 새로운 과제제시
④ 독자적인 연습

>**TIP** 로젠샤인의 모형 단계는 "전시과제 복습 – 새로운 과제제시 – 초기과제 연습 – 피드백 및 교정 – 독자적 연습 – 본시 복습"으로 〈보기〉는 지도자의 과제 지시 및 학습의 연습을 지시하는 것으로 피드백 제공을 통한 교정으로 확인할 수 있다.

14 〈보기〉의 배드민턴 지도사례에서 IT매체의 효과로 바르게 연결되지 않은 것은?

────────────── 보기 ──────────────

- ㉠ 학습자의 흥미 유발을 위해 스마트폰과 스피커를 활용하여 최신 음악에 맞춰 준비운동을 시켰다.
- ㉡ 배드민턴 스매시 동작을 기록하기 위해 영상분석 애플리케이션(application)을 사용하였다.
- ㉢ 학습자의 동작 완료 10초 후 지도자는 녹화된 영상을 보고 학습자의 자세를 교정해 주었다.
- ㉣ 지도자가 녹화한 영상을 학습자의 단체 소셜네트워크서비스(SNS)에 올린 후 동작 분석에 대해 서로 토의했다.

① ㉠ – 학습자의 동기유발
② ㉡ – 과제에 대한 체계적 관찰의 효율성 증가
③ ㉢ – 학습자의 운동 참여 시간 증가
④ ㉣ – 학습자와 지도자의 의사소통 향상

>**TIP** 10초라는 시간은 즉각적 피드백이 안 되고 학습자의 대기시간이 늘어나는 것으로 참여시간이 증가했다고 볼 수 없다.

Answer 13.① 14.③

15 〈보기〉에서 설명한 시든탑(D. Siedentop)의 교수(teaching) 기능 연습법에 해당하는 용어로 적절한 것은?

─────── 보기 ───────

• 박 코치는 소수의 실제 학습자들 앞에서 지도 연습을 했다.
• 자신의 지도 행동을 관찰하기 위해 비디오 촬영을 병행했다.

① 1인 연습(self practice)　　　　② 동료 교수(peer teaching)
③ 축소 수업(micro teaching)　　　④ 반성적 교수(reflective teaching)

> **TIP** 소수의 대상자들에게 실제 학습하게 하여 지도연습을 하는 것으로 축소 수업(= 마이크로티칭)의 형태이다.

16 지도자가 의사전달을 위해 학습자의 신체를 올바른 자세로 직접 고쳐주는 지도 정보 단서로 적절한 것은?

① 언어 단서(verbal cue)　　　　② 조작 단서(manipulative cue)
③ 과제 단서(task cue)　　　　　④ 시청각 단서(audiovisual cue)

> **TIP** 지도자가 직접 고쳐주고 있는 것은 조작 단서에 속하며 언어 단서는 말(언어)을 이용하고, 과제 단서는 과제 제공, 시청각
> 단서는 시청각의 자극을 이용한다.

17 〈보기〉에서 예방적(proactive) 수업 운영 행동에 해당하는 것을 바르게 고른 것은?

─────── 보기 ───────

㉠ 이번 주에 배울 내용을 게시판에 공지한다.
㉡ 수업 시작과 종료를 정확하게 지킨다.
㉢ 학습자에게 농구의 체스트 패스에 대한 시범을 보인다.
㉣ 2인 1조로 체스트 패스 연습을 한다.
㉤ 호루라기를 사용하여 학습자의 주의를 집중시킨다.

① ㉠, ㉡, ㉢　　　　　　　② ㉠, ㉡, ㉤
③ ㉡, ㉢, ㉣　　　　　　　④ ㉢, ㉣, ㉤

> **TIP** 예방적 수업 운영 행동은 안정적 수업 운영을 위해 수업에 방해되는 상황이나 내용들에 대해 예방을 하는 것이다.
> ㉢, ㉣은 학습의 효율성을 높이기 위한 교수자의 지도방법이다.

Answer　15.③　16.②　17.②

18 〈보기〉의 설명과 관련된 용어는?

보기

- 정규 농구 골대의 높이를 낮춘다.
- 반(half)코트 경기를 운영한다.
- 배구공 대신 소프트 배구공을 사용한다.

① 역할수행   ② 학습센터
③ 변형게임   ④ 협동과제

> **TIP** 변형게임 … 정식 게임 규정과 유사하지만 환경적 요인 및 상황에 맞춰 유연하게 대처하여 게임을 진행하는 것이다.

19 체육 프로그램을 지도할 때 실제학습시간(Academic Learning Time)을 바르게 설명한 것은?

① 체육활동에 할당된 시간
② 학습자가 운동에 참여한 시간
③ 학습자가 다른 학습자에게 피드백을 제공하는 시간
④ 학습자가 학습 목표와 부합한 과제의 성공을 경험하며 참여한 시간

> **TIP** 실제학습기간 … 교수자의 학습목표에 맞춰 직접 참여하여 학습을 한 시간이다. 실제학습시간이 많을수록 좋은 수업을 의미한다.

20 체육 프로그램을 지도할 때 학습자 평가의 목적으로 가장 거리가 먼 것은?

① 교수 – 학습의 효과성 판단
② 학습자의 체육 프로그램 참여 및 향상 동기 촉진
③ 교육목표에 따른 학습 진행 상태 점검과 지도 활동 조정
④ 학습 과정을 배제하고 결과 중심으로 순위를 결정하기 위해 활용

> **TIP** 학습자 평가는 학습자들의 충분한 학습 참여가 목적인 것으로 결과 중심에 따른 순위 결정은 절대 아니다.

Answer 18.③ 19.④ 20.④

3 스포츠심리학

1 다이나믹 시스템 관점에서의 협응구조 형성에 대한 설명으로 옳지 않은 것은?

① 협응구조는 하나의 기능적 단위로 자기조직의 원리에 따라 형성된다.

② 제어변수는 질서변수를 변화시키는 원인이 되는 것으로, 동작을 변화시키는 속도나 무게 등이 있다.

③ 상변이는 협응구조의 형태가 변화하는 현상이며 선형의 원리를 따른다.

④ 협응구조의 안정성은 상대적 위상의 표준편차로 측정할 수 있다.

> **TIP** 인간의 운동은 제한요소의 상호작용에 의해서 영향을 받기 때문에, 이러한 제한요소의 변화에 따라서 새로운 조건에 적합한 운동의 형태로 갑작스럽게 전환되는 상변이 현상이 발생하게 된다. 다이나믹 시스템은 제한요소의 영향을 받는 인간의 운동은 자기 조직의 원리, 비선형성의 원리에 의해서 생성되고 변화한다.

2 목표설정에서 수행목표로 적합하지 않은 것은?

① 농구 대회에서 우승한다.

② 골프 스윙에서 공을 끝까지 본다.

③ 테니스 포핸드 발리에서 손목을 고정한다.

④ 야구 타격에서 무게중심을 뒤에서 앞으로 이동한다.

> **TIP** ① 수행목표가 아니라 결과목표이다.

Answer 1.③ 2.①

3 〈보기〉의 ㉠, ㉡에 해당하는 것은?

보기

• (㉠) : 학습자가 새로운 기술을 연습한 후, 특정한 시간이 지난 후 연습한 기술의 수행력을 평가하는 검사
• (㉡) : 연습한 기술이 다른 수행상황에서도 발휘될 수 있는지를 평가하는 검사

	㉠	㉡
①	전이검사	파지검사
②	파지검사	전이검사
③	망각검사	파지검사
④	파지검사	망각검사

TIP ㉠ 파지검사 : 수업시간에 배운 내용을 얼마나 기억하고 있는가를 측정하는 것
㉡ 전이검사 : 수행자가 학습한 내용을 새로운 수행 상황에서 관련된 기술을 얼마나 활용할 수 있는지를 평가하는 것

4 주의집중 방법으로 적절하지 않은 것은?

① 테니스 서브를 루틴에 따라 실행한다.
② 축구 경기에서 관중의 방해를 의식하지 않는다.
③ 골프 경기에서 마지막 홀에 있는 해저드에 대해 생각한다.
④ 야구 경기에서 지난 이닝의 수비 실책은 잊고 현재 수행에 몰입한다.

TIP 스포츠 상황에서의 주의집중은 경기에서 발생하는 다양한 상황을 능숙하게 대처하기 위하여 의식적으로 하나의 단서나 사건에 자신의 의식 초점을 일정 기간 동안 유지하는 것이라고 할 수 있다.
③ 위험지역인 해저드(연못, 웅덩이 등)를 생각하는 것은 주의집중 방법으로 적절하지 않다.

Answer 3.② 4.③

5 〈보기〉에 제시된 심상(imagery)의 요소로 바르게 나타낸 것은?

───────── 보기 ─────────

㉠ 선수 : 시합에서 느꼈던 자신감, 흥분, 행복감을 실제처럼 시각화한다.
㉡ 선수 : 부정적인 수행 장면을 성공적인 수행 이미지로 바꾼다.

	㉠	㉡
①	주의연합(attentional association)	주의분리(attentional dissociation)
②	외적 심상(external imagery)	집중력(concentration)
③	통제적 처리(controlled processing)	자동적 처리(automatic processing)
④	선명도(vividness)	조절력(controllability)

> **TIP** 선명도는 심상을 할 때, 마음속의 이미지는 실제 이미지와 거의 똑같을수록 좋다. 심상의 선명도가 높으려면 모든 감각이 동원되어야 한다. 조절력은 심상을 할 때, 선명한 이미지를 떠올려야 하며, 그 이미지를 원하는 대로 조절할 수 있어야 한다. 선명한 이미지를 떠올릴 수 있지만, 그것이 실수하는 장면이라면 도움이 안 된다. 이미지를 원하는 대로 바꿀 수 있는 능력이 조절력이다.

6 〈보기〉에서 지도자가 제공하는 보강적 피드백의 유형으로 적절한 것은?

───────── 보기 ─────────

지도자 : 창하야! 다운스윙 전에 백스윙이 제대로 이루어지지 않았어.

① 내적 피드백(intrinsic feedback)
② 감각 피드백(sensory feedback)
③ 결과지식(Knowledge of Result : KR)
④ 수행지식(Knowledge of Performance : KP)

> **TIP** 수행지식(Knowledge of Performance : KP)은 동작의 유형에 대한 정보를 학습자에게 제공하는 것으로, 운동학적 피드백이라고도 한다. 수행자에게 운동 동작의 폼에 대한 질적인 정보를 제공해 준다. 수행지식을 통해 학습을 효과적으로 성취하기 위해서는 학습자의 주의를 운동수행의 결과에 집중시키기보다는 운동수행의 과정에서 얻을 수 있는 정보에 주의를 기울여야 한다. 수행지식은 언어적 설명, 비디오, 사진 등의 매체나 바이오피드백 등과 같이 다양한 형태로 정보를 제공할 수 있다.

Answer 5.④ 6.④

7 〈보기〉의 ㉠, ㉡에 해당하는 것은?

보기

줄다리기에서 집단이 내는 힘의 총합이 개인의 힘을 모두 합친 것보다 적게 나타나는 현상은 (㉠)이며, 집단의 인원수가 증가할 때 발생하는 개인의 수행 감소는 (㉡) 때문이다.

	㉠	㉡
①	링겔만 효과(Ringelmann effect)	유능감 손실
②	관중 효과(audience effect)	동기 손실
③	링겔만 효과(Ringelmann effect)	동기 손실
④	관중 효과(audience effect)	유능감 손실

≫TIP 사회적 태만 현상(링겔만 효과)은 줄다리기를 할 때 또는 보트 젓기를 할 때, 발휘되는 총 힘의 합은 각자의 힘을 합친 것보다 작은 경우가 많은데, 집단 상황에서는 각자의 능력을 단지 합한다고 집단 전체의 능력이 되지 않는다. 혼자일 때 보다 집단에 속해 있을 때, 게을러지는 현상을 사회적 태만 현상이라고 부르고, 집단에서 나타나는 사회적 태만 현상을 처음으로 연구한 학자의 이름을 따서 "링겔만 효과"라고도 한다. 동기 손실은 집단구성원들이 과제에 최선을 다하지 않음으로써 생기는 손실을 말한다.

8 〈보기〉에서 피츠(P. Fitts)와 포스너(M. Posner)의 운동학습단계와 설명이 바르게 제시된 것은?

보기

㉠ 테니스 포핸드 스트로크 자세를 안정적이고 일관성 있게 수행할 수 있다.
㉡ 학습자는 오류를 수정하기 위해서 연습하고, 스스로 오류를 탐지하여 그 오류의 일부를 수정할 수 있다.
㉢ 학습자는 테니스 포핸드 스트로크의 개념을 이해한다.

	자동화 단계	인지 단계	연합 단계
①	㉠	㉡	㉢
②	㉠	㉢	㉡
③	㉡	㉢	㉠
④	㉡	㉠	㉢

≫TIP ㉠ 자동화 단계 : 동작이 거의 자동적으로 이루어지기 때문에 움직임 자체에 대한 의식적인 주의가 크게 요구되지 않는다.
㉡ 연합 단계 : 과제를 수행하기 위한 수행 전략을 선택하고, 잘못된 수행에 대한 적절한 해결책을 찾아나갈 수 있게 된다.
㉢ 인지 단계 : 초보자들은 대부분 인지적인 단계에 해당되며, 학습하여야 할 운동 기술의 특성을 이해하고, 그 과제를 수행하기 위하여 사용되는 전략을 개발하는 단계이다.

Answer 7.③ 8.②

9 〈보기〉의 참가자를 위한 와이너(B. Weiner)의 귀인 이론에 기반한 지도 방법으로 옳은 것은?

> ────────── 보기 ──────────
>
> 수영 교실에 참가하는 A씨는 다른 참가자들보다 수영에 재능이 없어 기술 습득이 늦다고 생각한다. 이로 인해 결석이 잦고 운동 중단이 예상된다.

① 외적이며 안정적이고 통제 불가능한 개인의 노력에 귀인할 수 있도록 지도한다.
② 내적이며 불안정적이고 통제 가능한 개인의 노력에 귀인할 수 있도록 지도한다.
③ 외적이며 안정적이고 통제 불가능한 개인의 능력에 귀인할 수 있도록 지도한다.
④ 내적이며 안정적이고 통제 가능한 개인의 능력에 귀인할 수 있도록 지도한다.

> **TIP** 귀인 훈련이란 성공의 원인은 자신의 일관된 노력에서 찾고, 실패의 원인은 노력의 부족이나 전략의 미흡 때문이라고 믿도록 귀인을 바꾸는 것을 말한다.
> ※ 귀인의 3차원 분류의 주요 귀인 개념과 특성
> ㉠ 개인능력 : 내적이며, 안정적이고 통제가 불가능하다.
> ㉡ 개인노력 : 내적이며, 불안정적이고 통제가 가능하다.
> ㉢ 과제 난이도 : 외적이며, 안정적이고 통제가 불가능하다.
> ㉣ 운 : 외적이며, 불안정적이고 통제가 불가능하다.

10 〈보기〉에서 설명하는 개념은?

> ────────── 보기 ──────────
>
> 수현이는 오랫동안 배드민턴을 즐기다가 새롭게 테니스 교실에 등록했다. 테니스 코치는 포핸드 스트로크를 지도할 때, 수현이가 손목 스냅을 습관적으로 사용하는 것을 보고 손목을 고정하도록 지도했다.

① 과제 내 전이(intratask transfer)
② 양측 전이(bilateral transfer)
③ 정적 전이(positive transfer)
④ 부적 전이(negative transfer)

> **TIP** 부적 전이의 효과는 두 과제의 운동수행 상황에서 획득하는 지각 정보의 특성이 유사하지만, 움직임 특성이 다른 경우에 발생한다. 같은 자극에 대한 반응에서 움직임의 공간적 위치가 변하거나 같은 자극에 대한 반응에서 움직임의 타이밍 특성이 변할 때, 부적 전이 효과가 나타나기 쉽다. 부적 전이 현상은 인지 혼란으로 설명할 수 있다.

Answer 9.② 10.④

11 〈보기〉의 ㉠, ㉡, ㉢에 해당하는 것은?

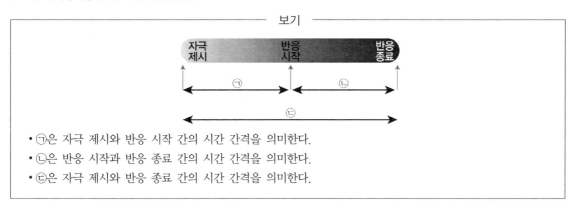

- ㉠은 자극 제시와 반응 시작 간의 시간 간격을 의미한다.
- ㉡은 반응 시작과 반응 종료 간의 시간 간격을 의미한다.
- ㉢은 자극 제시와 반응 종료 간의 시간 간격을 의미한다.

	㉠	㉡	㉢
①	반응시간 (reaction time)	움직임 시간 (movement time)	전체 반응시간 (response time)
②	반응시간 (reaction time)	전체 반응시간 (response time)	움직임 시간 (movement time)
③	움직임 시간 (movement time)	반응시간 (reaction time)	전체 반응시간 (response time)
④	단순 반응시간 (simple reaction time)	움직임 시간 (movement time)	전체 반응시간 (response time)

> **TIP** 정보처리 과정은 환경에서 제공되는 정보가 감각 기관을 통해 들어와 지각되고(감각 · 지각), 그 자극에 대한 적절한 반응을 선택하여(반응선택), 그 반응을 실행하는(반응실행) 단계를 거치게 된다. 이와 같은 3단계를 거치는데 소요되는 시간은 전체 반응시간을 측정함으로써 알 수 있다. 자극 제시와 반응 시작 간의 간격을 반응시간, 반응 시작과 반응 종료 간의 시간 간격을 움직임 시간, 반응시간과 움직임 시간의 합을 전체 반응시간이라 한다.

12 〈보기〉에서 설명하는 개념은?

───── 보기 ─────

양궁 선수 A는 첫 엔드에서 6점을 한 발 기록했다. 그러나 A는 바람 부는 상황으로 인해 총 36발의 슈팅 중에서 6점은 한 번 정도 나올 수 있는 점수이며, 첫 엔드에 나온 것이 다행이라고 긍정적으로 생각했다.

① 사고 정지(thought stopping)
② 자생 훈련(autogenic training)
③ 점진적 이완(progressive relaxation)
④ 인지 재구성(cognitive restructuring)

> **TIP** 부정적인 생각을 긍정적인 생각으로 대체하는 방법이 인지 재구성이다.

13 〈보기〉에서 설명하는 개념은?

───── 보기 ─────

철수는 처음으로 깊은 바닷속으로 다이빙하면서 각성수준이 높아졌다. 높은 각성 수준으로 인해 깊은 바닷 속에서 시야가 평소보다 훨씬 좁아졌다.

① 스트룹 효과(Stroop effect)
② 지각 협소화(perceptual narrowing)
③ 칵테일 파티 효과(cocktail party effect)
④ 맥락간섭 효과(contextual-interference effect)

> **TIP** 지각 협소화는 각성 수준이 높아져 주의를 기울일 수 있는 폭이 점차 좁아지는 현상이다.

Answer 12.④ 13.②

14 스포츠 지도자의 리더십 행동으로 적절하지 않은 것은?

① 선수에게 개별 시간을 할애하는 행동
② 선수가 목표를 수립하도록 도와주는 행동
③ 선수에게 과도한 자신감을 부여하는 행동
④ 선수의 주의산만 요인을 파악하고 지도하는 행동

> **TIP** 리더십은 설정된 목표를 달성하도록 개인과 집단에 영향력을 행사하는 행동 과정이다. 상황에 따라 다르겠지만 선수에게 과도한 자신감을 부여하면 해당 선수는 착각을 하게 되고 경기력에 도움이 되지 않는다.

15 〈보기〉에서 ㉠, ㉡, ㉢에 해당하는 기억의 유형이 바르게 연결된 것은?

보기

유형	㉠	㉡	㉢
기억용량	제한	극히 제한	무제한
특징	반복하거나 시연하지 않으면 사라진다.	새로운 정보가 유입되면 쉽게 손실한다.	반복과 시연을 통해 강화된다.
지도방법	한 번에 너무 많은 정보를 제공하지 않고, 정보를 처리할 수 있는 시간을 제공한다.	불필요한 외부정보를 줄이고 집중할 수 있도록 지도한다.	연습을 통해 기억을 강화한다.

	㉠	㉡	㉢
①	감각기억	단기기억	장기기억
②	감각기억	장기기억	단기기억
③	단기기억	장기기억	감각기억
④	단기기억	감각기억	장기기억

> **TIP** 단기기억의 용량은 5~9개 미만이며, 감각기억의 용량은 통상적으로 무제한이라고 표현된다. 짧은 시간에만 저장되며 문제에서 극히 제한이라는 표현은 감각기억의 수명이 매우 짧고 새로운 정보가 유입되면 손실되는 부분 때문에 극히 제한이라고 표현된 것이다. 감각기억은 환경으로부터 들어온 자극이 처리될 때까지 정보를 잠시 유지하는 정보저장고이다. 따라서 해당 문제는 난이도가 쉬운 문제로 특징과 지도방법에 따라 답을 유추할 수 있다.

Answer 14.③ 15.④

16 프로차스카(J. Prochaska)의 운동변화단계 이론(transtheoretical model)에 대한 설명으로 옳지 않은 것은?

① 준비단계는 현재 운동에 참여하지 않지만, 6개월 이내에 운동을 시작할 의도가 있는 것을 의미한다.

② 의사결정 균형이란 운동을 할 때 기대할 수 있는 혜택과 손실을 평가하는 것을 의미한다.

③ 인지 과정과 행동 과정과 같은 변화과정을 통해 이전 단계에서 다음 단계로 이동하게 된다.

④ 자기효능감은 관심단계보다 유지단계에서 더 높다.

> **TIP** 준비단계는 자전거 사기, 신발 구입 등의 행동을 취하는 단계로 1개월 이내에 가이드라인을 충족하는 수준으로 운동을 실천할 의지가 있는 것으로 정의한다.

17 〈보기〉에서 설명하는 개념은?

───────── 보기 ─────────

피겨 스케이팅 경기에서 영희는 앞 선수가 완벽에 가까운 연기를 펼치자, 불안해지고 긴장되었다.

① 상태불안
② 분리불안
③ 특성불안
④ 부적강화

> **TIP** 상태불안은 상황에 따라 변하는 정신 상태로 "자율신경계의 활성화나 각성과 관련되어 주관적, 의식적으로 느끼는 우려나 긴장감"이라고 정의된다.(spielberger, 1996). 상태불안은 순간순간마다 변화하며, 임박한 상황에서 지각된 위협에 비례하여 변동한다.

Answer 16.① 17.①

18 〈보기〉의 ㉠, ㉡에 배구 기술을 지도하기 위한 연습구조가 적절하게 제시된 것은?

	1차 시	2차 시	3차 시
㉠	서브 서브 서브	세팅(토스) 세팅(토스) 세팅(토스)	언더핸드 언더핸드 언더핸드
㉡	서브 세팅(토스) 언더핸드	세팅(토스) 언더핸드 서브	언더핸드 서브 세팅(토스)

※ 두 가지 연습 구조에서 연습 시간과 횟수는 동일

	㉠	㉡
①	집중연습(massed practice)	분산연습(distributed practice)
②	가변연습(variable practice)	무선연습(random practice)
③	구획연습(blocked practice)	무선연습(random practice)
④	가변연습(variable practice)	일정연습(constant practice)

▷**TIP** 구획연습은 과제를 순차적으로 제시하는 방법이고 무선연습은 과제를 무선적으로 제시하는 방법이다. 즉 구획연습은 같은 기술을 차시마다 계속 연습하는 것이고, 무선연습은 같은 계열의 다른 기술을 차시마다 연습하는 것이다.

19 스포츠 심리상담사에 관한 설명으로 적절하지 않은 것은?

① 내담자와 공감하며 경청한다.
② 내담자와 라포(rapport)를 형성한다.
③ 내담자와 일상생활에서 개인적 관계를 맺는다.
④ 내담자의 비언어적 메시지에도 관심을 가진다.

▷**TIP** 상식적 수준의 문제이다. 내담자와 일상생활에서 개인적 관계를 맺지 않는다.

Answer 18.③ 19.③

20 정보처리 3단계의 관점에서 100m 달리기 스타트의 반응시간이 배구 서브 리시브 상황에서의 반응시간보다 짧은 이유로 옳은 것은?

① 100m 스타트에서는 자극확인(stimulus identification) 단계의 소요 시간이 상대적으로 짧기 때문이다.

② 100m 스타트에서는 운동 프로그래밍(motor programming) 단계의 소요 시간이 상대적으로 길기 때문이다.

③ 배구 서브 리시브 상황에서는 자극확인(stimulus identification) 단계의 소요 시간이 상대적으로 짧기 때문이다.

④ 배구 서브 리시브 상황에서는 반응선택(response selection) 단계의 소요 시간이 상대적으로 짧기 때문이다.

> **TIP** 정보처리는 감각, 지각 단계 – 반응 선택 단계 – 반응 실행 단계로 이루어진다. 감각 지각 단계에서는 환경으로부터 많은 정보가 인간의 감각 시스템을 통해 유입되어 병렬적으로 동시에 처리되는데 출발 소리만 듣고 반응하는 것(100m)과 어느 쪽으로 공이 날라 올지 모르는 서브의 공을 받는 리시브 상황(배구)에서는 당연히 100m가 자극 확인이 빠르다.

Answer   20.①

4 한국체육사

1 〈보기〉에서 설명하는 의례는?

보기

- 부족의 신화를 계승하는 춤을 익혔다.
- 식량 확보를 위한 수렵과 채집 활동을 하였다.
- 『삼국지』의 「위지동이전」에 '큰사람'으로 부른 기록이 있다.

① 영고(迎鼓)　　　　　　　② 무천(舞天)

③ 동맹(東盟)　　　　　　　④ 성년의식(成年儀式)

> **TIP** 정신적, 육체적인 고통을 참고 이겨내야만 사회의 일원으로 인정하는 성년의식은 부족 국가 사회에는 어디든지 있는 하나의 의식이다.

2 〈보기〉에서 설명하는 화랑도의 정신은?

보기

- 사군이충(事君以忠) : 충성심으로 임금을 섬김
- 사친이효(事親以孝) : 효심으로 부모를 섬김
- 교우이신(交友以信) : 신의를 바탕으로 벗을 사귐
- 살생유택(殺生有擇) : 생명체를 함부로 죽이지 않음
- 임전무퇴(臨戰無退) : 전쟁에 임할 때는 후퇴를 삼가함

① 삼강오륜(三綱五倫)

② 세속오계(世俗五戒)

③ 문무겸비(文武兼備)

④ 사단칠정(四端七情)

> **TIP** 화랑도는 "세속오계(사군이충, 사친이효, 교우이신, 임전무퇴, 살생유택)"를 바탕으로 보국충성 할 수 있는 문무 겸비의 인재 양성 기능도 지니고 있었다.

Answer　1.④　2.②

3 고려시대의 무예에 대한 설명으로 적절하지 않은 것은?

① 무학교육기관으로 강예재(講藝齋)가 있었다.

② 수박희(手搏戲)는 인재 선발을 위한 기준이 되었다.

③ 격구(擊毬)는 군사훈련 및 여가활동으로 성행하였다.

④ 종합무예서인 『무예도보통지』가 편찬되었다.

>**TIP** 조선시대 『무예도보통지』는 정조의 명에 의해 규장각의 이덕무, 박제가와 장용영의 초관이었던 백동수기 장용영의 무사들과 함께 무예의 내용을 일일이 검토하여 만든 것이다. 즉 고려시대 무예에 대한 설명으로 적절하지 않다.

4 〈보기〉에서 설명하는 민속놀이는?

보기

• 귀족들이 즐겼던 놀이이다.

• 매를 길들여 꿩이나 기타 조류를 사냥하였다.

---

① 각저(角抵) ② 방응(放鷹)

③ 격구(擊毬) ④ 추천(鞦韆)

>**TIP** 방응은 삼국시대부터 성행하던 것으로 사나운 매를 길러 꿩이나 기타 조류를 사냥하는 수렵 활동이었다. 고려시대 응방(매의 사냥과 사육을 담당하는 관서)은 사냥과 연계되어 궁술과 같은 무예의 훈련, 체력 및 용맹성을 기르기 위한 수단이기도 하였으나 주로 왕이나 귀족들의 유희이자 스포츠였다.

5 〈보기〉에서 설명하는 고려시대의 사건은?

보기

1170년 의종이 문신들과 보현원에 행차하였다. …(중략)… 대장군 이소응이 젊은 병사와 오병수박희(五兵手搏戲)를 겨루었고 패하였다. 그러자 젊은 문신 한뢰가 대장군 이소응의 뺨을 때리며 비웃었다. 이 광경을 보던 정중부와 이의방 등이 반란을 일으켰다.

---

① 무신정변 ② 묘청의 난

③ 이자겸의 난 ④ 삼별초의 난

>**TIP** 고려 의종 때 무신들에 의해 일어난 무신정변에 대한 설명이다.

Answer 3.④ 4.② 5.①

6 〈보기〉에서 설명하는 개화기 사립학교는?

---- 보기 ----

- 무비자강(武備自强)을 강조하였다.
- 문예반 50명, 무예반 200명을 선발하였다.
- 1883년에 설립된 최초의 근대식 학교이다.

① 대성학교(大成學校)

② 오산학교(五山學校)

③ 원산학사(元删學舍)

④ 동래무예학교(東萊武藝學校)

> **TIP** 최초의 근대 학교인 원산학사에서는 설립 초기 문사양성을 위한 문예반(50명)과 무사양성을 위한 무예반(200명)을 두었다. 무예반에서는 병서와 사격 과목이 편성되어 있었으며, 별군관도시절목에는 유엽전, 편전, 기추 등이 시험과목으로 선정되어 있었다.

7 〈보기〉의 ㉠, ㉡에 들어갈 용어는?

---- 보기 ----

- 나현성의 『한국체육사』에 따른 시대구분이다.
- 갑오경장(甲午更張) 이전은 무예를 중심으로 하는 (㉠)체육을 강조하였다.
- 갑오경장 이후는 「교육입국조서(教育立國詔書)」를 중심으로 하는 (㉡)체육을 강조하였다.

	㉠	㉡
①	현대	전통
②	근대	전통
③	전통	근대
④	전통	현대

> **TIP** 갑오경장(갑오개혁)은 조선조 26대 고종(高宗) 31(1894)년 조선정부가 군국기무처(軍國機務處)를 통해, 재래의 문물제도를 버리고 근대적인 서양의 법식(法式)을 본받아 새 국가체제를 확립하려던 정책이다. 갑오경장 이전에는 전통체육을 이후에는 근대체육을 강조하였다. 갑오경장 이후의 근·현대 체육은 1920년 7월 13일 대한체육협회가 창립되어 산하에 각 시·도 체육협회가 생기면서 시작되었다.

Answer 6.③ 7.③

8 조선시대 무과제도에 관한 설명으로 적절한 것은?

① 정기적으로만 실시하였다.

② 예조와 음양과에서 주관하였다.

③ 시험은 무예 실기만 시행되었다.

④ 초시, 복시, 전시의 3단계로 진행되었다.

> **TIP** 조선시대 무관 채용시험은 소과, 대과 구분이 없는 단일과로서 초시(230명), 복시(28명), 전시(28명, 갑 3명, 을 5명, 병 20명)의 3단계 시험이 있었다. 무과 급제를 위해서는 무예 익히기(각종 유형의 궁술과 기사, 기창, 격구, 조총)와 강서 탐독(경서, 병서 등)이 요구되었다.

9 개화기 운동회에 대한 설명으로 적절한 것은?

① 일본인을 위한 축제의 성격이었다.

② 최초 시행 종목은 야구와 농구였다.

③ 우리나라 최초의 운동회는 화류회(花柳會)이다.

④ 학교 정규교과목으로 학생에게 장려된 활동이었다.

> **TIP** 우리나라 최초의 운동회는 1896년 5월 삼선평에서 열린 영어학교의 화류회로 육상 경기 위주로 실시되었다. 그 후 이것이 학급 학교 연합 운동회로 발전하여 민족 단결의 장이 되자 1909년 12월 27일에 학교에 돈이 없다는 이유로 일제에 의해 중지 명령이 내려졌다.

10 〈보기〉에서 설명하는 조선시대의 기관은?

보기

• 무예의 수련을 담당하였다.

• 병서의 습독을 장려하였다.

• 군사의 시재(試才)를 담당하였다.

① 사정(射亭) ② 성균관(成均館)

③ 사역원(司譯院) ④ 훈련원(訓練院)

> **TIP** 훈련원은 무인 양성과 관련된 공식적인 교육 기관이다. 군사의 무재를 시험하고 무예를 연습하였으며, 병서 강습을 하기도 하였다. 병요, 무경칠서, 통감, 박의진법, 병장설 등을 습득시키고 활쏘기, 승마 등을 연습시켰다.

Answer 8.④ 9.③ 10.④

11 『활인심방(活人心方)』에 대한 설명으로 적절하지 않은 것은?

① 이이(李珥)가 『활인심방』이라는 책을 펴냈다.
② 도인법(導引法)은 목 돌리기, 마찰, 다리의 굴신 등의 보건체조이다.
③ 사계양생가(四季養生歌)는 춘하추동으로 나누어 호흡하는 방법이다.
④ 활인심서(活人心序)는 기를 조절하고, 식욕을 줄이며, 욕망을 절제하는 방법이다.

> **TIP** 도인체조는 정신통일, 목 돌리기, 마찰, 침 삼키기, 다리의 굴신 동작으로 구성된 치료보다는 예방을 위한 보건체조의 기능을 지닌 움직임 체계였다. 조선의 대유학자인 퇴계 이황은 도가 계열의 의서인 『활인심방』을 구하여 도인을 실시하였다. 중국의 주권(1378~1448)이 저술한 『활인심방』을 퇴계선생의 건강 상태가 좋지 않았던 장년기에 제자였던 의생으로부터 『활인심방』을 입수하고, 퇴계선생이 직접 모사하여 후세에 전하였을 것으로 추정하고 있다.

12 〈보기〉에서 대한체육회에 대한 옳은 설명을 모두 고른 것은?

┌─────────────────────── 보기 ───────────────────────┐
│ ㉠ 1920년 - 조선체육회가 창립되었다.   ㉡ 1948년 - 대한체육회로 개칭되었다.   │
│ ㉢ 1966년 - 태릉선수촌을 건립하였다.   ㉣ 2016년 - 국민생활체육회와 통합되었다.   │
└───┘

① ㉡, ㉢   ② ㉡, ㉣
③ ㉠, ㉡, ㉢   ④ ㉠, ㉡, ㉢, ㉣

> **TIP** 보기 모두 옳은 설명이며 추가적으로 1988년 제24회 서울올림픽대회 개최, 2014년 제17회 인천아시아경기대회 개최, 2017년 진천국가대표선수촌 개촌(건립은 2011년), 2018년 제23회 평창동계올림픽대회를 개최하였다.

13 개화기에 도입된 스포츠에 대한 설명으로 옳지 않은 것은?

① 조원희는 교육체조를 보급하였다.
② 우치다(內田)는 검도를 보급하였다.
③ 질레트(P. Gillett)는 야구와 농구를 보급하였다.
④ 푸트(L. Foote)는 연식정구(척구)를 보급하였다.

> **TIP** 우치다는(1906년) 유도를 보급하였다. 검도는 경무청에서 검도를 경찰교습과목으로 채택하면서 한국 검도의 시작으로 보고 있다.

Answer 11.① 12.④ 13.②

14 일제강점기 스포츠 종목의 도입에 대한 설명으로 옳지 않은 것은?

① 권투 – 1914년 경성구락부에서 소개하였다.

② 경식정구 – 1919년 조선철도국에서 소개하였다.

③ 스키 – 1921년 나카무라(中村)가 소개하였다.

④ 역도 – 1926년 서상천이 소개하였다.

> **TIP** 우리나라에 권투가 최초로 소개된 것은 1912년 10월 7일에 단성사(團成社) 주인 박승필(朴承弼)이 유각권구락부(柔角拳俱樂部)를 조직하면서부터이다. 그 후 1916년 미국 선교사 길레트가 복싱 글러브를 가지고 온 뒤, 1922년부터 조선중앙기독교청년회(YMCA)에서 연중행사로 거행되었다.

15 〈보기〉에서 설명하는 최초의 체육진흥계획은?

--- 보기 ---

• 국민생활체육협의회가 설립되었다.

• 서울올림픽기념 생활관이 건립되었다.

• '호돌이계획'으로 생활체육 진흥을 도모하는 계기가 되었다.

① 국민생활체육진흥종합계획   ② 제1차 국민체육진흥5개년계획
③ 제2차 국민체육진흥5개년계획   ④ 참여정부 국민체육진흥5개년계획

> **TIP** 정부(체육부)에서는 건강한 가정, 건강한 사회, 건강한 국가건설을 위해서는 전국민의 생활체육 참여가 바람직하다는 취지에서 1989년 11월 국민생활체육진흥종합계획(호돌이계획)을 수립하였으며, 이 계획에 따라 1990년 11월 30일까지 15개 시·도에 협의회를 결성한 뒤 1991년 1월에 이르러 국민생활체육협의회를 창립하였다.

16 일제강점기 황국신민체조에 대한 설명으로 적절하지 않은 것은?

① 군국주의 함양을 위한 것이다.

② 무사도 정신을 고취하기 위한 것이다.

③ 식민지 통치체제의 일환으로 실시되었다.

④ 유희 중심의 체조 지도원리에 따라 교육되었다.

> **TIP** 황국신민체조는 1937년 8월 20일 조선 총독부가 식민지의 사람들에게 무사도 정신을 갖게 할 목적으로 만들어진 체조이다. 체조교수요목 개편기(1927~1941)에 내용은 체조 중심에서 유희·스포츠 중심으로 변경되었으나 황국신민체조의 특성은 전쟁인력을 확보하려는 술책에 불과했고 군국주의, 식민지 통치체제의 일환으로 실시된 체조이다. 따라서 ④의 설명은 적절하지 않다.

Answer 14.① 15.① 16.④

17 1936년 제11회 베를린올림픽경기대회 마라톤에서 손기정과 함께 입상한 선수는?

① 권태하   ② 남승룡

③ 서윤복   ④ 함길용

> **TIP** 1936년 제11회 베를린 올림픽에서 손기정은 금메달을, 남승룡은 동메달을 입상하였다.

18 〈보기〉에서 설명하는 일제강점기의 체육시설은?

┌─────────────── 보기 ───────────────┐
• 축구장, 야구장, 정구장, 수영장 등이 있었다.
• 전국규모의 대회와 올림픽경기대회 예선전 등이 열렸다.
• 1925년에 건립되었고, 1984년에 동대문운동장으로 개칭되었다.
└──────────────────────────────────┘

① 경성운동장

② 효창운동장

③ 목동운동장

④ 잠실종합운동장

> **TIP** 경성운동장(京城運動場)은 훈련원 동쪽 광희문과 동대문 사이의 공원지에 해당하는 대지 22,700평에 총공사비 155,000원을 들여 만든 동양 제일의 경기장이었다. 해방 후 이름이 서울운동장으로 바뀌었고, 1985년 동대문운동장으로 개칭하였다. 동대문운동장은 운동경기와 함께 대규모 집회 등 현대사에 큰 일들이 있었던 곳이다.

19 〈보기〉의 설명과 관련 있는 정부는?

┌─────────────── 보기 ───────────────┐
• 서울아시아경기대회를 개최하였다.
• 정부 행정조직에서 체육부가 신설되었다.
• 프로야구, 프로축구, 프로씨름 등이 출범하였다.
└──────────────────────────────────┘

① 박정희 정부   ② 전두환 정부

③ 노태우 정부   ④ 김영삼 정부

> **TIP** 제5공화국의 전두환 정권(1981. 3.~1988. 2.)에 대한 설명이다.

Answer   17.②   18.①   19.②

20 〈보기〉의 ㉠, ㉡에 들어갈 알맞은 국제대회의 명칭은?

───── 보기 ─────

• 1988년 개최된 (㉠)의 마스코트는 '호돌이'이다.
• 2018년 개최된 (㉡)의 마스코트는 '수호랑'과 '반다비'이다.

        ㉠   ㉡

① 서울올림픽경기대회   서울아시아경기대회
② 서울아시아경기대회   부산아시아경기대회
③ 서울올림픽경기대회   평창올림픽경기대회
④ 부산아시아경기대회   평창올림픽경기대회

> **TIP** ㉠ 하계대회인 서울올림픽경기대회와 ㉡ 동계대회인 평창올림픽경기대회에 대한 설명이다.

Answer 20.③

1 유산소 시스템의 특징으로 적절하지 않은 것은?

① 장시간의 저강도 운동 시 사용된다.

② 무산소 시스템에 비해 ATP 합성률이 빠르다.

③ 산소를 이용하여 에너지 기질(substrate)을 분해한다.

④ 에너지 기질로 탄수화물과 지방을 모두 이용할 수 있다.

> **TIP** ② ATP 합성률은 무산소 시스템이 빠르다.
> ATP의 유산소적 생산은 미토콘드리아에서 만들어지며 크렙스 사이클과 전자전달계의 대사경로들이 상호 협력하여 이루어진다. 크렙스 사이클의 주요 기능은 수소를 운반하는 NAD와 FAD를 사용하여 탄수화물, 지방, 단백질의 수소이온을 제거하여 산화시키는 것이다. 산소는 크렙스 사이클의 반응에 참여하지 않지만 전자전달체계의 마지막 단계에서 수소이온과 결합하여 물을 형성한다.

2 근육 내에서 산소를 운반하는 물질은?

① 알부민(albumin)

② 신경전달물질(neurotransmitter)

③ 마이오글로빈(myoglobin)

④ 아세틸콜린(acetylcholine)

> **TIP** 마이오글로빈은 세포막을 통과한 산소와 결합해 미토콘드리아로 전달해 주는 역할을 한다.

3 고강도 운동 시 ATP 합성에 사용되는 주요 기질(substrate)로 적절한 것은?

① 젖산

② 지방

③ 근육 단백질

④ 근육 글리코겐

> **TIP** 고강도 운동은 무산소성에 해당되는 운동이다. 근세포 내에 이미 저장된 글리코겐으로부터 당원 분해 과정에 의해 유리된다. 근글리코겐의 경우는 해당 과정을 거쳐 3ATP를 생성하는데 글리코겐은 해당 과정을 거쳐 에너지를 공급한다. 해당 과정 후 산소의 공급이 이루어지지 않았을 때 초성 포도산이 젖산으로 축적된다.

Answer 1.② 2.③ 3.④

4 〈보기〉가 설명하는 호르몬은?

─── 보기 ───
- 부신수질로부터 분비된다.
- 운동의 강도와 시간이 증가함에 따라 분비가 증가하며, 지방조직과 근육 내 지방의 분해를 촉진하는 역할을 한다.

① 인슐린(insulin)　　　　　　② 글루카곤(glucagon)
③ 에피네프린(epinephrine)　　④ 알도스테론(aldosterone)

▷TIP 교감신경계에 의해 자극되면 부신수질에서 에피네프린(80%), 노르에피네프린(20%)이 분비된다.

5 장기간의 저항성 트레이닝에 따른 골격근의 적응으로 적절하지 않은 것은?

① 근형질(sarcoplasm)의 양이 증가한다.
② 근원섬유(myofibril)의 수가 증가한다.
③ 속근섬유(type II fiber)의 단면적이 증가한다.
④ 미토콘드리아(mitochondria)의 밀도가 증가한다.

▷TIP 미토콘드리아의 밀도가 증가하는 것은 유산소성 트레이닝을 했을 때 나타나는 대표적인 변화이다.

6 〈보기〉의 ⊙과 ⓒ에 들어갈 용어를 바르게 나열한 것은?

─── 보기 ───
- 지구성 트레이닝에 대한 적응으로 최대 동 – 정맥산소차는 (⊙)하고, 최대 1회 박출량(stroke volume)은 (ⓒ)한다.

	⊙	ⓒ
①	증가	증가
②	증가	감소
③	감소	감소
④	감소	증가

▷TIP 지구성 트레이닝의 적응으로 젖산 생산량 감소, 무산소성 역치가 증가한다. 지방산 산화 증가에 따른 초기 근글리코겐 이용 감소, 미토콘드리아 산화능력 개선, 동정맥산소차 향상, 미토콘드리아의 수와 크기의 증가, 대사 연료로서 젖산 사용 증가가 주요 원인이다. 1회 박출량의 증가는 트레이닝에 의해 촉진되는 심실강의 크기 증가와 밀접한 관계가 있다. 즉 심실에 혈액이 많이 들어오면 들어올수록 1회 박출량이 증가한다.

Answer 4.③ 5.④ 6.①

7 〈보기〉의 신경세포 구조 및 전기적 활동에 관한 적절한 설명을 고른 것은?

보기

⊙ 안정 시 신경세포 막의 안쪽은 Na^+의 농도가 높고, 바깥쪽은 K^+의 농도가 높다.

ⓛ 역치(threshold)는 신경세포 막의 차등성전위(graded potential)가 안정막전위(resting membrane potential)로 바뀌는 시점을 말한다.

ⓒ 활동전위(action potential)는 신경세포 막의 탈분극(depolarization)을 유도한다.

ⓔ 신경세포는 신경–근접합부(neuromuscular junction)를 통해 근섬유와 상호신호전달을 한다.

① ⊙, ⓛ

② ⊙, ⓔ

③ ⓛ, ⓒ

④ ⓒ, ⓔ

> **TIP** ⊙ 안정 시 막의 안쪽은 칼륨의 농도가 높고 바깥쪽은 나트륨의 농도가 높다. 농도상으로는 항상 나트륨 이온이 안으로 들어오고 싶어 하는 상태이며, 일정 정도 이상 들어올 시 이온이 차서 같은 극이 되어 전위적으로는 멀어지려 하게 된다. 뉴런이 쉬고 있을 때(안정막상태) 일정 강도 이상의 신호가 발생하면 신경세포체에서 축삭으로 넘어가는 곳에서 나트륨 채널이 열리며 이온들이 몰려와 급격한 전위차가 생긴다. 이 신호를 따른 채널들도 전위차를 감지해 잇달아 칼륨 채널이나 염소 채널이 열린다. 이때 이온이 교환되어 활동 전위가 생긴다.
> ⓛ의 역치는 안정막전위에서 탈분극 시키기에 충분한 자극을 말한다.

8 적혈구용적률(hematocrit)에 관한 설명으로 적절한 것은?

① 높은 적혈구용적률(60% 이상)은 혈액의 흐름을 수월하게 한다.

② 일반적으로 성인 여성이 성인 남성보다 높은 적혈구용적률을 보인다.

③ 전체 혈액량 대비 혈장(plasma)량의 비율이 높을수록 적혈구용적률은 낮다.

④ 지구성 트레이닝에 대한 적응으로 혈장량이 감소하여 적혈구용적률은 증가한다.

> **TIP** 적혈구용적률은 혈액 중 적혈구의 비를 측정하는 것이기에 혈장량의 비율이 높을수록 적혈구용적률은 낮다. 또한 남성(42%)이 여성(38%)보다 적혈구용적률이 높다.

Answer 7.④ 8.③

9 근세사 활주설(sliding filament theory)에 관한 설명으로 적절하지 않은 것은?

① 액틴(actin)은 근절(sarcomere)의 중앙부위로 마이오신(myosin)을 잡아당긴다.

② 마이오신 머리(myosin head)에 있는 인산기(Pi)가 방출되면서 파워 스트로크(power stroke)가 일어난다.

③ 활동전위는 근형질세망(sarcoplasmic reticulum)으로부터 나온 Ca^{2+}을 근형질(sarcoplasm) 내로 유입하게 한다.

④ Ca^{2+}은 액틴 세사의 트로포닌(troponin)과 결합하고 트로포닌은 트로포마이오신(tropomyosin)을 이동시켜 마이오신 머리가 액틴과 결합할 수 있도록 한다.

> **▶TIP** 액틴이 마이오신 위의 근섬유 마디 중심 쪽으로 미끄러져 들어가면서 근수축이 일어나며, 근섬유 마디의 중심으로 액틴 세사가 마이오신 세사 위로 미끄러져 들어간다. 액틴과 마이오신의 활주에 의해 길이의 변화 없이 근수축이 일어나는 것이 근세사 활주설이다.

10 〈보기〉의 근수축 유형에 따른 힘-속도-파워 간의 관계에 관한 설명으로 적절한 것만 고른 것은?

─────── 보기 ───────

⊙ 신장성 수축은 수축 속도가 빠를수록 힘이 더 증가한다.
ⓒ 단축성 수축은 수축 속도가 빠를수록 최대파워가 더 증가한다.
ⓒ 동일 근육에서의 느린 단축성 수축은 빠른 신장성 수축에 비해 더 큰 힘이 생성된다.
ⓔ 동일 근육에서의 신장성 수축은 단축성 수축에 비해 같은 속도에서 더 큰 힘이 생성된다.

① ⊙, ⓒ
② ⊙, ⓒ, ⓔ
③ ⊙, ⓔ
④ ⓒ, ⓒ

> **▶TIP** 단축성 수축은 수축하는 동안 근이 짧아진다. 예를 들어 벤치프레스에서 바벨을 들어 올릴 때 대흉근은 수축한다. 신장성 수축은 장력이 발생하는 동안 근의 길이가 길어지는 것이다. 팔굽혀 펴기에서 팔을 굽힐 때 상완삼두근의 작용을 생각하면 된다. 스쿼트로 예를 들면 내려가는 동작에서 대퇴 사두근과 대둔근은 신장성 수축, 올라가는 동작에서는 단축성 수축이 일어난다. 단축성 수축시 수축속도가 빠를수록 힘은 감소되고, 신장성 수축에서는 빠를수록 힘이 증가된다. 하지만 신장성 수축은 수축의 속도가 크지 않더라도 근력이 크게 작용한다.

Answer 9.① 10.③

11 〈보기〉는 산소 – 헤모글로빈 해리 곡선의 운동 시 변화에 관한 설명이다. ㉠, ㉡, ㉢, ㉣에 들어갈 용어를 바르게 나열한 것은?

보기

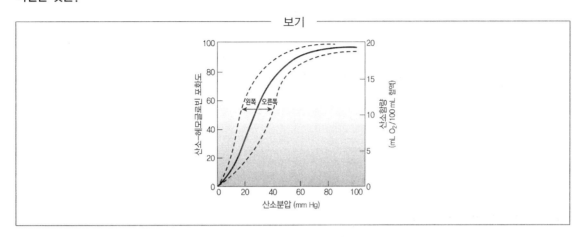

보기

• 심부체온이 증가하여 산소-헤모글로빈 해리 곡선은 (㉠)으로 이동하며, 헤모글로빈의 산소 친화력을 (㉡)시킨다.
• 신체의 pH가 감소하여 산소-헤모글로빈 해리 곡선은 (㉢)으로 이동하며, 헤모글로빈의 산소 친화력을 (㉣)시킨다.

	㉠	㉡	㉢	㉣
①	오른쪽	감소	오른쪽	감소
②	오른쪽	증가	왼쪽	감소
③	왼쪽	증가	왼쪽	증가
④	왼쪽	감소	오른쪽	증가

> **TIP** 심부체온이 증가하면 산소-해리곡선은 오른쪽으로 이동하고, 몸이 산성화되어 pH가 감소하면 산소-해리곡선은 오른쪽으로 이동한다. 오른쪽, 왼쪽 모두 정상 수치를 벗어나면 헤모글로빈의 산소 친화력은 감소한다.

Answer 11.①

12 장시간의 운동 시 발생하는 탈수현상이 심혈관계에 미치는 영향으로 적절한 것은?

① 혈액량이 점차 증가한다.
② 심박수가 점차 증가한다.
③ 심실의 확장기말 용량(end-diastolic volume)이 점차 증가한다.
④ 우심방으로 돌아오는 정맥환류(venous return)의 양이 점차 증가한다.

> **TIP** 장시간 운동시 발생하는 탈수현상이 심혈관계에 미치는 영향
> ㉠ 혈액량이 점차 감소한다.
> ㉡ 심박수가 점차 증가한다.
> ㉢ 정맥환류량이 점차 감소한다.

13 운동단위(motor unit)에 관한 설명으로 적절한 것은?

① 하나의 근섬유와 연결되는 여러 개의 알파운동뉴런을 말한다.
② Type I 운동단위는 Type II 운동단위 보다 단위 당 근섬유 수가 많다.
③ Type I 운동단위는 Type II 운동단위 보다 일반적으로 먼저 동원된다.
④ Type I 운동단위는 Type II 운동단위 보다 알파운동뉴런의 크기가 크다.

> **TIP** 한 가닥의 운동 신경에 지배되는 신경과 근섬유와의 그룹을 운동 단위라고 한다. 지근(적근, ST, Type I)은 지구성 운동 특성을 갖는다. 속근(백근, FT, Type II)은 순발성 운동 특성을 갖는다. 모든 운동에 지근은 속근보다 먼저 동원된다. 순발성 운동이라고 해도 최초에는 지근이 동원되고 속근이 더 큰 비율로 동원된다.

14 〈보기〉가 설명하는 호르몬은?

─── 보기 ───

• 운동 시 뇌하수체 전엽에서 분비된다.
• 트라이아이오드타이로닌(T_3)과 티록신(T_4)호르몬의 분비를 조절한다.

① 갑상선자극호르몬(thyroid-stimulating hormone)
② 노르에피네프린(norepinephrine)
③ 성장호르몬(growth hormone)
④ 인슐린(insulin)

> **TIP** 뇌하수체 전엽에서 나오는 갑상선자극호르몬(TSH)은 갑상선으로부터 생성되고 분비되는 티록신과 트라이아이오드타이로닌의 양을 조절한다.

Answer 12.② 13.③ 14.①

15 〈보기〉에서 ⊙과 ⓒ의 근섬유 유형별 특성으로 적절한 것은?

───────────────── 보기 ─────────────────

훈련되지 않은 사람과 비교하여 단거리 선수의 장딴지 근육은 주로 (⊙)의 비율이 높고, 장거리 수영선수의 팔 근육은 (ⓒ)의 비율이 높은 경향이 있다.

① ⊙은 ⓒ에 비하여 수축 속도가 느리다.

② ⊙은 ⓒ에 비하여 피로에 대한 저항성이 낮다.

③ ⓒ은 ⊙에 비하여 미토콘드리아 밀도가 낮다.

④ ⓒ은 ⊙에 비하여 해당 능력(glycolytic capacity)이 높다.

> **TIP** ⊙은 속근 ⓒ은 지근이다.
> ① ⊙은 ⓒ에 비하여 속도가 빠르다.
> ③ ⓒ은 ⊙에 비하여 미토콘드리아 밀도가 높다.
> ④ ⓒ은 ⊙에 비하여 해당 능력이 낮다.

16 〈보기〉가 설명하는 것은?

───────────────── 보기 ─────────────────

• 우심방 벽에 위치한다.
• 심장수축을 위한 전기적 자극이 시작되므로 페이스메이커(pacemaker)라고 한다.

① 동방결절(SA node)　　　　　　② 퍼킨제섬유(purkinje fibers)

③ 방실다발(AV bundle)　　　　　　④ 삼첨판막(tricuspid valve)

> **TIP** 우심방 벽에 위치한 동방결절은 매분 60~80번 정도의 자극을 발생시키기 때문에 심장의 pacemaker이라고 한다.
> (심방 수축의 시작)

17 저강도(1RM의 30~40%)의 고반복(세트당 20~25회) 저항성 트레이닝에 따른 골격근의 주요 변화로 적절한 것은?

① 근비대(muscle hypertrophy) 향상　　② 근력(muscle strength) 향상

③ 근파워(muscle power) 향상　　　　　④ 근지구력(muscle endurance) 향상

> **TIP** 저강도로 고반복은 근지구력 향상을 위한 운동이다.
> ※ 고강도로 저반복은 근비대와 근파워 향성을 위한 운동이다.

Answer　15.②　16.①　17.④

18 〈보기〉에서 인체 내 가스교환에 관한 설명 중 ㉠과 ㉡에 들어갈 용어를 바르게 나열한 것은?

―――――――― 보기 ――――――――
- 운동 시 폐포로 유입된 (㉠)는 폐 모세혈관으로 확산된다.
- 운동 시 근육에서 생성된 (㉡)는 모세혈관으로 확산된다.

	㉠	㉡
①	산소	산소
②	산소	이산화탄소
③	이산화탄소	이산화탄소
④	이산화탄소	산소

>TIP ㉠은 산소, ㉡은 이산화탄소에 대한 설명이다.
- 운동 시 폐포로 유입된 산소는 폐 모세혈관으로 확산된다.
- 운동 시 근육에서 생성된 이산화탄소는 모세혈관으로 확산된다.

19 운동 시 교감신경계의 활성화에 따른 반응으로 적절하지 않은 것은?

① 심박수가 증가한다.
② 소화기계 활동이 증가한다.
③ 골격근의 혈류량이 증가한다.
④ 호흡수 및 가스교환율이 증가한다.

>TIP 운동 시 혈류 재분배로 인해 소화기관에 혈류량이 줄어들고 그에 따라 운동시에는 소화기계 활동이 감소한다.

20 장기간의 유산소 트레이닝에 따른 심혈관계의 적응으로 적절하지 않은 것은?

① 안정시 심박수 감소
② 최대산소섭취량(VO_2max) 증가
③ 최대 심박출량(cardiac output) 증가
④ 안정시 1회박출량(stroke volume) 감소

>TIP 장시간 유산소 트레이닝을 하면 심장의 크기가 커지면서 안정시에도 1회 박출량이 증가한다.

Answer 18.② 19.② 20.④

6 운동역학

1 수영 동작의 운동학(kinematics)적 분석이 아닌 것은?

① 저항력(drag force) 분석

② 턴 거리(turn distance) 분석

③ 스트로크 길이(stroke length) 분석

④ 추진 속도(propelling velocity) 분석

>**TIP** 저항력은 힘에 대한 분석으로 운동역학에 속한다.

2 힘(force)에 관한 설명으로 옳지 않은 것은?

① 단위는 m/s이다.

② 벡터(vector)이다.

③ 중력(gravitational force)은 힘이다.

④ 내력(internal force)과 외력(external force)으로 구분할 수 있다.

>**TIP** 힘의 단위는 N(뉴턴)이다.

3 보행 동작에서 지면으로부터 보행자의 발에 가해지는 힘은?

① 근력(muscle force)

② 부력(buoyant force)

③ 중력(gravitational force)

④ 지면반력(ground reaction force)

>**TIP** 지면반력 … 지면을 눌러주는 힘으로 방향이 바뀌어 반대로 보행자의 발에 힘을 가해준다.

Answer 1.① 2.① 3.④

4 〈보기〉에서 근수축 형태와 기계적 일(mechanical work)과의 관계를 설명한 것 중 옳은 것만을 모두 고른 것은?

보기

⊙ 위팔두갈래근(상완이두근, biceps brachii)의 신장성 수축(eccentric contraction)은 팔꿉관절(elbow joint)에 대해 양(positive)의 일을 한다.
ⓛ 위팔두갈래근의 단축성 수축(concentric contraction)은 팔꿉관절에 대해 음(negative)의 일을 한다.
ⓒ 위팔두갈래근의 등척성 수축(isometric contraction)이 팔꿉관절에 대해 한 일은 0이다.

① ㉠, ㉡, ㉢   ② ㉠, ㉢
③ ㉡, ㉢   ④ ㉢

> **TIP** 역학에서의 일은 변위 길이를 곱하여 나타내므로 거리의 움직임이 없으면 한 일은 "0"이 된다. 신장성 수축은 음(negative), 단축성 수축은 양(positive)의 일을 한다.

5 충격량(impulse)에 관한 설명으로 옳지 않은 것은?

① 스칼라(scalar)이다.
② 단위는 kg · m/s이다.
③ 운동량(momentum) 변화의 원인이 된다.
④ 시간에 대한 힘의 곡선을 적분한 값이다.

> **TIP** 충격량은 크기, 방향, 작용점을 가지고 있으며 벡터이다.

6 신체 관절의 움직임 자유도(degree of freedom)에 관한 설명으로 옳은 것은?

① 절구관절(ball and socket joint)의 움직임 자유도는 3이다.
② 타원관절(ellipsoid joint)의 움직임 자유도는 3이다.
③ 경첩관절(hinge joint)의 움직임 자유도는 2이다.
④ 중쇠관절(pivot joint)의 움직임 자유도는 2이다.

> **TIP** ② 타원관절의 움직임 자유도는 2이다.
> ③ 경첩관절의 움직임 자유도는 1이다.
> ④ 중쇠관절의 움직임 자유도는 1이다.

Answer 4.④ 5.① 6.①

7 3종 지레에 관한 설명으로 옳지 않은 것은?

① 팔꿈치 굽힘(굴곡, flexion) 동작은 3종 지레의 특성으로 이해할 수 있다.

② 받침점(회전중심)을 기주능로 저항점 위치가 힘점의 위치보다 더 멀다.

③ 관절의 평형상태를 유지하기 위해 저항력보다 더 큰 근력이 요구된다.

④ 기계적 확대율(mechanical advantage)은 1보다 크다.

> **‣TIP** 3종 지레는 기계적 효율성이 떨어지는 원리로 신체의 근력을 키우기 위한 운동(부하량을 키워야 하는)이 대체적으로 여기에 속한다.
> 기계적 확대율은 1보다 적다.

8 근전도(electromyography, EMG) 신호에 관한 설명으로 옳은 것은?

① 양과 음의 값을 모두 가지고 있다.

② 신호의 분석을 통해 관절 각도를 측정할 수 있다.

③ 측정 시간을 곱한 값을 선형 포락선(linear envelop)이라고 한다.

④ 진폭(amplitude)과 근력과의 관계는 근육의 수축 형태와 상관이 없다.

> **‣TIP** 전기적 신호로써 y축의 위아래 진동으로 양과 음을 모두 갖는다.
> ② 신호의 분석을 통해 근육의 힘을 측정할 수 있다.
> ③ 신호를 전기적으로 여과하여 평탄화한 값을 선형 포락선이라 한다.
> ④ 진폭이 클수록 근육의 힘이 크므로 근육의 수축형태와 관계가 있다.

9 각운동에 관한 내용으로 옳은 것은?

① "접선속도(선속도) = 반지름×각속도"에서 각속도의 단위는 도(degree)이다.

② 반지름(회전반경)의 크기가 커지면 1라디안(radian)의 크기는 커진다.

③ 라디안은 반지름과 호의 길이의 비율로 계산한다.

④ 360도는 2라디안이다.

> **‣TIP** 각운동은 회전운동을 통한 힘을 나타내며, 라디안은 반지름과 호의 길이에 따른 비율이 1 : 1로 동일한 비율이다.
> ① 각속도의 단위는 rad/s이다.
> ② 반지름과 라디안의 크기는 무관하다.
> ④ $360° = 2\pi\,rad$이다.

Answer 7.④ 8.① 9.③

10 〈보기〉의 그래프에 대한 설명으로 옳은 것은?

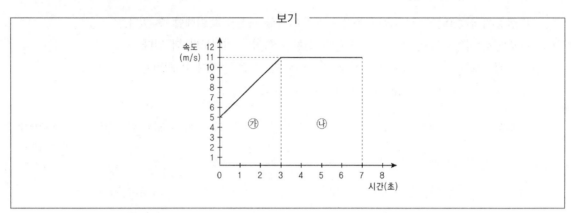

① ㉮구간의 가속도는 증가한다.

② ㉯구간의 가속도는 $1m/s^2$이다.

③ ㉮구간의 가속도가 ㉯구간의 가속도보다 크다.

④ ㉯구간은 정지한 상태이다.

> **TIP** 가속도 공식
>
> $a = \dfrac{v_f - v_0}{t}$
>
> (a : 가속도, v_f : 나중속도, v_0 = 처음속도)
>
> ㉮ $\dfrac{11-5}{3} = 2m/s^2$
>
> ㉯ 속도가 변하지 않으므로 가속도는 0이다.
>
> ① ㉮ 구간의 가속도는 일정하다.
>
> ② ㉯ 구간의 가속도는 0이다.
>
> ④ ㉯ 구간은 11m/s의 속도이다.

Answer 10.③

11 해머던지기에서 구심력과 원심력에 관한 설명으로 옳지 않은 것은?

① 7kg의 해머와 비교하여 14kg의 해머를 동일한 각속도로 회전시키려면 선수는 구심력을 두 배로 증가시켜야 한다.

② 직선으로 운동하려는 해머의 관성을 이겨내고 원형경로를 유지하려면 안쪽으로 당기는 힘이 요구된다.

③ 해머의 각속도를 두 배로 증가시키려면, 선수는 두 배의 힘으로 해머를 안쪽으로 당겨야 한다.

④ 선수가 해머를 안쪽으로 당기는 힘을 증가시키면 해머도 선수를 당기는 힘을 증가시킨다.

> **TIP** 구심력과 원심력
>
> $F_r = mr\omega^2$
>
> (F_r : 선속도, m : 질량, r : 반지름, ω : 각속도)
>
> 해머의 각속도 2배 증가는 제곱이 되므로 안으로 당기는 힘은 4배가 되어야 한다.

12 반발계수(coefficient of restitution)에 관한 설명으로 적절하지 않은 것은?

① 0부터 1 사이의 값이다.

② 두 물체 간의 충돌 전후의 상대속도의 비율로 측정한다.

③ 완전탄성충돌(perfectly elastic collision)의 반발계수는 1이다.

④ 공을 떨어뜨린(drop) 높이와 공이 지면에서 튀어 오른(bounce) 높이의 차이 값이다.

> **TIP** 공을 떨어뜨린 높이와 공이 지면에서 튀어 오르는 높이의 "비율" 값이다.
>
> ※ 반발계수 … 물체의 충돌 전후속도의 비율을 나타낸다.

13 골프에 관한 운동학(kinematics)적 또는 운동역학(kinetics)적 개념에 관한 설명으로 옳은 것은?(단, 샤프트(shaft)는 휘어지지 않는다고 가정함.)

① 드라이버 스윙 시 헤드(head)와 샤프트의 각속도는 다르다.

② 골프공의 반발계수를 작게 하면 더 멀리 보낼 수 있다.

③ 샤프트의 길이가 길어지면 샤프트의 관성모멘트는 작아진다.

④ 7번 아이언 헤드의 선속도는 헤드의 각속도와 샤프트의 길이에 비례한다.

> **TIP** 드라이버 스윙 시 헤드와 샤프트의 각속도는 동일하다. 샤프트의 길이가 길어지면 관성모멘트도 증가한다.

Answer 11.③ 12.④ 13.④

14 각운동량의 보존과 전이에 관한 운동 동작의 예시로 적절하지 않은 것은?

① 배구에서 공중 스파이크를 하기 전에 팔과 다리를 함께 뒤로 굽히는 동작

② 높이뛰기에서 발 구름을 할 때 지지하는 다리를 최대한 구부리는 동작

③ 멀리뛰기에서 착지하기 전에 팔과 다리를 함께 앞으로 당기는 동작

④ 다이빙에서 공중회전을 할 때 팔을 몸통 쪽으로 모으는 동작

>**TIP** 수평속도에 의한 운동량을 지면반력의 지지시간을 늘려 수직운동으로 전환하는 것은 선운동이다.

15 영상분석에 관한 설명으로 옳지 않은 것은?

① 2차원 영상분석은 평면상에서 관찰되는 운동을 분석하는 것이다.

② 3차원 영상분석은 2대 이상의 카메라를 사용한다.

③ 운동역학(kinetics)적 변인을 직접 측정할 수 있다.

④ 동작의 정량적 분석이 가능하다.

>**TIP** 영상분석은 대체로 공식을 이용한 간접 추론 방식이므로 직접 측정이 아니다.

16 100m 달리기경기에서 80kg인 선수가 출발 3초 후 12m/s의 속도가 되었다면 달리는 방향으로 발휘한 평균 힘의 크기는?

① 240N

② 320N

③ 800N

④ 960N

>**TIP** 힘의 단위 : N(뉴턴) 또는 kg(질량) · m/s² (가속도)

(1N은 1kg인 물체에 작용하여 1m/s²의 가속도를 유발)

$F = m \times a$

(F : 힘, m : 질량, a : 가속도)

12m/s 속도가 3초 후 이므로 가속도는 4m/s²이 된다.

∴ $F = 80kg \times 4m/s² = 320N$

Answer 14.② 15.③ 16.②

17 〈보기〉에서 무게중심(center of gravity)이 신체 내부에 위치하는 자세를 모두 고른 것은?

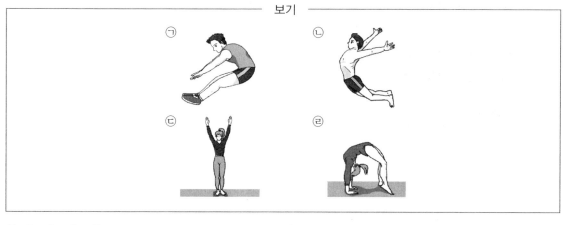

① ㉠, ㉡, ㉢, ㉣
② ㉠, ㉢
③ ㉡, ㉢, ㉣
④ ㉢

> **TIP** 인체 분절의 중심점에서 ㉢만 신체 내부에 존재한다.

18 〈보기〉의 다이빙 선수가 가지는 에너지의 변화에 관한 설명에서 ㉠, ㉡, ㉢에 들어갈 용어로 적절한 것은?

─── 보기 ───

플랫폼에서 정지하고 있는 선수의 (㉠) 에너지는 0이고, 낙하할수록 (㉡) 에너지는 감소하고, (㉢) 에너지는 증가하게 된다.

	㉠	㉡	㉢
①	운동	운동	역학적
②	운동	위치	운동
③	역학적	위치	운동
④	운동	위치	역학적

> **TIP** • 운동 에너지(K. E)
>
> 운동 에너지 $= \frac{1}{2}mv^2$
>
> • 위치 에너지(P. E) $= mgh =$ 질량 × 중력가속도 × 높이 낙하할수록 위치 에너지는 감소하고 운동 에너지는 증가한다.

19 운동의 형태에 관한 설명으로 옳은 것은?

① 병진운동은 회전축 주위를 일정한 각도로 이동하는 운동이다.

② 복합운동은 선운동과 병진운동이 결합되어 나타나는 운동이다.

③ 곡선운동은 회전운동이 아닌 병진운동에서 일어나는 운동이다.

④ 회전운동은 신체의 각 부위가 동일한 거리를 이동하는 운동이다.

> **TIP** ① 회전운동
> ② 병진운동 + 회전운동
> ④ 병진운동

20 야구공이 야구배트의 회전축에서부터 0.5m 지점에서 타격 되었다. 야구공이 타격 되는 순간 배트의 각속도가 50rad/s이면 타격지점에서 배트의 선속도는?

① 12.5m/s

② 12.5rad/s

③ 25m/s

④ 25rad/s

> **TIP** 선속도 … 회전반경의 길이가 길수록 유리하다.
> $v = r\omega$
> (v : 선속도, r : 반지름, ω : 각속도)
> 선속도 = 0.5 × 50rad/s
> = 25m/s

1 스포츠윤리의 역할로 적절하지 않은 것은?

① 스포츠 현상에 대한 사실만을 기술한다.

② 스포츠인의 행위에서 요구되는 도덕적 원리와 덕목을 고찰한다.

③ 도덕적 의미의 용어를 스포츠 환경에 적용할 때 그 기준과 방법에 대해 탐색한다.

④ 스포츠 상황에서 행동과 목적의 옳고 그름을 결정할 수 있는 근본원리를 탐색한다.

>TIP 스포츠윤리는 현상에 대한 사실을 기술하기보다는 가치와 도덕적 규범 및 윤리학의 원리와 도덕을 고찰하는 것이다.

2 〈보기〉의 ㉠, ㉡에 들어갈 용어로 바른 것은?

─── 보기 ───

스포츠에는 (㉠)적 요소와 (㉡)적 요소가 모두 내재되어 있다. (㉠)적 요소는 경기에 긴장과 흥미를 불러일으킨다. 선수들은 승리하려는 강렬한 욕망으로 인해 경기에 몰입하고, 스포츠팬들 역시 승부로 인해 응원의 동기를 갖게 된다. 그러나 경쟁심이 과열되고 승리가 절대화될 경우 제도화된 규칙이 무시될 우려가 있으며, 스포츠는 폭력의 투쟁으로 변질될 수 있다. 이것이 스포츠에서 (㉠)적 요소보다 (㉡)적 요소를 더욱 중시하는 이유이다.

	㉠	㉡
①	도덕(morality)	윤리(ethics)
②	미미크리(mimicry)	일링크스(ilinx)
③	아곤(agon)	아레테(aretē)
④	사실판단 (factual judgement)	가치판단 (value judgement)

>TIP ㉠ 아곤 : 경쟁에 따른 승리추구
㉡ 아레테 : 개인의 탁월성 추구

Answer 1.① 2.③

3 가치판단의 사례로 적절하지 않은 것은?

① 2020년 제32회 도쿄올림픽이 1년 연기되었다.

② 선수들에게 폭력을 행사하면 안 된다.

③ 피겨스케이팅 선수들의 연기는 매우 아름답다.

④ 스포츠 선수들의 기부는 사회적으로 긍정적인 영향을 준다.

> **TIP** 사실적 상황에 따른 사실판단이다.

4 에토스(ethos)의 실천으로 적절하지 않은 것은?

① 축구에서 상대 선수가 부상으로 쓰러져 걱정되는 마음에 공을 경기장 밖으로 걷어냈다.

② 배구에서 블로킹할 때 훈련한 대로 네트에 손이 닿지 않도록 주의를 기울였다.

③ 야구에서 투수가 던진 공에 상대팀 타자가 맞아 투수는 모자를 벗어 타자에게 미안함을 표현했다.

④ 농구에서 경기 종료 1분을 남기고, 우리 팀이 큰 점수 차로 이기고 있는 상황에서 감독은 상대를 배려하는 마음에 작전타임을 부르지 않았다.

> **TIP** ② 규칙위반을 하지 않기 위한 행동으로 에토스의 도덕적 이성요소에 해당하지 않는다.

5 〈보기〉의 괄호에 들어갈 용어로 적절한 것은?

───── 보기 ─────

스포츠윤리 교육의 목적은 스포츠인의 도덕적 (　　) 함양이라고 할 수 있다. 도덕적 (　　)이란 "도덕적 문제에 대한 비판적, 독립적인 사고를 바탕으로 스포츠 상황에 적용하는 능력"을 의미한다.

① 민감성

② 존엄성

③ 자율성

④ 우월성

> **TIP** 도덕적 자율성 함양은 스포츠 상황의 적용 능력으로 윤리적 교육이 추구하는 방법이다.

Answer 3.① 4.② 5.③

6 〈보기〉에서 의무론적 도덕 추론에 해당하는 것을 바르게 고른 것은?

───────────── 보기 ─────────────

㉠ 행위의 결과에 상관없이 절대적인 도덕규칙에 따라 판단을 내린다.
㉡ 행위를 함에 있어 유용성의 원리, 공평성의 원리 등이 적용된다.
㉢ 행위의 옳고 그름은 그 행위로 인해 발생하는 결과에 따라 결정된다.
㉣ 의무론적 도덕 추론은 정언적 도덕 추론이라고도 한다.
㉤ 행위에 있어 선의지가 중요하며, 목적은 수단을 정당화할 수 없다.

① ㉠, ㉡, ㉣　　　　　　　　　　② ㉠, ㉣, ㉤
③ ㉡, ㉢, ㉤　　　　　　　　　　④ ㉢, ㉣, ㉤

✈TIP 의무론적 도덕 추론은 결과에 따른 원인제공의 행위가 의무적으로 도덕적 관점을 준수하였는지가 중요하게 다루어 진다.

7 〈보기〉에서 국제축구연맹(FIFA)의 판단과정에 영향을 준 윤리 이론은?

───────────── 보기 ─────────────

국제축구연맹은 선수부상 위험과 종교적인 갈등을 불러일으킬 수 있다는 이유로 경기 중 히잡(hijab) 착용을 금지했었다. 그러나 국제축구연맹 부회장인 알리빈 알 후세인은 이러한 조치가 오히려 종교적인 역차별이라는 주장을 내세우며 제도개선을 요구하였다. 오늘날 국제축구연맹은 히잡을 쓴 이슬람권 여성 선수의 참가를 허용하고 있다.

① 윤리적 의무주의
② 윤리적 절대주의
③ 윤리적 상대주의
④ 윤리적 환원주의

✈TIP 상대주의는 사람들간의 규칙이나 규정에서 상대성을 적용하여 유연하게 변경하여 적용하는 것으로 절대적 기준을 적용하지 않는다.

Answer　6.②　7.③

8 도핑검사에서 선수의 역할 및 책임으로 적절하지 않은 것은?

① 시료채취가 언제든 가능하도록 해야 한다.
② 의료진에게 운동선수임을 고지해야 한다.
③ 도핑방지규정위반을 조사하는 도핑방지기구에 협력해야 한다.
④ 치료목적으로 처방되어 사용(복용)한 물질에 대해서는 책임지지 않는다.

➤**TIP** 운동선수임을 고지하여 치료목적의 처방에 대해 국제적 표준에 따른 면책 규정에 합당한지를 확인해야 한다.

9 폭력을 설명한 학자의 개념과 그에 대한 설명으로 바르게 연결되지 않은 것은?

① 푸코(M. Foucault)의 규율과 권력 – 스포츠계에서 위계적 권력 관계는 폭력으로 변질되어 작동된다.
② 아렌트(H. Arendt)의 악의 평범성 – 스포츠계에서 폭력과 같은 잘못된 관행에 복종하는 데 익숙해진 나머지 이를 지속시키는데 기여한다.
③ 아리스토텔레스(Aristotle)의 분노 – 스포츠 현장에서 인간 내면의 분노 감정에서 시작된 폭력은 전용되고 악순환을 반복하는 경향이 있다.
④ 홉스(T. Hobbes)의 폭력론 – 자기가 좋아하는 운동선수의 폭력을 따라 하게 되듯이 인간 폭력의 원인을 공격 본능이나 자연 상태가 아닌 모방적 경쟁 관계라 주장한다.

➤**TIP** 홉스는 생존을 위해서는 인간이 폭력을 행사할 권리가 있다고 주장한다.

10 〈보기〉의 내용과 연관된 학자의 이론으로 적절하지 않은 것은?

───── 보기 ─────

자연중심주의 환경윤리는 환경에 있어서 도덕적 고려의 대상을 자연의 생명체를 포함한 생태계 전체로 확대할 것을 주문한다. 이런 점에서 보면 동물 스포츠라 불리는 스페인의 투우, 한국의 전통 민속놀이인 소싸움 등은 동물을 인간의 오락 대상으로 삼았다는 점에서 윤리적으로 허용되기 어렵다.

① 베르크(A. Berque)의 환경윤리
② 레오폴드(A. Leopold)의 대지윤리
③ 네스(A. Naess)의 심층적 생태주의
④ 슈바이처(A. Schweitzer)의 생명중심주의

➤**TIP** 자연중심주의 환경 윤리는 생태적 자연스러운 환경을 중심으로 하지만 베르크의 환경윤리는 인간을 중심으로 한다.

Answer 8.④ 9.④ 10.①

11 〈보기〉의 (가)에서 A팀의 행동을 지지하는 이론의 제한점을 (나)에서 모두 고른 것은?

보기

(가)	A팀과 B팀의 축구 경기가 진행 중이다. 경기 종료 20분을 남기고 A팀이 1대0으로 이기고 있으나 A팀 선수들의 체력은 이미 고갈되었고, B팀은 무섭게 공격을 이어가고 있다. 이때 A팀 감독은 이대로 경기가 진행될 경우 역전당할 위험이 있다는 판단하에 선수들에게 시간을 끌 것을 지시하였다. A팀 선수들은 부상 당한척 시간을 지연시키는 이른바 침대축구를 하였고, 결과적으로 A팀이 승리하게 되었다.
(나)	㉠ 결과로 행위를 평가하기 때문에 정의의 문제가 소홀해질 수 있다. ㉡ 도덕규칙 간의 충돌 문제가 발생했을 때 실질적인 도움을 주지 못할 수 있다. ㉢ 일반적인 사실로부터 도덕적인 당위를 추론하지 못할 수 있다. ㉣ 사회 전체의 이익을 제대로 고려하지 못하는 경우가 있다. ㉤ 개인의 이익과 공공의 이익이 충돌할 때 사익(私益)의 희생을 당연시한다.

① ㉠, ㉡, ㉤

② ㉠, ㉢, ㉤

③ ㉡, ㉢, ㉣

④ ㉡, ㉣, ㉤

> **TIP** 목적론적 윤리체계를 설명하는 것으로 결과 중심적, 도덕적 당위성 저하, 사익의 추구 등의 문제점이 나타날 수 있다.

12 〈보기〉의 스포츠 현장에서 발생하는 도핑(약물복용)의 원인을 모두 고른 것은?

보기

㉠ 선수 또는 동물의 수행능력 향상을 위한 것이다.
㉡ 상대와의 경쟁에서 승리하기 위한 것이다.
㉢ 경기에 참가하고 싶은 지나친 욕구 때문이다.
㉣ 물질적 보상이 동기가 되기 때문이다.

① ㉠, ㉢

② ㉡, ㉢, ㉣

③ ㉠, ㉡, ㉣

④ ㉠, ㉡, ㉢, ㉣

> **TIP** 〈보기〉의 유발 원인을 받아들이지 않거나 윤리적 판단을 선수 스스로 결정할 수 있도록 지속적 교육이 필요하다.

Answer 11.② 12.④

13 〈보기〉의 ⊙, ⓒ과 스포츠에서의 정의(justice)에 대한 개념이 바르게 묶인 것은?

───── 보기 ─────

⊙ 핸드볼 – 양 팀에 동일한 골대의 규격을 적용
ⓒ 테니스 – 시합 전 동전 던지기로 선공/후공을 결정

	⊙	ⓒ
①	평균적 정의	분배적 정의
②	평균적 정의	절차적 정의
③	분배적 정의	평균적 정의
④	분배적 정의	절차적 정의

>**TIP** 모두에게 공평한 조건을 적용하고 결정에 대해 무작위 방식을 도입하여 절차적 정의성을 높였다.
 ※ 평균적 정의와 절차적 정의
   ⊙ 평균적 정의 : 모든 사람이 동등한 권리를 가지는 절대적 평균
   ⓒ 절차적 정의 : 공정성의 확보를 위해 통제 불가능한 불평등 해소

14 〈보기〉에서 밑줄 친 A 선수의 입장과 관련된 맹자(孟子)의 사상으로 적절한 것은?

───── 보기 ─────

태권도 국가대표선발 결승전, 먼저 득점하면 경기가 종료되는 서든데스(sudden death) 상황에서 A 선수가 실수로 경기장 한계선을 넘었다. A 선수가 패배해야 할 상황이었지만 심판은 감점을 선언하지 않았다. 상대 팀 감독과 선수는 강력히 항의했으나 판정은 번복되지 않았고 경기는 계속 진행됐다. 결국 A 선수는 승리했지만, 부끄러운 마음에 팀 동료들과 승리의 기쁨을 나누지 않고 조용히 집으로 돌아갔다.

① 수오지심(羞惡之心)
② 측은지심(惻隱之心)
③ 사양지심(辭讓之心)
④ 시비지심(是非之心)

>**TIP** 수오지심 … 자신의 옳지 못함을 부끄러워하고, 남의 옳지 못함을 미워하는 마음
   ② 남을 불쌍하게 여기는 타고난 착한 마음
   ③ 겸손하여 남에게 사양할 줄 아는 마음
   ④ 옳고 그름을 가릴 줄 하는 마음

Answer 13.② 14.①

15 〈보기〉의 대화 내용과 성차별적 인식이 다른 것은?

보기

보연 : 내 친구 수현이는 얼마 전부터 권투를 시작했어. 남자들이나 하는 거친 운동을 여자가 겁도 없이 한
　　　다기에 내가 못 하게 적극적으로 말렸어.
지웅 : 잘했어. 여자에게 어울리는 스포츠도 많잖아. 요가나 필라테스처럼 여자에게 어울리는 종목을 추천해줘.

① 남자라면 거칠고 투쟁적인 스포츠를 즐겨야 한다.
② 남성다움, 여성다움을 강조하는 스포츠 참여를 권장한다.
③ 권투에 참여하는 여성은 여성성을 잃게 되어 매력적이지 않다.
④ 여자보다 남자의 근력이 강하기 때문에 권투와 같은 종목은 여자에게 적합하지 않다.

>**TIP** ④ 개인적 견해가 아닌 생리학적 차이에 대한 견해를 이야기 하고 있다.

16 심판에게 요구되는 개인윤리적 덕목에 대한 설명으로 적절하지 않은 것은?

① 외부의 지시나 간섭을 단호히 뿌리쳐야 한다.
② 판정의 신뢰성을 높이는 제도를 도입해야 한다.
③ 어느 한쪽으로 치우침과 사사로움이 없어야 한다.
④ 성품이 고결하여 탐욕이 없고, 심판으로서 품위를 지켜야 한다.

>**TIP** 심판은 외부의 지시나 간섭 없이 자율성이 지켜져야 하며 페어플레이를 지향한다.

Answer 15.④ 16.②

17 〈보기〉의 (개)에서 환경단체의 입장과 관련이 있는 주장을 (내)에서 모두 고른 것은?

	보기
(개)	평창올림픽 활강경기장 건립을 둘러싸고 환경단체로부터 반대의 의견이 나오게 되었다. 가리왕산은 활강경기의 특성상 최적의 장소이지만 이곳은 산림자원 보호구역으로 지정된 곳이었기 때문이다. 올림픽으로 얻어지는 경제적 효과를 강조하는 측과 산림의 가치를 경제적으로 환산할 수 없다는 환경단체의 입장이 팽팽히 맞서고 있다.
(내)	㉠ 효율성의 극대화를 목표로 하는 경제학을 추구한다. ㉡ 인간의 사용 가치에 비례하여 자연의 가치를 평가한다. ㉢ 인간을 소중히 여기는 마음으로 자연환경도 소중히 대한다. ㉣ 인간도 생태계 구성원으로 보는 생태 공동체 의식을 기른다.

① ㉠, ㉡
② ㉠, ㉢
③ ㉡, ㉣
④ ㉢, ㉣

> **TIP** 환경단체는 효율성의 극대화가 아닌 자연과 생태계를 우선하자고 주장하고 있다.

18 성폭력 예방 또는 대처에 대한 설명으로 적절하지 않은 것은?

① 선수는 피해 사실을 기록하도록 한다.
② 선수는 가능한 한 피해 상황에서 즉시 벗어나도록 한다.
③ 성폭력 사실을 고발한 선수가 피해받지 않는 분위기를 조성한다.
④ 여성 선수와 남성 지도자 위주로 성폭력 예방 교육이 이루어져야 한다.

> **TIP** 남/여, 지도자/선수의 구분 없이 모두 성폭력 예방 교육이 이루어져야 한다.

19 장애인 선수들의 인권향상을 위한 방안으로 적절하지 않은 것은?

① 장애인 선수들에게 비장애인과 동일한 훈련량과 지도방법을 적용해야 한다.
② 인권에 대한 문제는 예방이 중요하므로 지속적인 예방 교육과 더불어 홍보가 필요하다.
③ 장애인 국가대표 선수단 역시 훈련에 필요한 안정적인 지원이 확보되어야 한다.
④ 장애인 선수들의 접근과 이용이 불편하지 않도록 시설확충과 설계가 이루어져야 한다.

> **TIP** 동일한 훈련량과 지도방법은 상해 유발 및 불평등적 분배로써 적절하지 않다.

Answer 17.④ 18.④ 19.①

20 〈보기〉의 괄호에 들어갈 용어로 적절한 것은?

───── 보기 ─────

1968년 제19회 멕시코올림픽의 육상 200M 경기에서 1위와 3위로 입상한 미국의 토미 스미스와 존 카롤로 스는 시상식에서 검은 장갑, 검은 양말 등으로 (   )에 대해 저항을 표현했다.

① 성차별   ② 장애차별
③ 인종차별   ④ 계급차별

> **TIP** 1960년대 미국 사회에 팽배해 있던 인종차별의 문제를 표명하고, 거기에 저항하고자 올림픽이라는 정치적으로 순수한 공간 에서 퍼포먼스를 한 사건이다.

Answer   20.③

1 스포츠교육학

1 시덴탑(D. Siedentop)이 제시한 스포츠교육 모형의 6가지 핵심적인 특성에 해당하지 않는 것은?

① 축제화(festivity)

② 팀 소속(affiliation)

③ 유도연습(guided practice)

④ 공식경기(formal competition)

> **TIP** 스포츠 교육 모형의 6가지 요소
> ㉠ 시즌 : 체육 수업의 전통적인 내용 단원보다는 시즌이라는 개념을 사용
> ㉡ 팀소속 : 시즌동안 한팀의 일원으로 참여
> ㉢ 공식경기 : 시즌을 조직하고 운영하는 의사 결정에 참여
> ㉣ 결승전행사 : 시즌은 토너먼트, 팀 경쟁, 개인 경쟁 등 다양한 형태의 이벤트로 마무리
> ㉤ 기록보존 : 게임을 통한 기록들은 전략을 가르치거나 팀 사이의 흥미를 유발하는데 활용되고 평가에 반영됨
> ㉥ 축제화 : 시즌 동안 경기의 진행이 축제 분위기로 유지

2 〈보기〉의 방과 후 학교 체육활동 프로그램 개발 시 고려사항에 관한 설명 중 옳은 것으로만 묶인 것은?

─────── 보기 ───────

㉠ 학습자의 적성과 흥미를 고려한다.
㉡ 구체적인 목표와 미래 지향적 방향을 설정한다.
㉢ 교육과정과의 연계보다 프로그램의 특성을 고려한다.
㉣ 학교체육시설, 지도 인력, 예산 등은 제약 없이 사용이 가능하므로 이를 반영한다.

① ㉠, ㉡   ② ㉠, ㉢
③ ㉡, ㉢   ④ ㉡, ㉣

> **TIP** ㉢ 방과 후 체육활동 프로그램이기 때문에 교육과정의 연계가 중요하다.
> ㉣ 학교체육시설, 지도 인력, 예산 등은 제약이 있으므로 이를 고려해서 반영해야 한다.

Answer 1.③ 2.①

3 〈보기〉의 ⊙, ⓒ에 해당하는 용어가 바르게 연결된 것은?

보기

1960년대 중반 미국을 중심으로 전개된 (⊙)은 스포츠교육학이 체육학의 하위학문 분야로 성장하는데 촉매제 역할을 하였다. 결국 신체 활동을 지도할 때 학문을 기반으로 한 (ⓒ)지식을 스포츠 참여자에게 가르쳐야 한다는 주장이 본격적으로 제기되기 시작했다.

	⊙	ⓒ
①	체육 학문화 운동	이론적
②	체육 학문화 운동	경험적
③	체육 과학화 운동	경험적
④	체육 과학화 운동	이론적

>TIP 1960년 중반 미국을 중심으로 시작된 체육학 문화운동은 대학과 대학원에서 실시하는 체육전공 프로그램의 성격을 바꾸는 촉매제 역할을 했다는 점에서 대학 체육에 있어서 하나의 획기적인 전환점이 되었다. 교육적 본질주의가 학교와 대학에 만연하게 되면서 1961년 캘리포니아 주정부는 주내에 소재하는 모든 대학교에 소속되어 있는 모든 학과들로 하여금 '학문적' 근거를 마련하도록 요구하는 법안을 통과시켰다. 이 당시에는 체육은 '학문분야'라기 보다는 직업훈련을 주로 담당하는 '전문분야'로 인정되고 있었기 때문에, 이 법안의 통과는 캘리포니아 주내에 소재한 체육과 교수들의 긴장된 이목을 끌기에 충분하였다.

4 체육활동에서 안전한 학습환경 유지에 관한 설명으로 적절하지 않은 것은?

① 활동 전에 안전 문제를 예측하고 교구를 배치한다.
② 위험한 상황이 예측되더라도 시작한 과제는 끝까지 수행한다.
③ 안전한 수업운영에 필요한 절차를 학습자들에게 명확히 전달한다.
④ 새로운 연습과제나 게임을 시작할 때 지도자는 지속적으로 학습자를 감독한다.

>TIP ② 위험한 상황이 예측되면 과제는 중단해야 한다.

Answer 3.① 4.②

5 〈보기〉의 성장단계별 스포츠 프로그램의 목적 중 옳은 것을 모두 고른 것은?

> 보기
>
> ㉠ 유소년스포츠 : 유아와 아동의 신체적·인지적 발달 도모, 기본적인 사회관계 형성
> ㉡ 청소년스포츠 : 운동기능 습득, 삶의 즐거움과 활력 찾기, 또래친구와의 여가 활동 참여
> ㉢ 성인스포츠 : 신체적 건강 유지, 사교, 흥미확대, 사회적 안정 추구

① ㉠   ② ㉠, ㉡
③ ㉡, ㉢   ④ ㉠, ㉡, ㉢

> **➤TIP** ④ 모두 옳은 설명이다.

6 〈보기〉에서 설명하는 스포츠지도자가 고려해야 할 학습자 특성은?

> 보기
>
> 학습자의 성별, 연령, 환경적 요인 등 학습자의 개인차를 고려해서 학습 단계를 결정하는 것이 중요하다.

① 감정 조절   ② 발달 수준
③ 공감 능력   ④ 동기유발 상태

> **➤TIP** ② 스포츠지도자가 고려해야 할 학습자 특성은 학습자의 기능수준, 체격 및 체력동기수준, 인지적 능력, 발달수준 등이 있다. 성별, 연령, 개인차를 고려한다고 했기 때문에 발달 수준을 고려한다는 것을 알 수 있다.

7 스포츠지도자의 자질과 지도방법에 관한 내용으로 옳지 않은 것은?

① 지도자는 높은 성품 수준을 유지하며 모범을 보여야 한다.
② 선수가 수단과 방법을 가리지 않고 승리할 수 있도록 지도한다.
③ 지도자는 재능의 차원과 인성적 차원의 자질을 고루 갖추어야 한다.
④ 선수가 올바른 도덕적 의식을 가지고 자율적으로 실천하도록 지도한다.

> **➤TIP** ② 목표달성을 위한 방법 및 절차를 개발하여 제시하여야 한다.

Answer 5.④ 6.② 7.②

8 〈보기〉에서 설명하는 수업 주도성 프로파일의 특성을 나타내는 체육수업 모형은?

─── 보기 ───

- 학습자는 각 과제의 수행 기준에 도달할 책임이 있다.
- 학습자는 많은 피드백과 높은 수준의 언어적 상호작용의 기회를 갖는다.
- 지도자는 내용선정과 과제제시를 주도하고, 학습자는 수업 진도를 결정한다.

① 전술게임 모형
② 협동학습 모형
③ 개별화지도 모형
④ 개인적 · 사회적책임감 지도 모형

>**TIP** ③ 개별화지도 모형은 교사 주도의 과제제시가 거의 없기 때문에 교사는 학습동기 유발과 수업 정보를 제공하기 위해 학생과의 상호작용을 해야 한다.
　① 전술게임 모형 : 벙커(Bunker)와 소프(Thorpe)의 이해 중심 게임 지도 모형과 동일한 전술 게임 모형은 기술 위주로 지도해 온 전통적인 게임 지도 방식에서 탈피하여 전술의 이해를 강조한 게임 지도 방식이다.
　② 협동학습 모형 : 책임감 있는 팀원이 되고, 자신의 잠재 능력을 최대한 개발하는 수업 모형이다.
　④ 개인적 · 사회적 책임감 지도 모형(Teaching for Personal Social Responsibility : TPSR) : 체육에서 가르쳐야 하는 내용의 대부분은 학생 스스로와 타인에 대한 책임을 어떻게 져야 하는지 그 방법을 연습하고 배우는 기회를 제공하는 것이다.

9 〈보기〉에서 스포츠 활동 참여자의 행동 수정 전략을 잘못 이해하고 있는 지도자들로만 묶인 것은?

─── 보기 ───

송 코치 : 저는 지도자가 일관성 있게 지도하는 것이 중요하다고 생각해요.
이 코치 : 학습자의 행동 수정에도 그 단계를 설정할 필요가 있는 것 같아요.
김 코치 : 과거의 행동 수준부터 한 번에 많은 변화가 있도록 지도해야 해요.
박 코치 : 목표행동은 간단히 진술하고 그에 따른 결과는 고려하지 않아도 돼요.

① 송 코치, 이 코치
② 이 코치, 김 코치
③ 박 코치, 송 코치
④ 김 코치, 박 코치

>**TIP** ④ 운동의 기대 결과, 자신감, 자기효능감에 기초하여 단계별로 다른 적절한 행동 변화 전략을 사용해야 한다.

Answer　8.③　9.④

10 〈보기〉는 박 코치의 수업 일지 내용이다. ㉠, ㉡에 해당하는 용어가 바르게 연결된 것은?

───── 보기 ─────

골프 수업에 참여한 학습자들이 골프 규칙을 비롯해, 골프와 유사한 스포츠의 개념적 특징을 비교·분석할 수 있도록 (㉠) 목표를 제시하였다. … (중략) … 또한 각 팀의 1등은 다른 팀의 1등끼리, 2등은 다른 팀의 2등끼리 점수를 비교하여 같은 등수에서 높은 점수를 얻은 학습자에게 정해진 상점을 부여했다. 이와 같이 협동학습 모형의 과제구조 중 (㉡)전략을 사용하였다.

	㉠	㉡
①	정의적	직소(Jigsaw)
②	정의적	팀 – 보조 수업(Team – Assisted Instruction)
③	인지적	팀 게임 토너먼트(Team Games Tournament)
④	인지적	학생 팀 – 성취 배분(Student Teams – Achievement Division)

> **TIP** 체육 수업 모형
> ㉠ 인지적 영역: 논리, 지식, 개념, 이론적 원리 등을 말한다.
> ㉡ 심동적 영역: 고전적인 체육의 영역, 즉 신체기능, 움직임의 발달 등을 포함한다.
> ㉢ 정의적 영역: 감정이나 가치, 태도, 인성 등의 보이지 않는 것들을 포함한다.
> ※ 직소(Jigsaw)전문가: 모든 팀원들은 자신의 팀에 할당된 과제를 익힌 후 교사가 되어 다른 팀에게 그 내용을 가르쳐 준다.

11 학교체육 진흥법(2020. 10. 20, 일부개정)의 제12조에서 규정하고 있는 내용으로 옳지 않은 것은?

① 교육감은 학교운동부지도자의 자질 향상 및 전문성 강화를 위하여 연수교육계획을 수립하고, 이를 실시하여야 한다.

② 학교의 장은 학교운동부지도자가 학생선수의 학습권을 박탈하거나 폭력, 금품·향응 수수 등의 부적절한 행위를 하였을 경우 학교운영위원회의 심의를 거쳐 계약을 해지할 수 있다.

③ 국가 및 지방자치단체는 학교운동부지도자의 급여에 필요한 경비를 지원하도록 노력해야 한다.

④ 학교운동부지도자의 자격기준, 임용, 급여, 신분, 직무 등에 필요한 사항은 대통령령으로 정한다.

> **TIP** ① 국가는 학교운동부지도자의 자질 향상 및 전문성 강화를 위하여 연수교육 계획을 수립하고, 이를 실시하여야 한다.

Answer 10.③ 11.①

12 〈보기〉의 국민체육진흥법(2020. 8. 18. 일부개정) 제12조의3의 내용 중 ㉠, ㉡에 해당하는 용어가 바르게 연결된 것은?

보기

문화체육관광부장관은 체육지도자 및 체육단체의 책임이 있는 자가 체육계 인권침해 및 (㉠)와/과 관련하여 (㉡)이/가 확정되는 경우에는 운영위원회의 심의·의결을 거쳐 그 인적사항 및 비위 사실 등을 공개할 수 있다.

	㉠	㉡		㉠	㉡
①	폭행	자격정지	②	스포츠비리	유죄판결
③	폭행	행정처분	④	스포츠비리	자격취소

>**TIP** ② 문화체육관광부장관은 체육지도자 및 체육단체의 책임이 있는 자가 체육계 인권침해 및 스포츠비리와 관련하여 유죄판결이 확정되는 경우에는 운영위원회의 심의·의결을 거쳐 그 인적사항 및 비위 사실 등을 공개할 수 있다.

13 〈보기〉의 ㉠ ~ ㉺ 중 모스턴(M. Mosston)의 '자기점검형(self-check style)' 교수 스타일에 해당하는 특징으로만 묶인 것은?

보기

㉠ 지도자는 감환과정의 준거를 제시한다.
㉡ 지도자는 학습자의 능력과 독립성을 존중한다.
㉢ 지도자는 학습자가 활용할 평가 기준을 마련한다.
㉣ 학습자는 과제활동 전 결정군에서 내용을 정한다.
㉤ 학습자는 스스로 자신의 과제를 확인하고 교정한다.
㉥ 학습자는 동료와 피드백을 주고받으며 연습하는 데 중점을 둔다.

① ㉠, ㉢, ㉥   ② ㉡, ㉢, ㉤
③ ㉠, ㉣, ㉤   ④ ㉡, ㉤, ㉥

>**TIP** 자기점검형 스타일
㉠ 교사는 학습자의 독립성을 존중한다.
㉡ 교사는 자기-모니터링 시스템을 개발할 수 있는 학습자의 능력을 존중한다.
㉢ 교사는 학습자가 자기점검 과정을 정직하게 수행한다고 믿는다.
㉣ 교사는 과제 수행뿐만 아니라 자기점검과정에 중점을 둔 질문을 할 때 인내심을 가져야 한다.
㉤ 학습자는 개별적으로 과제를 수행하고 자기-점검 과정에 참여할 수 있다.
㉥ 학습자는 기술 향상을 위한 피드백으로 자기-점검 방법을 사용할 수 있다.
㉦ 학습자는 자신의 한계, 성공 그리고 실패를 확인할 수 있다.

Answer 12.② 13.②

14 〈보기〉에서 설명하는 알몬드(L.Almond)의 게임 유형은?

───── 보기 ─────

• 야구, 티볼, 크리켓, 소프트볼 등 팀 구성원 모두가 공격과 수비에 번갈아 참여한다.
• 개인의 역할 수행이 경기에 중요한 영향을 미치므로, 자신의 역할에 대한 이해와 책임감이 강조된다.

① 영역(침범)형   ② 네트형
③ 필드형   ④ 표적형

>TIP 게임의 분류(L. Almond)
   ㉠ 침범형(영역형) : 농구, 하키, 풋볼, 축구
   ㉡ 네트형/벽면형 : 배드민턴, 배구, 탁구/스쿼시
   ㉢ 필드형 : 야구, 소프트볼, 크리켓
   ㉣ 표적형 : 당구, 볼링, 양궁, 골프

15 체육 수행평가에 관한 설명으로 옳은 것은?

① 학습의 과정보다 결과를 중시한다.
② 일시적이며 단편적인 관찰에 의존한다.
③ 개인보다 집단에 대한 평가를 강조한다.
④ 아는 것과 실제 적용 능력을 모두 강조한다.

>TIP 수행평가의 일반적인 특징
   ㉠ 수행평가는 학생으로 하여금 문제의 정답을 선택하게 하는 것이 아니라, 자기 스스로 정답을 작성(구성)하거나 행동으로 나타내도록 하는 평가방식이다.
   ㉡ 수행평가는 추구하고자 하는 교육목표달성 여부를 가능한 한 실제상황하에서 파악하고자 한다.
   ㉢ 수행평가는 교수 · 학습의 결과뿐만 아니라 교수 · 학습의 과정도 함께 중시하는 평가방식이다.
   ㉣ 수행평가는 단편적인 영역에 대해 일회적으로 평가하기보다는 학생 개개인의 변화 · 발달과정을 종합적으로 평가하기 위해 전체적이면서도 지속적으로 이루어지는 것을 강조하는 방식이다.
   ㉤ 수행평가는 개개인을 단위로 해서 평가하기도 하지만 집단에 대한 평가도 중시한다.
   ㉥ 수행평가는 학생의 학습과정을 진단하고 개별학습을 촉진하려는 노력을 중시한다. 따라서, 수행평가에서는 평가과정이 교수 · 학습과정과 분리되기보다는 서로 통합된 형태의 교육활동이 된다고 할 수 있다.
   ㉦ 수행평가는 학생의 인지적인 영역(창의성이나 문제해결력 등 고등사고기능을 포함)뿐만 아니라, 학생 개개인의 행동발달상황이나 흥미 · 태도 등 정의적인 영역, 그리고 체격이나 체력 등 심동적인 영역에 대한 종합적이고 전인적인 평가를 중시하고 있다.

Answer 14.③ 15.④

16 메츨러(M. Metzler)의 스포츠 지도를 위한 교수학습 과정안(지도계획안) 작성요소와 방법이 바르게 연결된 것은?

	작성 요소	작성 방법
①	학습목표	학습목표는 추상적으로 작성
②	수업정리	과제의 내용을 구조화하고, 제시 방법을 기술
③	학습평가	평가 시기, 평가의 관리 및 절차상의 고려사항을 제시
④	수업맥락 기술	과제의 중요도에 따라 학습활동 목록을 작성

>TIP

작성 요소	작성 방법
학습목표	학습목표는 구체적으로 제시한다.
수업정리	수업 내용의 참여를 다시 한번 제공하는 정리 및 종료 시간으로 마쳐야 한다. 교사와 학생의 상호작용과 조언이나 관찰을 허용하는 부분이 포함되어야 한다.
수업맥락 기술	학생, 진도, 학습목표, 학습활동 및 과제 제시와 구조에서 교사는 수업 진행 상황에 따라 계획이 변경될 수도 있으며 즉흥적 계획이 필요할 수도 있다.

17 〈보기〉에서 세 명의 축구 지도자가 활용한 질문 유형이 바르게 연결된 것은?

--- 보기 ---

이 코치 : 지난 회의에서 설명했던 오프사이드 규칙 기억나니?

윤 코치 : (작전판에 그림을 그리면서)상태 팀 선수가 중앙으로 드리블해서 돌파하고자 할 때, 수비하는 방법 들은 무엇이 있을까?

정 코치 : 상대 선수가 너에게 반칙을 하지 않았는데 심판이 상대 선수에게 반칙 판정을 했어. 너는 이런 상황에서 어떻게 하겠니?

	이 코치	윤 코치	정 코치
①	회상형(회고형)	확산형(분산형)	가치형
②	회상형(회고형)	수렴형(집중형)	가치형
③	가치형	수렴형(집중형)	회상형(회고형)
④	가치형	확산형(분산형)	회상형(회고형)

>TIP 질문의 유형

㉠ 회고형 질문 : 기억된 내용에 대한 대답을 필요로 하는 질문, 예, 아니오 등 단답형 대답을 요구한다.

㉡ 집중형/수렴적 질문 : 이전 경험의 내용 분석 및 통합에 필요한 질문, 조건을 제시하고 응답자의 예측과 판단 등을 요구한다.

㉢ 분산적/확산형 질문 : 이전에 경험하지 않은 문제의 해결에 필요한 질문, 정해진 정답 없이 자유롭게 생각을 확장할 것을 요구한다.

㉣ 가치적 질문 : 태도나 의견 등에 대한 취사 선택과 관련된 질문, 사실적 내용보다는 옳고 그름에 대한 가치의 문제를 다룬다.

Answer 16.③ 17.①

18 〈보기〉에 해당하는 링크(J. Rink)의 내용 발달 과제는?

보기

- 과제의 난이도와 복잡성에 따른 점진적 발달에 관심을 갖는다.
- 복잡한 기술을 가르치기 전에 기능을 세분화한다.

① 세련과제   ② 정보(시작)과제
③ 적용(평가)과제   ④ 확대(확장)과제

> **TIP** Rink의 목표달성의 발전 단계
> ㉠ 과제 제시 : 교사는 학생에게 새로운 일련의 활동을 시작하기 위한 새로운 방향을 제시한다.
> ㉡ 세련 : 학생을 과제 실행의 상이한 방법 혹은 보다 좋은 방법으로 안내함으로써 운동 수행의 질적인 측면을 개선하기 위한 계획이다.
> ㉢ 확대 : 하나의 기능에 다른 부분을 추가하고, 기능의 초점을 바꾸며, 다른 차원을 추가하고, 다양한 해결방안을 찾으며, 각각의 분리된 기능을 의미 있게 연결하는 것과 같은 과제의 내용을 양적으로 확대하려는 계획이다.
> ㉣ 응용 : 학생의 초점을 기능 자체로부터 기능 결과로 바꾸는 계획으로 학생은 학생 자신의 발달하고 있는 능력을 검사하는 운동 수행의 표준을 가지게 된다.

19 〈보기〉에서 설명하는 슐만(L. Shulman)의 교사 지식은?

보기

- 노인의 신체적 · 정신적 변화 등에 관한 지식
- 장애 유형에 따른 운동방법 등에 관한 지식
- 유소년의 행동양식, 신체발달 등에 관한 지식

① 교육과정(curriculum) 지식
② 교육환경(educational context) 지식
③ 지도방법(general pedagogical) 지식
④ 학습자와 학습자 특성(learners and their characteristics) 지식

> **TIP** 슐만(L. Shulman)의 교사 지식
> ㉠ 내용지식 : 교과 내용에 관한 지식
> ㉡ 지도방법지식 : 지도방법에 관한 지식
> ㉢ 수업방법지식(내용교수법지식) : 특정 학생에게 특정 상황에서 특정 주제에 대한 지도 방법 지식
> ㉣ 교육환경지식 : 발달단계에 따른 내용 및 프로그램에 관한 지식
> ㉤ 교육과정지식 : 학급 규모와 같은 수업 환경에 영향을 미치는 지식
> ㉥ 학습자 및 학습자특성 지식 : 학습자의 특성 및 개인차 등 수업에 영향을 미치는 학습자에 관한 지식
> ㉦ 교육목적지식 : 교육시스템 및 구조에 관한 지식

Answer 18.④ 19.④

20 〈보기〉에서 두 명의 수영 지도자가 활용한 평가 유형이 바르게 연결된 것은?

─────── 보기 ───────

박 코치 : 우리반은 초급이라서 25m 완주를 목표한다고 공지했어요. 완주한 회원들에게는 수영모를 드렸어요
김 코치 : 저는 우리 클럽의 특성을 고려해서 모든 회원의 50m 평영 기록을 측정했습니다. 그리고 상위 15%
에 해당하는 회원들께 '박태환' 스티커를 드렸습니다.

박 코치	김 코치
① 절대평가	상대평가
② 상대평가	절대평가
③ 동료평가	자기평가
④ 자기평가	동료평가

>**TIP** 절대평가와 상대평가
ⓐ 절대평가 : 개인의 학업 성취도를 어떤 절대적인 기준에 따라 평가하는 방법이다.
ⓑ 상대평가 : 개인의 학업 성과를 다른 학생과 비교해 집단 안에서의 상대적 위치로 평가하는 방식이다.

2 스포츠사회학

1 스포츠사회학에 관한 설명으로 옳지 않은 것은?

① 스포츠 현장의 사회구조와 사회과정을 설명하는 학문이다.

② 운동참여자의 운동수행능력과 관련된 직접적인 원인을 설명한다.

③ 사회학의 하위분야로 스포츠현장의 인간행동을 예측하고 이해한다.

④ 스포츠는 사회영역과 밀접한 관계를 맺고 있어 통찰과 분석이 필요하다.

> **TIP** ① Leonard는 스포츠사회학을 '스포츠의 현상에 사회학적 개념, 특히 그 가운데에서도 사회구조와 사회과정의 개념을 응용
> 하여 연구하는 학문'으로 정의하였다.
> ③ McPherson은 'Past, Present and Future
> Perspectives for Research in Sport Sociology'라는 논문에서 스포츠 사회학을 '사회학의 하위 분야(분과 과학)로서 사회행동
> 의 과정 및 유형을 스포츠 맥락에서 설명하고 특정 조건 하에서의 인간행동을 예측하며 그 이해를 촉진하는 학문'으로 규정하
> 였다.
> ④ 스포츠사회학은 스포츠의 본질을 사회 현상으로서 비교적 가장 근접하게 분석하고 설명하는 학문이다.

2 〈보기〉에서 설명하는 스포츠의 국제 정치적 사건은?

보기

- 온두라스와 엘살바도르 간의 갈등 심화
- 1969년 중남미 월드컵 지역 예선 경기에서 발생

① 축구전쟁 ② 헤이젤 참사

③ 검은 구월단 ④ 핑퐁외교

> **TIP** ① 1969년 중앙아메리카의 온두라스와 엘살바도르가 100시간 동안 벌였던 전쟁으로 1970년 월드컵 중미 예선이 계기가 되
> 어 일어났기 때문에 축구전쟁이라고 불린다. 물론 축구가 이 전쟁의 주요 원인이라고 말할 수는 없지만 두 나라 간에
> 쌓여있었던 악감정이 터지는 기폭제로 작용했다는 것은 부정할 수 없는 사실이다.
> ② 1985년 5월 29일 유러피언컵 결승전이 열린 벨기에 브뤼셀의 헤이젤 경기장에서 이탈리아의 유벤투스 FC와 잉글랜드
> 리버풀 FC 서포터 사이에 벌어진 싸움으로 인해 39명이 사망하고, 454명이 부상당한 사건이다. 이 사건으로 훌리건 29
> 명이 구속되었고 잉글랜드 클럽팀 전체 5년, 리버풀 FC가 7년 출장금지 처분을 받았다.
> ③ 1972년 뮌헨 올림픽에서 이스라엘 선수단을 상대로 테러를 일으킨 이슬람 계열의 저항 단체이다. "검은 9월"이란 이름은
> 아랍계 게릴라가 요르단 정부군의 토벌작전으로 큰 타격을 받은 1970년 9월을 의미하며, 아랍 게릴라 4명이 같은 해 11월
> 당시 요르단 총리를 카이로의 호텔에서 보복-암살하면서 자기들 조직을 스스로 '검은 9월단'이라 부른 데서 유래한다.
> ④ 1971년 4월 6일에 열린 제31회 나고야 세계탁구선수권대회에 출전한 탁구 선수를 비롯한 미국 선수단 15명과 기자 4명이
> 같은 해 4월 10일부터 4월 17일까지 중화인민공화국을 방문, 저우언라이 총리와 면담을 가진 데 이어서 베이징, 상하이,
> 광저우 등을 순방하면서 중화인민공화국 건국 이후 20년 이상 막혔던 교류의 징검다리를 놓은 사건을 말한다.

Answer 1.② 2.①

3 파슨즈(T. Parsons)의 AGIL 모형에 근거한 스포츠의 사회적 기능으로 적절하지 않은 것은?

① 적응 ② 통합
③ 목표성취 ④ 상업주의

4 홀리한(B. Houlihan)이 제시한 정부(정치)가 스포츠에 개입한 목적에 해당하지 않는 것은?

④ 시민들의 건강 및 체력유지를 위해 반도핑 기구에 재원을 지원한다.
② 스포츠 현장에서 인종차별을 해소하기 위해 Title IX 법안을 제정했다.
③ 게르만족의 우월성을 강조하기 위해 1936년 베를린 올림픽을 개최하였다.
④ 공공질서를 보호하기 위해 공원에서 스케이트보드 금지, 헬멧 착용 등의 도시 조례가 제정되었다.

5 〈보기〉에서 스포츠 상업화에 따른 변화를 모두 고른 것은?

------ 보기 ------

㉠ 스포츠의 대중화 ㉡ 생활의 활력소 역할
㉢ 지역사회 연대감 증대 ㉣ 아마추어 스포츠의 활성화

① ㉠ ② ㉠, ㉡
③ ㉠, ㉡, ㉢ ④ ㉠, ㉡, ㉢, ㉣

6 〈보기〉에서 스포츠 상업화에 따른 변화를 모두 고른 것은?

> ───────── 보기 ─────────
> ○ 프로페셔널리즘 추구 　　　　　 ○ 심미적 가치의 경시
> ⓒ 직업선수의 등장 　　　　　　 ② 아마추어리즘의 강조
> ⑩ 스포츠조직의 세계화 　　　　　 ⑭ 농구 쿼터제 도입

① ㄱ, ㄴ, ㄷ, ㅂ　　　　　　　　② ㄱ, ㄷ, ㅁ, ㅂ
③ ㄴ, ㄷ, ㄹ, ㅁ　　　　　　　　④ ㄴ, ㄹ, ㅁ, ㅂ

> **➤ TIP** 상업화에 따른 스포츠의 변화
> 　　　ⓐ 스포츠 본질의 변화 : 아마추어리즘의 약화, 스포츠의 직업화
> 　　　ⓑ 스포츠 목적의 변화 : 관중의 흥미 유발 (경제적 이윤 위해)
> 　　　ⓒ 스포츠 구조의 변화 : 규칙의 변화 (외적형태)
> 　　　• 경기를 스피드하게 진행시킴 : 야구 공수교대 시간 제한 등
> 　　　• 득점이 보다 쉽고 다양하게 이루어지게 함 : 농구의 3점 슛 등
> 　　　• 경기력의 균형을 맞춤 : 샐러리캡 제도, 드래프트 제도 등
> 　　　• 극적인 요소를 극대화 : 연장전, 승부차기 등
> 　　　• 선수와 팀에 대한 애정을 고조시킴 : 서포터즈나 팬 커뮤니티를 지원
> 　　　• 상업적 광고를 위한 시간을 적절히 편성 : 농구의 쿼터제
> 　　　ⓓ 스포츠 내용의 변화 : 선수, 코치, 스폰서(기업)이 추구하는 가치의 변화
> 　　　• 경기 자체보다는 경기 외적인 요소를 더욱 중요시 하는 경향 (선수의 외모, 시설, 분위기 등)
> 　　　• 관중의 이목을 끌기 위한 플레이나 화려함 위주의 플레이를 하게 됨
> 　　　ⓔ 스포츠 조직의 변화
> 　　　• 경제적 가치 극대화를 위해 스포츠 외적 요소 강조 : 치어리더, 연예인 시구, 초대가수 등
> 　　　• 선수들의 권리보다는 소수의 관리자와 스폰서의 이익을 증대시키는 방향으로 조직 운영

7 로이(J. Loy)와 레오나르드(G. Leonard)가 제시한 사회이동 기제로서 스포츠 역할의 근거로 적절하지 않은 것은?

① 프로 스포츠 선수들은 다양한 형태의 후원 및 광고출연의 기회가 있다.
② 조직적인 스포츠 참가는 직·간접적으로 교육적 성취도를 향상시킨다.
③ 스포츠의 참가 기회 및 결과는 공정하기 때문에 상승이동에 기여한다.
④ 사회생활을 하는 데 가치 있다고 여겨지는 태도 및 행동 양식을 학습시킨다.

> **➤ TIP** ③ 상승이동은 계층적 지위가 높아지는 경우로, 후보가 주전선수가 되는 것을 예로 들 수 있다. 조직적인 스포츠 참가는 직·간접적으로 성취도를 향상시킨다.

Answer　6.② 7.③

8 〈보기〉에서 투민(M. Tumin)의 스포츠계층 형성과정의 서열화에 관한 설명 중 옳은 것을 모두 고른 것은?

보기

> ㉠ 특정 선수를 선망의 대상으로 생각하거나 팬으로서 특정 선수를 좋아한다.
> ㉡ 스포츠 팀 구성원으로 자신의 능력이 팀의 승리에 미치는 영향력이 커야 한다.
> ㉢ 뛰어난 운동신경과 능력뿐만 아니라 탁월한 개인적 특성을 갖추고 있어야 한다.
> ㉣ 특정 스포츠 영역에서 요구되는 운동기술이 특출한 기량을 발휘해야 한다.

① ㉠, ㉡   ② ㉠, ㉢
③ ㉠, ㉡, ㉢   ④ ㉡, ㉢, ㉣

> **TIP** 사회적 계층의 형성 과정
> ㉠ 지위의 분화 : 업무의 범위와 역할에 대한 권한과 책임이 명확하게 구분되며, 지위를 담당할 충분한 인재가 모집되고 훈련
> 받을 수 있는 효과적인 구조가 존재함 예) 구단주, 감독, 코치, 선수 등
> ㉡ 지위의 서열화 : 역할 담당을 위해 개인적인 특성에 따라 서열이 형성되고, 특정 역할 수행에 필요한 숙련된 기능이나 능력
> 에 따라 서열이 결정됨 예) 선수의 능력에 따라 선발 또는 후보결정
> ㉢ 평가 : 가치나 유용성의 정도에 따라 상이한 각 위치에 지위를 적절하게 배열하는 것으로, 평가적 판단 요소는 권위, 호
> 감, 인기 등으로 구성됨 예) 선수의 경기력으로 선수 등급 평가
> ㉣ 보수 부여 : 분화 및 서열화 되어 있으면 평가된 각 지위에 대하여 생활에 필요한 여러 가지 자원이 배분되는 과정 예)
> 평가에 따라 보수 및 연봉 결정

9 스포츠 미디어 이론에 관한 설명이 옳지 않은 것은?

① 문화규범이론 – 문화적 차이에 의해 핫 미디어와 쿨 미디어로 나누어진다.
② 사회범주이론 – 미디어의 영향력은 성, 연령, 계층 등에 따라 다르게 반영된다.
③ 개인차 이론 – 대중들은 능동적 수용자로서 심리적 욕구를 만족하기 위해 매스미디어를 활용한다.
④ 사회관계이론 – 미디어를 통한 개인의 스포츠 소비 형태는 중요타자의 가치와 소비행동에 의해 영향
  을 받는다.

> **TIP** 문화규범이론
> ㉠ 대중매체는 현존의 사상이나 가치를 선택적으로 제사하며 강조한다.
> ㉡ 개인의 대중매체 스포츠 소비유형은 스포츠 취급 양태에 따라서 다양하게 영향을 받는다.

Answer 8.④ 9.①

10 〈보기〉의 ⑦~②에 해당하는 머튼(R. Merton)이 아노미이론에서 제시한 일탈행동 유형이 바르게 연결된 것은?

보기
---

⑦ 벤 존슨은 불법약물복용으로 올림픽 금메달을 박탈당했다.

ⓛ 승리에 대한 집념보다는 규칙을 지키며 최선을 다해 경기에 참여한다.

ⓒ 스스로 실력의 한계를 느끼고 운동부에서 탈퇴한다.

ⓔ 학생선수의 학습권을 보장하기 위해 최저학력제를 도입하였다.

	⑦	ⓛ	ⓒ	ⓔ
①	혁신주의	반역주의	도피주의	의례주의
②	반역주의	혁신주의	의례주의	도피주의
③	혁신주의	의례주의	도피주의	반역주의
④	의례주의	반역주의	혁신주의	도피주의

> **TIP** 머튼(R. Merton)이 아노미이론에서 제시한 일탈행동 유형
> ⑦ 동조: 문화적으로 규정된 성공적인 목표와 그 목표를 성취하기 위한 수단을 모두 다 수용하는 행위를 말하며, 승리를 추구하되 경기규칙을 지키고 정정당당히 실력으로써 이긴다는 행동유형이다. 그렇기 때문에 비일탈이라고 말할 수 있지만, 규칙이 허용하는 범위 내에서의 테크니컬 파울 등과 같이 경기전술 차원의 비윤리적인 동조행동이 많이 발생하고 있다. 즉, 스포츠 장에서 발생되는 대부분의 동조행위는 심각한 것은 아니나 규범의 패턴을 깨뜨리거나 합법적으로 규칙을 위반한다는 점에서 아주 바람직한 현상은 아니다.
> ⓛ 혁신: 일탈행동의 가장 전형적인 형태로서 문화적 행동목표는 수용하나 이를 성취하기 위한 수단은 거부하는 적응모형을 말한다. 예를 들면, 승부조작, 약물복용, 폭력 및 난동, 고의적인 각종 경기규칙 위반 등 다양한 스포츠 일탈 현상이 포함된다.
> ⓒ 의례주의: 실현 가능한 목표만을 세움으로써 좌절과 스트레스를 감소시키는 적응모형이다. 문화적으로 승인된 목표의 수용은 부정하는 반면, 목표에 도달하기 위한 수단과 방법은 수용하는 행동유형이다. 승패에 집착하지 않고 참가에 의의를 두며 예를 들면, "경기에 있어서 중요한 것은 승리하는 데 있는 것이 아니라, 최선을 다하여 참가하는 데 있다."라는 쿠베르탱의 올림픽 선언에서 잘 나타나고 있다.
> ⓔ 도피주의: 문화적 목표와 수단을 모두 부정함으로써 스트레스에 적응하는 행동유형을 말하며, 도피주의자는 기존 사회로부터 탈피하여 혼자만의 세계를 살고 있는 사람이라 할 수 있다. 예를 들면, 스포츠참가의 중단이나 포기를 의미하며 이는 스포츠나 운동경기가 지니고 있는 비인간성, 경쟁성, 엘리트주의, 과도한 폭력, 상업주의 등에 염증을 느끼는 사람에게서 두드러진다.
> ⓜ 반역: 도피주의와 같이 문화적 목표와 합법적 수단을 모두 거부함으로써 스트레스에 적응하는 행동양식으로서, 제도적인 사회체계가 합법화된 목표를 추구하는데 장애물이 된다고 여길 때 나타난다. 그러나 도피주의자와는 달리 반역주의자는 새로운 목표와 수단을 주창하며 사회로부터 은둔하는 것이 아니라 적극적으로 사회의 변혁을 꾀한다. 예를 들면, 올림픽 개선 운동, 국민체육진흥 운동, 샤마추어 운동 등이 있다.

Answer 10.③

11 〈보기〉의 ㉠ ~ ㉢에 해당하는 집합행동 이론이 바르게 연결된 것은?

───────── 보기 ─────────

㉠ 군중은 피암시성, 순환적 반작용에 의해 폭력적 집단행동이 나타난다.
㉡ 군중들의 반사회적 성향이 익명성, 몰개성화에 의해 집합행동으로 나타난다.
㉢ 특정 사회적 상황에서의 공유의식은 구성원의 감정과 정숙 정도, 수용성 등에 영향을 준다.
㉣ 선행적 사회구조적 · 문화적 요인으로 인한 단계적 절차는 집합행동을 생성, 발전 및 소멸시킨다.

	㉠	㉡	㉢	㉣
①	전염이론	수렴이론	규범생성이론	부가가치이론
②	수렴이론	전염이론	부가가치이론	규범생성이론
③	규범생성이론	부가가치이론	수렴이론	전염이론
④	부가가치이론	규범생성이론	전염이론	수렴이론

> **TIP** ㉠ 전염이론 : 인간에게 내재된 집합심성은 감정적인 전염을 통하여 개인을 군중속으로 몰입하게 한다. 군중 속에 포함되면 일체감이 형성되어 일상적인 사고나 감정과는 다른 방식으로 행동하게 된다.
> ㉡ 수렴이론 : 사회규범이라는 허구 속에 숨겨진 개인의 실제 자아가 익명성과 몰개성화의 상황에서 표출된다. 경기장에서의 폭력행동은 실제 난동자들이 지닌 평상시의 본성과 잠재적 성향에 의해 결정된다.
> ㉢ 규범생성이론 : 다양한 구성원 사이에서 공유된 규범. 일치된 의견과 통일성은 어떻게 발생하는가를 설명하며, 군중의 구성원에게는 감정의 유발보다는 사회적 압력이 우선한다.
> ㉣ 부가가치이론 : 집합행동이 발생한 장소와 시간 및 양식에 대하여 설명하는 이론이다.

12 미래 스포츠의 변화와 전망에 관한 설명으로 옳지 않은 것은?

① 정보통신기술의 발달로 스포츠 관람형태가 다양해진다.
② '기술도핑(technical doping)'은 스포츠의 공정성을 훼손한다.
③ 다양한 신소재의 개발은 스포츠 용품 및 장비 개발에 활용된다.
④ 통신 및 전자매체의 발달로 스포츠에서 미디어의 영향력이 감소된다.

> **TIP** ④ 통신 및 전자매체의 발달로 스포츠에서 미디어의 영향력이 증가한다.

13 〈보기〉는 코클리(J. Coakley)가 제시한 일탈적 과잉동조를 유발하는 스포츠 윤리규범의 유형과 특징에 관한 설명이다. ㉠~㉢에 들어갈 내용이 바르게 연결된 것은?

보기

(㉠) : 운동선수는 위험을 받아들이고 고통 속에서도 경기에 참여해야 한다.
(㉡) : 운동선수는 장애물을 극복하고 역경을 헤쳐 나가는 노력을 해야 한다.
(㉢) : 운동선수는 경기에 헌신해야 하며 이를 그들의 삶에서 우선순위에 두어야 한다.
구분짓기규범 : 다른 선수와의 차별성을 강조하며, 운동선수는 경기에서 탁월함을 추구해야 한다.

	㉠	㉡	㉢
①	몰입규범	도전규범	인내규범
②	몰입규범	인내규범	도전규범
③	인내규범	도전규범	몰입규범
④	인내규범	몰입규범	도전규범

➤TIP 코클리의 일탈적 과잉동조를 유발하는 스포츠 윤리규범 유형
  ㉠ 몰입규범 : 운동선수는 경기에 헌신해야 한다.
  ㉡ 인내규범 : 운동선수는 스포츠 상황에서 발생하는 다양한 위험과 고통을 감내하고 경기에 임해야 한다.
  ㉢ 도전규범 : 운동선수는 불가능은 없다는 긍정적인 마음가짐으로 도전해야 한다(가능성규범)
  ㉣ 구분짓기규범 : 운동선수는 다른 선수들보다 뛰어난 모습을 보이기 위하여 노력해야 한다.

14 〈보기〉에서 매기(J. Magee)와 서덴(J. Sugden)이 제시한 스포츠의 노동이주 유형은?

보기

• 종목의 특성으로 인해 국가 간 이동이 발생한다.
• 개인의 취향에 의해 선택하는 경우도 발생한다.
• 흥미로운 장소를 돌면서 스포츠를 즐기는 유형이다.

① 유목민형   ② 도전규범
③ 인내규범   ④ 귀향민형

➤TIP 스포츠 노동이주의 유형(Magee & Sugden, 2002)

종류	특징	
개척자	• 금전적인 보상이 최고의 가치가 아님	• 이주 국가와 친밀한 관계 형성
용병	• 경제적 보상이 최고의 이주 결정 요인임	• 더 나은 경제적 보상을 위해 다시 이주할 수 있음
유목민	• 종목의 특성으로 인해 국가 간 이동 발생	• 개인의 취향에 의해 선택하는 경우도 흔히 발생
정착민	• 경제적 보상 외에 다른 요인에 의해 정착	• 보다 나은 사회적 환경이나 교육환경에서 거주
귀향민	• 해외로 이주하였다가 국내로 다시 귀향	• 해외경험을 바탕으로 자국으로 복귀

Answer 13.③ 14.①

15 〈보기〉에서 설명하는 스포츠일탈이론의 관점은?

─── 보기 ───

- 동일한 행위도 상황에 따라 일탈로 규정되거나 그렇지 않을 수 있다.
- 경기장에도 다양한 일탈 행동으로 낙인 찍힌 선수들이 있다.

① 갈등론적 관점   ② 구조기능주의 관점

③ 상징적 상호작용론적 관점   ④ 비판론적 관점

> **TIP** 스포츠 사회학의 주요이론
> ㉠ 구조기능주의 이론 : 사회를 이루는 정치, 경제, 종교, 교육, 스포츠 등이 각각 기능을 가지고 있고, 유기체처럼 서로 연결되어 있다고 본다. 스포츠가 사회에 어떤 기능을 하는지 관심을 둔다.
> ㉡ 갈등이론 : 마르크스의 사상에 근거한 이론으로, 경제적 이해관계가 대립되는 집단이나 개인들 간의 경쟁 갈등이 사회의 본질이라고 본다. 스포츠는 권력을 지닌 집단이 대중을 통제하는 수단이라고 주장한다.
> ㉢ 비판이론 : 스포츠가 사회를 구성하는데 직접 관여한다고 보고, 스포츠를 통한 사회 변화의 기능성에 관심을 둔다.
> ㉣ 상징적 상호작용 이론 : 인간은 상황을 주관적으로 해석하고 능동적으로 행동하는 존재이기 때문에 사회구조보다 개인의 역량이 중요하다고 본다.

16 〈보기〉의 ㉠～㉢에 해당하는 스포츠사회화 과정이 바르게 연결된 것은?

─── 보기 ───

- (㉠) : 테니스 지도자가 되어 초등학교에서 테니스를 가르치게 되었다.
- (㉡) : 부모님의 권유로 테니스를 배우게 되었다.
- (㉢) : 테니스참여를 통해 사회성, 준법정신이 강한 선수가 되었다.
- 스포츠 탈 사회화 : 무릎인대 손상으로 테니스선수생활을 그만두었다.

	㉠	㉡	㉢
①	스포츠 재사회화	스포츠를 통한 사회화	스포츠로의 사회화
②	스포츠로의 사회화	스포츠 재사회화	스포츠를 통한 사회화
③	스포츠를 통한 사회화	스포츠로의 사회화	스포츠 재사회화
④	스포츠 재사회화	스포츠로의 사회화	스포츠를 통한 사회화

> **TIP** 스포츠 사회화의 과정
> ㉠ 스포츠로의 사회화 : 스포츠에 참가하는 그 자체를 전제로, 스포츠에 입문하게 되는 것이다.
> ㉡ 스포츠를 통한 사회화 : 스포츠 장면에서 학습된 기능, 특성, 가치, 태도, 지식 성향(인성, 도덕적 성향) 등이 다른 사회현상으로 전이·일반화 되는 과정이다. 예) 스포츠맨십, 용기, 노력, 공정성
> ㉢ 스포츠에서의 탈사회화 : 탈락, 은퇴, 흥미 상실 등의 이유로 스포츠 활동을 중단하고 스포츠에서 멀어지는 일
> ㉣ 스포츠로의 재사회화 : 중단했던 스포츠 활동을 다시 시작하는 단계

Answer   15.③   16.④

17 〈보기〉에서 신자유주의 시대 스포츠 세계화의 특징에 해당하는 것으로만 묶인 것은?

───────────── 보기 ─────────────
ⓣ 스포츠 시장의 경계가 국경을 초월해 전 세계로 확대되었다.
ⓛ 프로스포츠의 이윤 극대화로 인해 빈익빈 부익부 현상이 해소되었다.
ⓒ 세계인들에게 표준화된 스포츠 상품과 스포츠 문화를 소비하게 만들었다.
ⓔ 각 나라의 전통스포츠가 전 세계로 보급되어 새로운 스포츠 시장을 개척할 수 있게 되었다.
───────────────────────────────

① ⓣ, ⓛ   ② ⓣ, ⓒ
③ ⓛ, ⓒ   ④ ⓛ, ⓔ

> **TIP** ⓛ 스포츠 시장의 부익부 빈익빈이라는 양극화 문제를 심화시켰다.
> ⓔ 신자유주의 시대에는 각 나라별 전통스포츠의 보급이 아닌 일부 국가의 전통스포츠의 프로화와 일반화가 확산된 것으로 볼 수 있다.

18 〈보기〉의 ⓣ, ⓛ에 해당하는 용어가 바르게 연결된 것은?

───────────── 보기 ─────────────
• 미디어는 스포츠 중계를 통해 시청자들의 상품 소비를 촉진시키는 (ⓣ) 이데올로기를 생산한다.
• 미디어는 남성스포츠 경기를 역사적 중요성을 갖고 있는 것처럼 묘사하며, 여성스포츠를 실력보다 외모를 부각시키는 (ⓛ) 이데올로기를 생산한다.
───────────────────────────────

	ⓣ	ⓛ
①	합리주의	젠더
②	자본주의	젠더
③	합리주의	성공
④	자본주의	성공

> **TIP** ⓣ 자본주의 이데올로기 : 경제적 가치를 중시하여 스포츠의 소비를 유도하는 보도
> ⓛ 젠더 이데올로기 : 성차별적 관점에서의 해석

Answer 17.② 18.②

19 교육현장에서 스포츠의 역기능에 관한 설명으로 옳지 않은 것은?

① 비과학적 훈련 방법은 학생선수를 혹사시킨다.

② 승리지상주의 심화로 인해 교육목표를 결핍시킨다.

③ 참여기회의 제한으로 장애인의 적응력을 배양시킨다.

④ 학교와 팀의 성공을 위해 학생선수의 의도적 유급, 성적 위조 등을 조장한다.

> **TIP** 스포츠의 교육적 역기능
> ㉠ 교육 목표의 결핍 : 승리 제일주의, 참가 기회의 제한, 성 차별
> ㉡ 부정행위의 조장 : 스포츠의 상업화, 위선과 착취, 일탈 조성
> ㉢ 편협한 인간 육성

20 〈보기〉에서 설명하는 스포츠사회화 이론은?

―――――――――― 보기 ――――――――――

• 상과 벌을 통해 행동의 변화가 일어난다.
• 사회화 주관자의 가르침을 통해 행동이 변화한다.
• 다른 사람의 행동을 관찰하여 모방이 일어난다.

① 사회학습이론   ② 역할이론

③ 준거집단이론   ④ 문화규범이론

> **TIP** 사회학습이론은 어떻게 사회적 행동을 습득하고 수행하는가를 밝힌다.
> ㉠ 강화 : 보상과 처벌은 스포츠참여에 영향을 미친다.
> ㉡ 지도 : 코치의 지도를 통해 스포츠 참여가 이루어진다.
> ㉢ 관찰학습 : 타인행동의 관찰을 통해 이루어진다.

3 스포츠심리학

1 스포츠와 운동의 참여가 개인의 심리적 발달에 미치는 영향에 관한 연구주제로 적잘하지 않은 것은?

① 달리기는 우울증을 조절하는가?

② 스포츠클럽 활동은 사회성과 집중력을 높이는가?

③ 태권도 수련은 아동의 인성 발달에 도움이 되는가?

④ 수영에 대한 자신감이 수영 학습에 어떤 영향을 주는가?

> **TIP** 수영에 대한 자신감은 심리적 발달이고 수영학습에 미치는 영향은 운동향상 능력이기 때문에, 본 연구의 주제에서 정의하고자 하는 독립변인과 종속변인이 반대로 표현되어지고 있다.
> ※ 본 문항에서의 독립변인과 종속변인의 의미
> • 독립변인 : 스포츠 운동 참여
> • 종속변인 : 심리적 발달

2 보강적 피드백(augmented feedback)의 유형에 해당하는 것은?

① 시각(visual)

② 촉각(tactile)

③ 청각(auditory)

④ 결과지식(knowledge of result)

> **TIP** 보강 피드백의 종류
> ㉠ 수행지식
> • 동작 유형에 대한 정보를 학습자에게 제공, 운동학적 피드백이라고도 함.
> • 무용, 체조, 피겨와 같은 미적 가치 추구 운동에 적합
> ㉡ 결과지식 : 움직임의 결과에 대한 지식 전달

Answer 1.④ 2.④

3 나이데퍼(R. Nideffer)의 주의초점모형을 근거로, 〈보기〉의 내용에 해당하는 주의의 폭과 방향은?

───────── 보기 ─────────

배구 선수가 서브를 준비하면서 상대 진영을 살핀 후, 빈 곳을 확인하여 그곳으로 공을 서브하였다.

① 광의 외적에서 협의 외적으로
② 광의 내적에서 광의 외적으로
③ 협의 내적에서 광의 외적으로
④ 협의 외적에서 협의 외적으로

➤TIP Nideffer는 운동경기에서 주의의 유형을 주의의 폭과, 주의의 방향으로 구분하였다. 주의의 폭과 방향은 운동종목과 역할, 상황의 변화에 따라 서로 다른 주의유형이 요구된다. 즉, 경기상황에 따라 각각 서로 다른 주의유형으로 이동되어야 한다.

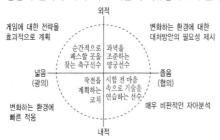

4 아이젠(I. Ajen)의 계획된 행동이론(theory of planned behavior)의 구성요인으로만 묶인 것은?

① 태도(attitude), 의도(intention), 주관적규범(subjective norm), 동기(motivation)
② 태도(attitude), 의도(intention), 주관적규범(subjective norm), 행동통제인식(perceived behavioral control)
③ 주관적규범(subjective norm), 자신감(confidence), 의도(intention), 태도(attitude)
④ 행동통제인식(perceived behavioral control), 자신감(confidence), 태도(attitude), 동기(motivation)

➤TIP ② 계획행동이론에서 행동의도와 행동은 일반적으로 지속적으로 구체화된 태도(attitude)와 보다 경험적으로 의존된 가치관(규범, norm) 그리고 인지할 수 있는 행동통제(behavioral control)로 결정된다고 그 맥락을 설명하고 있다.

Answer 3.① 4.②

5 스포츠심리기술 훈련에 관한 설명으로 옳지 않은 것은?

① 경기력 향상에 즉각적 효과를 줄 수 있다.

② 평소 연습과 통합되어 지속적으로 진행되어야 한다.

③ 심상, 루틴, 사고조절 등의 심리기법이 활용된다.

④ 연령, 성별, 경기수준과 관계없이 모든 선수들에게 적용될 수 있다.

> **TIP** ① 심리 기술 훈련은 신체 기술 훈련만큼 중요하며, 장시간의 체계적인 훈련에 의해서 향상될 수 있다.

6 캐런(A. V. Carron)의 팀 응집력 모형에서 응집력의 결정요인으로만 묶인 것은?

① 리더십 요인(leadership factor), 발달 요인(develpment factor), 환경 요인(environment factor), 팀 요인(team factor)

② 리더십 요인(leadership factor), 팀 요인(team factor), 개인 요인(personal factor), 발달 요인(develpment factor)

③ 팀 요인(team factor), 리더십 요인(leadership factor), 환경 요인(environment factor), 개인 요인(personal factor)

④ 팀 요인(team factor), 발달 요인(develpment factor), 환경 요인(environment factor), 개인 요인(personal factor)

> **TIP** 캐런(A.V. Carron)의 집단 응집력 결정 요인
> ㉠ 환경적 요인
> ㉡ 개인적 요인
> ㉢ 리더십 요인
> ㉣ 팀 요인

Answer 5.① 6.③

7 인지평가이론(cognitive evaluation theory)에서 내적 동기를 높일 수 있는 방법으로 옳지 않은 것은?

① 타인과의 관계성을 높여준다.

② 자신의 능력에 대해 유능감을 높여준다.

③ 행동을 결정하는데 있어 자율성을 갖게 한다.

④ 행동결과에 대한 보상의 연관성을 강조한다.

> **TIP** ④ 보상을 전제로 수행을 요구할 경우, 차후 그 과제를 행하는 시간이나 흥미수준에 부정적 효과가 나타날 수 있다.
> ※ 내적 동기
> ㉠ 외적 보상을 바라지 않고 스포츠 그 자체가 좋아서 운동하는 것을 의미한다.
> ㉡ 자신이 운동을 선택하고 목표를 스스로 설정하게 했을 경우 운동프로그램에 대한 내적동기가 높아진다.
> ㉢ 보상을 전제로 수행을 요구할 경우, 차후 그 과제를 행하는 시간이나 흥미수준에 부정적 효과가 나타날 수 있다.
> ㉣ 외적보상의 통제적 측면 때문에 내적동기가 감소할 수 있다. (과잉정당화이론)

8 운동실천을 위한 행동수정 중재전략으로 적절하지 않은 것은?

① 운동화를 눈에 잘 띠는 곳에 둔다.

② 구체적이고 실현 가능한 목표를 설정한다.

③ 지각이나 결석이 없는 회원에게 보상을 제공한다.

④ 출석상황과 운동수행 정도를 공공장소에 게시한다.

> **TIP** 운동실천을 위한 행동수정 중재전략
> ㉠ 의사결정단서, 행동단서 제공
> ㉡ 의사결정단서 : 행동의 실천과정을 시작하게 하는 자극
> ㉢ 행동단서 : 실제행동을 결정하는 단서(운동화)
> ㉣ 출석상황 게시 : 실천, 유지
> ㉤ 보상 제공
> ㉥ 피드백 제공 : 실천, 유지

Answer 7.④ 8.②

9 〈보기〉의 정보처리 과정과 반응시간의 관계에서 ㉠~㉢에 들어갈 단계가 바르게 연결된 것은?

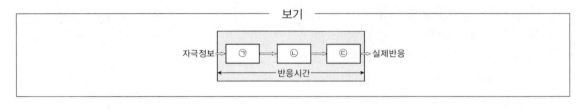

	㉠	㉡	㉢
①	의사결정 단계	반응선택 단계	반응실행 단계
②	의사결정 단계	반응실행 단계	반응선택 단계
③	감각, 지각 단계	반응선택 단계	반응실행 단계
④	감각, 지각 단계	반응실행 단계	반응선택 단계

> **TIP** 정보처리 과정과 반응시간의 관계
> ㉠ 자극확인단계(감각–지각단계) : 정보의 내용을 분석하여 의미를 부여하는 과정
> ㉡ 반응선택단계 : 자극에 대하여 어떻게 반응해야 할지를 결정
> ㉢ 반응실행단계 : 실제 움직임을 생성하기 위하여 운동 체계를 조직하는 단계

10 〈보기〉의 사례와 관련있는 데시(E.L. Deci)와 라이언(R.M. Ryan)의 자결성이론(self – determination theory)의 구성요인이 바르게 연결된 것은?

보기

㉠ 현우는 뛰는 것을 그다지 좋아하지는 않지만, 체중조절과 건강증진을 위해서 매일 1시간씩 조깅을 한다.
㉡ 승아는 필라테스를 그다지 좋아하지는 않지만, 개인강습비를 지원해준 부모님에 대한 죄책감 때문에 학원에 다닌다.

	㉠	㉡
①	확인규제(identified regulation)	의무감규제(introjected regulation)
②	외적규제(external regulation)	의무감규제(introjected regulation)
③	내적규제(internal regulation)	확인규제(identified regulation)
④	의무감규제(introjected regulation)	확인규제(identified regulation)

> **TIP** ㉠ 확인규제 : 개인적으로 설정한 목표 때문에 행동을 실천(건강 증진, 외모 개선 등)
> ㉡ 의무감규제 : 죄책감이나 불안 같은 내적인 압력에 의해 행동

Answer 9.③ 10.①

11 〈보기〉는 성취목표성향 이론에서 자기목표성향(ego – goal orientation)과 과제목표성향(task – goal orientation)에 관한 예시이다. 이에 대한 해석이 옳은 것은?

보기

인호와 영찬이는 수업에서 테니스를 배운다. 이 둘은 실력이 비슷하다. 하지만 수업에서 인호는 테니스 기술을 배우는 것보다 다른 친구와 테니스 게임을 하여 이기는 것을 좋아한다. 반면에 영찬이는 테니스 기술에 중점을 두며 테니스 기술을 연마할 때마다 뿌듯해 한다.

---

① 영찬이는 실현 불가능한 과제를 자주 선택할 것이다.
② 인호는 자신의 기술향상을 위하여 개인 노력을 중시한다.
③ 인호는 영찬이를 이겼을 때 자신이 잘해서 승리하였다고 생각한다.
④ 인호는 학습의 증진과 연관된 자기 – 참고적(self – referenc)인 목표를 가진 학생이다.

> **TIP** 인호는 자기성향인, 영찬이는 과제성향인이다.
> ① 영찬이는 실현 가능하면서도 약간 어려운 과제를 선택하는 경향이 있다.
> ② 영찬이는 자신의 기술향상을 위하여 개인 노력을 중시한다.
> ④ 영찬이는 학습의 증진과 연관된 자기 – 참고적(self – reference)인 목표를 가진 학생이다.
> ※ Nicholls의 성취목표 성향이론
> ㉠ 과제성향인
> • 비교의 준거가 자신이 되는 것
> • 남과의 비교보다는 자신의 기술향상에 더 많은 관심
> • 노력에 귀인
> • 행동 : 새로운 과제에 대해 개방적이고 모험적인 태도, 높은 수준의 성취도
> • 정서 : 긍정적, 즐거움, 성공에서 오는 자부심, 노력부족으로 인한 실패에 대한 죄책감
> ㉡ 자기성향인
> • 비교의 준거가 타인이 되는 것
> • 남과 비교하고, 남을 이기는데 있다.
> • 능력에 귀인
> • 행동 : 쉬운 과제 선택, 새로운 것에 도전하려는 의지 부족, 낮은 수준의 성취도
> • 정서 : 부정적, 지루함, 실패 후의 부정적 정서

Answer 11.③

12 〈보기〉의 운동기능 연습법 내용과 관련 있는 것은?

보기

각 부분을 따로 연습한 후 전체 기술을 종합적으로 연습하는 순수분습법(pure - part practice)과 전체 운동기술 중에 첫 번째와 두 번째 요소를 각각 연습한 후 그 두 요소를 결합하고 이후 다음 요소를 다시 연습하는 과정을 거쳐 전체 기술을 습득해가는 점진적 분습법(progressive - part practice)으로 구분된다.

① 분절화
② 부분화
③ 분산연습
④ 집중연습

> **TIP** ① 분절화 : 학습할 전체 기술을 특정한 시·공간적인 영역으로 나누어 연습한 후, 각각의 기술이 특정수준에 도달하게 되면, 전체 기술로 결합하여 연습하는 방법
> ② 부분화 : 운동 과제에 포함되는 하위 요소를 하나 또는 둘 이상으로 분리하여 각각 연습하는 방법
> ③ 분산 연습 : 단순, 과제 수행에 많은 주의 요구, 피로감이 클 때, 연습 후기 동작에 익숙했을 때, 부상에서 회복기에 선택
> ④ 집중 연습 : 복잡, 과제 수행에 적은 주의 요구, 피로감이 적을 때, 연습 초기 동작이 생소할 때, 연습을 집중적으로 해야 할 때

13 특성불안을 측정하는 검사지는?

① SCQ(Sport Cohesion Questionnaire)
② SCAT(Sport Competitive Anxiety Test)
③ CSAI - 2(Competitive State Anxiety Inventory - 2)
④ 16PF(Cattell's Sixteen Personality Factor Questionnaire)

> **TIP** ② Martens는 1977년 스포츠 경쟁불안검사(Sport Competitive Anxiety Test : SCAT)를 개발하였다. 이는 스포츠 경쟁상황에서 선수의 불안 정도를 측정할 수 있는 심리측정방법으로써 아동용과 성인용의 두 가지가 있다. SCAT는 15문항으로 스포츠 상황에서의 불안은 경쟁으로부터 발생하는 것이며, 나아가 스포츠 상황의 불안을 보다 직접적으로 측정하기 위해서는 스포츠 상황에서의 경쟁을 염두에 둔 구체적인 불안 측정검사가 구안되어야 한다고 하였다.

Answer 12.① 13.②

14 〈보기〉의 ⑦~ⓒ에 들어갈 운동발달의 단계를 바르게 나열할 것은?

보기

반사운동단계 → (⑦) → (ⓒ) → 스포츠기술단계 → (ⓒ) → 최고수행단계 → 퇴보단계

	⑦	ⓒ	ⓒ
①	초기움직임단계	성장과 세련단계	기본움직임단계
②	초기움직임단계	기본움직임단계	성장과 세련단계
③	기본움직임단계	성장과 세련단계	초기움직임단계
④	기본움직임단계	초기움직임단계	성장과 세련단계

＞TIP 운동발달의 단계

시기	태아기	유아기		아동기(전)	아동기(후)	청소년기	성인기	노년기
연령	임신	출생	6개월	2세	6세	12세	18세	30세
발달단계	반사운동단계	초보운동단계		기본운동단계	스포츠 기술단계	성장과 세련단계	최고 수행단계	퇴보단계

15 와인버그(R.S. Weinberg)와 굴드(D. Gould)의 바람직한 처벌 행동 지침에 관한 내용으로 옳지 않은 것은?

① 사람이 아니라 행동을 처벌한다.

② 동일한 규칙위반에 대해서는 동일하게 처벌한다.

③ 연습 중에 실수한 것에 대해서는 가볍게 처벌한다.

④ 규칙위반에 관한 처벌규정을 만들 때 선수의 의견을 반영한다.

＞TIP 바람직한 처벌 행동 지침(Weiner & Gould)
⑦ 동일한 규칙위반에 대해서는 누구든지 관계없이 동일한 처벌을 하는 일관성을 지킨다.
ⓒ 사람이 아니라 행동을 처벌한다.
ⓒ 규칙 위반에 관한 처벌 규정을 만들 때 선수의 의견을 반영한다.
ⓔ 신체활동을 처벌로 이용하지 않는다.
ⓜ 개인적 감정으로 처벌하지 않는다.
ⓗ 연습 중에 실수한 것에 대해서는 처벌하지 않는다.
ⓢ 전체 선수나 학생 앞에서 개인 선수에게 창피를 주지 않는다.
ⓞ 처벌이 필요할 때에는 단호함을 보인다.

Answer 14.② 15.③

16 스포츠심리상담에서 상담자가 활용할 수 있는 기법에 관한 설명으로 옳지 않은 것은?

① 적극적 경청 : 내담자의 말에 적절하게 행동으로 반응한다.

② 관심집중 : 내담자의 말이 끝날 때까지 내담자를 계속 관찰한다.

③ 신뢰형성 : 내담자 개인의 정신적 고민이나 감정적 호소에 귀 기울인다.

④ 공감적 이해 : 내담자에게는 생각할 시간을 충분히 주고, 상담자는 반응을 짧게 한다.

> **TIP** 관심집중의 방법
> ㉠ 내잠자를 향해서 앉는다.
> ㉡ 팔짱을 끼거나 다리를 꼬아 앉은 자세를 취하지 않는다.
> ㉢ 때때로 상대방을 향해 몸을 기울여 앉는다.
> ㉣ 시선을 통한 접촉을 적절히 한다.
> ㉤ 긴장을 푼다.

17 운동발달에 관한 설명으로 옳지 않은 것은?

① 운동발달에는 개인차가 존재한다.

② 운동발달 과정에는 민감기(sensitive period)가 있다.

③ 운동발달은 운동행동이 연속적으로 변화하는 과정이다.

④ 운동발달 상황에서 공통적으로 나타나는 행동을 개체발생적 운동행동이라고 한다.

> **TIP** ④ 개체발생적 운동행동은 환경적 요인에 영향을 받아 학습 과정을 통하여 획득되는 운동행동을 말한다. 이는 성숙에 의해 자동화되는 것이 아니라 일정 시기동안의 꾸준한 연습과 경험을 통해 형성된다.

18 신체활동은 일련의 단계를 거쳐 변화한다는 것을 기본적인 전제로 하는 운동행동이론은?

① 계획행동이론(theory of planned behavior)

② 건강신념모형(health belief model)

③ 변화단계이론(transtheoretical model)

④ 합리적 행동이론(theory of reasoned action)

> **TIP** ③ 변화단계이론에서는 행동이 변화되는 과정을 비선형적으로 본다. 원인과 결과가 직선적으로 나타나기 보다는 역동적이며, 불안정한 상태를 보인다는 것이다. 같은 단계에 속한 사람들끼리 유사한 특성을 지니고, 다른 단계에 속한 사람과는 특성에서 차이가 있다. 한 단계에서 다른 단계로 옮겨가기 위해서는 반드시 정해진 과제를 달성해야 한다는 특징이 있고, 단계는 상위로 높아질 수도 있지만 정체 또는 퇴보도 가능하다.

Answer 16.② 17.④ 18.③

19 〈보기〉의 내용과 관련 있는 불안이론은?

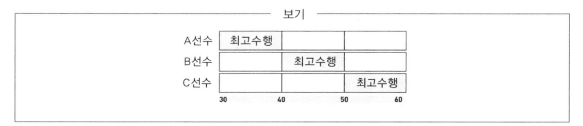

① 적정수준이론(optimal level theory)

② 전환이론(reversal theory)

③ 다차원불안이론(multidimensional anxiety model)

④ 최적수행지역이론(zone of optimal functioning theory)

> **TIP** ④ 불안과 운동수행 사이의 역U자 관계에 대한 대안으로 Yuri Hanin가 제안했다. 개개인의 선수가 최고의 수행을 발휘할 때 자신만의 고유한 불안수준이 있다는 이론이다.

20 사회적 태만(social loafing) 현상을 극복하기 위한 지도전략으로 옳지 않은 것은?

① 사회적 태만 허용상황을 미리 설정하지 않게 한다.

② 대집단보다는 소집단(포지션별)을 구성하여 훈련한다.

③ 지도자는 선수 개개인의 노력을 확인하고 이를 인정한다.

④ 선수들이 자신의 포지션뿐만 아니라 다른 역할도 경험하게 한다.

> **TIP** 사회적 태만 현상 극복하는 방법
> ㉠ 개인 노력의 확인 : 사회적 태만은 개인 노력의 확인과 평가에 따라 달라진다. 팀 속에서 개인이 얼마만큼의 노력을 했는지 확인할 수 있다면, 개개 선수는 더 이상 익명으로 남을 수 없기 때문에 사회적 태만이 줄어든다.
> ㉡ 사회적 태만 허용 상황의 규정 : 훈련의 강도가 너무 강한 경우에는 강도를 풀어주거나 게임 위주의 재미있는 연습법을 개발해야 한다. 강약을 조절하는 훈련을 하면, 사회적 태만을 막고 최상의 팀 전력을 유지할 수 있다.
> ㉢ 선수(학생)와 대화하기 : 선수가 게으름을 피울 때, 그 이유에 대해 선수와 대화를 나눌 필요가 있다. 선수가 100% 노력을 발휘하지 않는 까닭을 알아내기 위해서는 선수의 입장을 잘 들어야 한다.
> ㉣ 개인의 공헌을 강조하기 : 팀 전체의 단합만을 강조하면, 팀에서 각자의 역할이 얼마나 중요한지를 간과할 수도 있다. 따라서 각자가 팀에서 어떤 책임이 있고, 팀을 위해 무슨 일을 할 수 있는지를 생각할 수 있는 기회를 자주 마련해야 한다.

Answer 19.④ 20.①

4 스포츠윤리

1 스포츠윤리의 목적으로 적절하지 <u>않은</u> 것은?

① 스포츠 행위의 공정한 조건을 제시한다.

② 의도적 반칙에 대한 정당화의 근거를 제시한다.

③ 스포츠를 통한 도덕적 자질과 인격 함양을 추구한다.

④ 스포츠맨십, 페어플레이 등 스포츠윤리 규범을 통한 바람직한 공동체의 모습을 제시한다.

> **TIP** ② 의도적 반칙은 스포츠윤리에 관한 근본적인 숙고를 요구한다.

2 〈보기〉에서 ㉠, ㉡에 들어갈 용어가 바르게 연결된 것은?

—— 보기 ——

스포츠에서 일어나는 사건이나 현상에 대한 사유작용을 판단이라고 한다. 판단은 크게 사실판단과 가치판단으로 구분된다. 사실판단은 실제 스포츠에서 일어난 사건과 현상에 대한 진술을 말한다. 따라서 (㉠)을/를 가릴 수 있다. 이에 비해 가치판단은 옳고 그름 혹은 바람직하거나 그렇지 못한 것 등 가치에 대한 진술로 이루어진다. 가치판단은 주로 (㉡)에 근거한다.

	㉠	㉡
①	진위	당위
②	진위	허위
③	진리	상상
④	진리	선택

> **TIP** ㉠ 참과 거짓 또는 진짜와 가짜를 통틀어 이르는 말
> ㉡ '있어야 하는 것'을 뜻하는 윤리학 · 철학 용어

Answer 1.② 2.①

3 〈보기〉에서 설명하는 스포츠윤리 규범은?

보기

스포츠의 규범은 근대스포츠의 탄생과 밀접한 연관을 갖는다. 규칙의 준수가 근대 시민 계급의 도덕성 함양에 기여할 수 있다고 여겨지면서 하나의 윤리규범으로 정착하였다. 특히 진실과 성실의 정신(spirit of truth and honest)을 바탕으로 경기에 임하는 도덕적 태도와 같은 의미로 쓰이면서 오늘날 스포츠의 보편적인 윤리 규범이 되었다.

① 유틸리티(utility)

② 테크네(techne)

③ 젠틀맨십(gentlemanship)

④ 페어플레이(fairplay)

> **TIP** ① 실용성, 유용성
> ② 일반적인 규칙에 관한 지식에 따라 일정한 기술에 입각한 인간의 제작활동 일체
> ③ 매너, 지켜야 할 도리

4 〈보기〉의 ( ) 안에 들어갈 용어로 적절한 것은?

보기

운동선수로서 아무리 뛰어난 능력을 갖추었더라도 인간의 본질인 도덕성(덕)이 부족하면 훌륭한 선수가 될 수 없다. 이런 까닭에 운동선수에게는 두 가지 (   )이/가 동시에 요구된다. 즉 신체적 탁월성과 도덕적 탁월성을 겸비하였을 때 비로소 훌륭한 선수가 되는 것이다.

① 아곤(agon)   ② 퓌시스(physis)

③ 로고스(logos)   ④ 아레테(arete)

> **TIP** ① 경쟁, 승리
> ② 자연, 존재물, 피조물
> ③ 진리

Answer 3.④ 4.④

5 〈보기〉의 ( ) 안에 들어갈 용어와 대표적인 사상가가 바르게 연결된 것은?

> ─ 보기 ─
>
> 스포츠에서 도덕법칙은 "승리를 원한다면 열심히 훈련하다.", "위대한 선수가 되기 위해서는 스포츠맨십에 충실하라." 등과 같이 가언적으로 주어지지 않고, 어떠한 경우에도 선수의 의무로서 반드시 행하라는 ( ) 명령의 형태로 존재한다.

① 공리적 – 칸트(I. Kant)
② 공리적 – 밴덤(J. Bentham)
③ 정언적 – 칸트(I. Kant)
④ 정언적 – 밴덤(J. Bentham)

> **>TIP** ③ 칸트가 말하는 '정언'은 조건이 없다는 뜻이다. 이를테면 어떤 정치인이 떠도는 추문을 '정언적'으로 부인한다면, 단지 강한 어조로 부인한다는 뜻만은 아니다. 조건 없이, 어떤 흠결이나 예외도 없이 부인한다는 뜻이다.

6 〈보기〉에서 설명하는 윤리 이론은?

> ─ 보기 ─
>
> • 윤리적 가치의 근거를 페미니즘에서 찾음
> • 이성의 윤리가 아닌 감성의 윤리
> • 경기에 처음 출전하는 후배를 격려하는 선배의 친절
> • 근육 경련을 일으킨 상대 선수를 걱정하고 보살피는 행위
> • 타자의 요구와 정서에 공감하고 대응하는 것이 도덕의 출발임

① 공리주의   ② 의무주의
③ 배려주의   ④ 대지윤리

> **>TIP** ① '최대 다수의 최대 행복'을 추구함으로써 개인의 쾌락과 사회 전체의 행복을 조화시키려는 사상이다.
> ② 행위의 결과와는 상관없이 도덕 행위의 본래적인 가치인 '규범에 복종해야 할 의무'를 주장하는 도덕 이론을 말한다.
> ④ 대지윤리에서는 인간뿐만 아니라 동식물은 물론 물, 토양, 공기 등을 아우르는 대지까지 도덕적인 대상으로 확대하여 포함시킴으로써, 이 모두를 도덕적으로 고려하는 입장을 취한다.

Answer   5.③   6.③

7 〈보기〉의 ㉠, ㉡에 해당하는 정의의 유형은?

> ───── 보기 ─────
>
> 라우 : 스포츠는 ㉠동등한 조건의 참가와 동일한 규칙의 적용이 이루어져야 해.
> 형린 : 그런데 모든 것이 동등하지는 않아. 피겨스케이팅과 다이빙에서 ㉡높은 난이도의 연기를 펼친 선수는 그렇지 않은 선수보다 더 높은 점수를 받아야 해. 이것도 정의의 원칙이라고 할 수 있어.

	㉠	㉡		㉠	㉡
①	분배적	절차적	②	평균적	분배적
③	평균적	절차적	④	분배적	평균적

> ▶TIP ㉠ 평균적 정의는 모든 사람이 동등한 대우를 받아야 한다는 가치이다.
> ㉡ 분배적 정의란 사회 구성원 각자가 자신이 향유하여야 할 사회적 경제적 가치의 응분(應分)의 몫을 누리는 상태를 의미한다.

8 스포츠에서 발생하는 인종차별에 해당하는 것은?

① 생물학적 환원주의　　　　　　　　② 지속가능한 발전
③ 게발트(Gewalt)　　　　　　　　　④ 아파르트헤이트(Apartheid)

> ▶TIP ④ 아파르트헤이트(Apartheid)는 아프리칸스어로 분리, 격리를 뜻하며, 냉전 당시부터 남아프리카 공화국 국민당 정권이 실시한 인종차별 정책을 말한다.

9 〈보기〉의 폭력에 관한 설명과 관계 깊은 사상가는?

> ───── 보기 ─────
>
> • 학교 스포츠에서 선수에게 폭력을 가하는 감독도 한 가정의 평범한 가장이다.
> • 운동 중 체벌을 가하는 것은 좋은 성적을 거두어야 하는 감독의 직업적 행동이다.
> • 후배들에게 체벌을 가한 것은 감독의 지시에 따른 행동으로 나의 책임이 아니다.
> • 폭력은 괴물이나 악마처럼 괴이한 존재가 아니라 평범한 일상 속에 함께 있다.
> • 악(폭력)을 멈추게 할 유일한 방법은 생각과 반성이다.

① 뒤르켐(E. Durkheim)　　　　　　② 홉스(T. Hobbes)
③ 지라르(R. Girard)　　　　　　　　④ 아렌트(H. Arendt)

> ▶TIP ④ 한나 아렌트는 악의 평범성을 주장하였다. 즉, 자기가 하고 있는 일에 끊임없이 의문을 제기하지 않는 평범한 사람은, 부당한 권위에도 의문을 제기하지 않고 그 권위에 동조되어 언제든지 악을 저지를 수 있는 잠재성을 지니고 있다는 것이다.

Answer 7.② 8.④ 9.④

10 〈보기〉의 내용에 해당하는 반칙은?

─────── 보기 ───────

A팀과 B팀의 농구 경기는 종료까지 12초가 남았다. A팀은 4점 차로 지고 있고 팀 파울에 걸렸다. B팀이 공을 잡자 A팀의 한 선수가 B팀 선수에게 반칙을 해서 자유투를 유도한 후, 공격권을 가져오려고 한다.

① 의도적 구성 반칙

② 비의도적 구성 반칙

③ 의도적 규제 반칙

④ 비의도적 규제 반칙

> **TIP** ⊙ 구성적 규칙 : 스포츠 경기를 진행하는 방법을 규정짓는 것으로 스포츠를 수행하는 목적, 수단, 공간, 시간, 용품, 벌칙 등을 정하는 것
> ⓛ 규제적 규칙 : 각 종목의 특성에 따라 적용되는 규칙에 의해 수행되는 개인적 행동규제
> ⓒ 형식주의 : 경기규칙에 명시되어 있는 것만을 규칙으로 보는 견해
> ② 비형식주의 : 경기마다 규칙뿐만 아니라 관습이라고 하는 윤리적인 면도 규칙에 포함시키려는 견해

11 국민체육진흥법 제18조의3(2020. 8. 18, 일부개정)에 의거하여 체육의 공정성 확보와 체육인의 인권보호를 위해 설립된 단체는?

① 스포츠윤리센터

② 클린스포츠센터

③ 스포츠인권센터

④ 선수고충처리센터

> **TIP** ② 대한체육회가 2017년 5월부터 지금까지 자체적으로 운영하고 있는 스포츠 비리 상담 · 신고기구다.
> ③ 지도자나 선배, 동료로부터 인권침해를 당했거나, 주변의 선수가 피해당하고 있는 사실을 신고할 수 있는 기구다.
> ④ 선수 권익보호와 고충처리, 선수보호 모니터링을 위하여 설차·운영하는 기구이다.

Answer 10.③ 11.①

12 〈보기〉의 ㉠, ㉡에 해당하는 유교 사상이 바르게 묶인 것은?

보기

㉠ 공자는 "내가 원하지 않는 일을 남에게 하지 말라(己所不欲 勿施於人)"는 원리를 인간관계의 기본적인 행위 준칙으로 보았다. 내가 원하지 않는 것은 타인도 원하지 않을 것이라는 동등고려(equal consideration)의 원리는 스포츠맨십의 바탕이기도 하다. 스포츠맨십은 하지 말아야 할 행위를 하지 않는 것이 아니라 스스로 원하지 않는 것을 상대 선수에게 행하지 않는 원리를 실천하는 것이다.

㉡ 사회구성원의 모든 행위가 그 이름(역할)에 적합하도록 행해야 한다는 도덕적 요구를 말한다. "임금은 임금답고 신하는 신하다우며, 아버지는 아버지답고 자식은 자식다워야 한다(君君臣臣 父父子子)"는 주문으로 각자에게 주어진 이름과 역할에 걸맞게 행동하라는 도덕적 명령이다. 스포츠인을 스포츠인답게 만드는 것이 곧 스포츠맨십이다.

	㉠	㉡		㉠	㉡
①	충(忠)	예시예종(禮始禮終)	②	서(恕)	정명(正名)
③	충(忠)	절차탁마(切磋琢磨)	④	서(恕)	극기복례(克己復禮)

>TIP ㉠ 서(恕) : 용서하는 마음이고 어진 마음으로 다른 사람의 마음과 내 마음이 같이 공감하는 마음이다. 나를 미루어 남을 생각하는 마음이며, 자신이 바라지 않는 것은 남에게도 베풀지 알는 그런 마음이다.
㉡ 정명사상 : 명나라를 정치로 바로 잡겠다는 공자의 사상으로 자기 맡은 본분에서 덕을 쌓고 책임을 다하라는 의미이다.

13 〈보기〉의 ㉠에 해당하는 레스트(J. Rest)의 도덕성 구성요소는?

보기

상빈 : 직업 선수에게 가장 중요한 것은 무엇이라고 생각해?
미라 : 연봉이지! 직업 선수의 연봉이 그 선수의 능력을 나타내는 것이라고 생각해.
　　　 나는 작년 성적이 좋아서 올해 연봉이 200% 인상되었어.
은숙 : 연봉은 매우 중요하지. 하지만 ㉠나는 연봉, 명예 등의 가치보다 스포츠인으로서 스포츠맨십과 페어플레이가 가장 중요한 가치라고 생각해.

① 도덕적 감수성(moral sensitivity)　　② 도덕적 판단력(moral judgement)
③ 도덕적 동기화(moral motivation)　　④ 도덕적 품성화(moral character)

>TIP ③ 내가 왜 그렇게 행동하는가? 라는 내면의 인식에서부터 나온 것으로, 행위자로 하여금 상황을 도덕적 시각으로 꿰뚫어보고, 그 안에서 올바른 결정을 내릴 수 있도록 하는 역할을 한다.
① 나의 행위로 인해 다른 사람이 피해를 받지 않는지, 그러면서 다른 사람들을 헤아릴 수 있는 마음이다.
② 도덕적 선택을 할 때, 인간의 복지와 사회, 정의에 대한 개인적 가치가 인지적, 발달적으로 사고하는 과정을 의미하는 것이다.
④ 방심과 유혹들에 저항해 도덕적 실천에 이르는 것으로 신념과 결단을 실전으로 옮길 수 있는 근성과 의지이다.

Answer　12.②　13.③

14 사상가와 스포츠를 통한 도덕교육 방법이 바르게 연결되지 <u>않은</u> 것은?

① 루소(J. Rousseau) – 어린 시절부터 다양한 신체활동을 통해 성평등, 동료애, 공동체에서의 협력과 책임을 지는 습관을 길러준다.

② 베닛(W. Benneitt) – 스포츠 상황에서 발생하는 다양한 사건에 대한 논리적 추론과 가치명료화 등을 통해 도덕적 판단 능력을 길러준다.

③ 위인(E. Wynne) – 스포츠 경기의 전통을 이해하고, 규칙 준수 등의 바람직한 행동을 습관화할 수 있도록 가르친다.

④ 콜버그(L. Kohlberg) – 스포츠에서 발생하는 도덕적 딜레마에 대한 토론을 통해 도덕적 갈등상황을 이해하고, 자율적으로 대처할 수 있도록 가르친다.

> **TIP** ② 래스 – 스포츠 상황에서 발생하는 다양한 사건에 대한 논리적 추론과 가치명료화 등을 통해 도덕적 판단 능력을 길러준다.

15 장애차별 없는 스포츠의 조건에 해당하지 <u>않는</u> 것은?

① 장애인이 원하는 장소와 시간을 확보해야 한다.

② 대회의 참여와 종목의 선택은 감독에게 맡긴다.

③ 활동에 필요한 장비 및 기구의 재정적인 지원이 확보되어야 한다.

④ 다양한 사람과의 관계를 통해 사회성 함양의 기회를 주어야 한다.

> **TIP** 장애차별 없는 스포츠의 조건
> ㉠ 기회제공
> ㉡ 제정지원
> ㉢ 계속적인 활동
> ㉣ 선택의 기회
> ㉤ 다양한 사람과의 만남

Answer 14.② 15.②

16 〈보기〉의 (   ) 안에 들어갈 사상가는?

보기

(   )은/는 "도덕적 가치들은 중요한 타자들(significant others)이 어떻게 행동하고 있는가를 관찰하는 것에 의하여 학습된다."고 하였다. 스포츠 도덕교육에서 스포츠지도자는 중요한 타자에 해당된다. 스포츠의 도덕적 가치는 스포츠지도자의 도덕적 모범에 의해 학습되어지며, 참여자는 스포츠지도자를 통해 관찰합습과 사회적 모델링을 하게 된다.

① 맥페일(P. McPhail)
② 피아제(J. Piajet)
③ 피터스(R. Peters)
④ 콜버그(L. Kohlberg)

>TIP ① 온정과 공감적 이해를 도덕교육의 기초로 삼고 접근하는 맥페일은 청소년들의 상호작용 관계를 분석한 결과 인간의 기본적 욕구는 다른 사람과 함께 지내고 싶고 사랑하고 또 사랑받고 싶어 하는데 있음을 확인하였다. 그의 연구에 의하면 청소년들은 자신에 대한 좋은 대우란 바로 자신의 욕구, 느낌 그리고 관심을 고려해 주는 것이라고 대답했으며 인간 사이의 개방성과 상호성 그리고 온정적 고려가 절실히 필요함을 보여주었다.

---

17 〈보기〉의 ㉠, ㉡에 해당하는 도덕 원리의 검토 방법이 바르게 묶인 것은?

보기

㉠ '나 혼자 의도적 파울을 하는 것은 괜찮겠지'라는 판단은 '모든 선수가 의도적 파울을 한다면'이라는 원리에 비추어 검토한다.
㉡ '부상단한 선수를 무시하고 경기를 진행하라'는 주장의 지시에 '자신이 부상당한 경우를 가정하여 판단해 보라'고 이야기한다.

	㉠	㉡
①	포섭검토	보편화 결과의 검토
②	반증 사례의 검토	포섭검토
③	역할 교환의 검토	보편화 결과의 검토
④	보편화 결과의 검토	역할 교환의 검토

>TIP ㉠ 보편화 결과 검사란 문제가 되는 도덕 원리를 모든 사람이 채택할 때 일어날 수 있는 결과를 고려하여 그 원리가 타당한지를 평가하는 검사이다. 만일, 어떤 도덕 원리가 보편화 결과 검사를 통과하지 못한다면 그 원리는 도덕적으로 정당화될 수 없다.
㉡ 역할 교환 검사는 상대방의 입장에서 생각해 보는 방법으로 '역지사지'라고 부를 수 있다.

Answer 16.① 17.④

18 스포츠에서 공격이 윤리적이야 하는 이유의 근거로 적절하지 <u>않는</u> 것은?

① 타인의 탁월성 발휘를 침해하지 않아야 하기 때문이다.
② 파괴적인 것이 아니라 합리적인 방법과 전술의 개발 등 생산적이어야 하기 때문이다.
③ 공격 당사자의 본능, 감정, 의지를 폭력적인 수단을 통해 관철해야 하기 때문이다.
④ 규칙의 범위 내에서 공격과 방어의 교환이라는 소통의 구조를 가져야 하기 때문이다.

>**TIP** ③ 폭력은 다른 사람의 의도에 반해 특정 의도를 관철시키기 위해 강제수단을 행사하는 것으로, 공격 당사자의 본능, 감정, 의지를 폭력적인 수단을 통해 관철하여서는 안 된다.

19 스포츠에 도입된 과학기술의 긍정적인 효과로 적절하지 <u>않은</u> 것은?

① 운동선수의 인격 형성에 기여한다.
② 기록의 객관성과 신뢰성을 높인다.
③ 운동선수의 안전과 부상 방지에 도움을 준다.
④ 오심과 편파판정을 최소화하여 경기의 공정성을 향상시킨다.

>**TIP** ① 과학기술의 효과가 아니라 전인교육의 효과이다.

20 스포츠 규칙의 원리로 적절하지 <u>않은</u> 것은?

① 편파성
② 임의성(가변성)
③ 제도화
④ 공평성

>**TIP** ① 편파성은 어느 한쪽으로 치우쳐 공정성을 잃는 성질로, 스포츠 규칙의 원리에 해당하지 않는다.

Answer   18.③   19.①   20.①

1 〈보기〉의 ㉠~㉣에 해당하는 용어를 바르게 나열한 것은?

> ──────── 보기 ────────
>
> • 골격근은 (㉠)신경계의 조절에 의해 (㉡)으로 수축한다.
> • 걷기와 같은 저강도 운동 중에는 (㉢) 섬유가 주로 동원되고 전력 질주와 같은 고강도 운동 중에는 (㉣) 섬유가 주로 동원된다.

	㉠	㉡	㉢	㉣
①	자율	수의적	type Ⅰ	type Ⅱ
②	체성	불수의적	type Ⅱ	type Ⅰ
③	자율	불수의적	type Ⅱ	type Ⅰ
④	체성	수의적	type Ⅰ	type Ⅱ

> **TIP** • 골격근의 수축은 체성 신경계인 운동신경의 지배를 받으며 수의적 조절에 따라 일어난다.
> • 걷기와 같은 저강도 운동에는 주로 지근섬유(Type I)가 동원되며, 달리기와 같은 더 높은 강도의 운동에는 추가적으로 속근 섬유(Type II)가 동원된다.

2 안정 시와 운동 중 에너지 소비량 측정 및 추정에 관한 설명으로 옳지 않은 것은?

① 직접 열량 측정법은 열 생산을 측정함으로써 에너지 소비량을 측정한다.

② 간접 열량 측정법은 산소 소비량과 이산화탄소 배출량을 이용하여 에너지 소비량을 추정한다.

③ 호흡교환율은 질소 배출량과 산소 소비량의 비율을 의미하며, 체내 지방과 단백질의 대사 이용 비율을 추정한다.

④ 이중표식수(doubly labeled water) 검사법은 동위원소 기법을 사용해 에너지 소비량을 추정한다.

> **TIP** ③ 호흡교환율(RER ; respiratory exchange ratio)이란 섭취한 산소분의 배출한 이산화탄소를 말한다. 호흡교환율을 통해 에너지대사를 알아볼 수 있으며 운동강도를 짐작해 볼 수 있다.

Answer 1.④ 2.③

3 운동 중 심근(myocardium)으로 혈액을 공급하는 동맥은?

① 관상동맥

② 폐동맥

③ 하대동맥

④ 상대동맥

>**TIP** ① 심장 근육에 산소와 혈액을 공급하는 혈관은 관상동맥이다.

4 해수면과 비교하여 고지 환경에서 운동 시 생리적 반응으로 옳지 않은 것은?

① 최대하 운동 시 폐환기량이 증가한다.

② 최대하 운동 시 심박수와 심박출량은 감소한다.

③ 최대하 운동 시 동맥혈 산화헤모글로빈 포화도는 감소한다.

④ 무산소 운동능력보다 유산소 운동능력이 더 감소한다.

>**TIP** ② 최대하 운동 시 심박수와 심박출량은 증가한다.

5 유산소 트레이닝에 의한 골격근의 적응 현상으로 옳지 않은 것은?

① 모세혈관의 밀도 증가

② TypeⅡ 섬유의 현저한 크기 증가

③ 마이오글로빈의 함유량 증가

④ 미토콘드리아의 수와 크기 증가

>**TIP** ② 유산소 트레이닝 이후에 TypeⅠ 섬유의 비대가 일어난다.

Answer 3.① 4.② 5.②

6 〈보기〉에서 운동 중 호흡계 전도영역의 기능으로만 묶인 것은?

─── 보기 ───

㉠ 호흡하는 공기에 습기를 제공한다.
㉡ 폐포의 표면장력을 감소시키는 표면활성제(surfactant)를 제공한다.
㉢ 공기를 여과하는 역할을 한다.
㉣ 호흡가스 확산을 증가시킨다.

① ㉠, ㉡   ② ㉠, ㉢
③ ㉡, ㉢   ④ ㉢, ㉣

> **TIP** ② 전도영역은 호흡시 공기의 통로가 되는 부분으로 코, 비강부터 인두, 후두, 기관, 기관지 및 종말세기관지로 구성되며, 가스 교환이 일어나지 않는 부위이다.

7 〈보기〉의 내용 중 옳은 것으로만 묶인 것은?

─── 보기 ───

㉠ 유산소 시스템 : 장시간의 운동 시 글루코스 외에도 유리지방산을 이용하여 ATP합성
㉡ 유산소 시스템 : 세포질에서 크렙스회로와 전자전달계를 통해 ATP 합성
㉢ 무산소 해당 시스템 : 혈액 혹은 글리코겐으로부터 얻어진 포도당을 피루브산으로 분해
㉣ 무산소 해당 시스템 : 산화적 인산화를 통해 피루브산을 젖산으로 분해
㉤ ATP – PCr 시스템 : 세포 내 ADP 또는 Pi의 농도가 증가할 때 포스포프록토키나아제(PFK)를 활성화시켜 ATP 합성
㉥ ATP – PCr 시스템 : 단시간의 폭발적인 힘을 발휘하는 운동 시 PCr이 분해되며 발생한 에너지를 이용하여 ATP 합성

① ㉠, ㉢, ㉥   ② ㉠, ㉣, ㉤
③ ㉡, ㉢, ㉥   ④ ㉡, ㉣, ㉤

> **TIP** ㉠ 유산소 시스템은 미토콘드리아 내에서 일어나며, 유산소성 해당과정을 거쳐 ATP를 형성하는 시스템으로 에너지원으로 탄수화물, 지방, 단백질을 사용한다.
> ㉢ 포도당이 분해되면 피루브산(pyruvate) 또는 젖산(lactate)으로 나누어서 전환되며, 이때 유산소 수준의 운동시에는 피루브산으로, 무산소 수준의 운동에는 젖산으로 전환된다.
> ㉥ 운동 시작단계에서는 근육속의 소량의 ATA를 끌어다가 처음 3초간 에너지를 즉각적으로 공급하고, 이것이 소비되면 다시 근육내에 저장한 크레아틴-인산을 분해해서 ATA로 만들어서 에너지를 공급하게 되는데 이 과정이 인원질 시스템(ATP-PC)이다.

Answer 6.② 7.①

8 〈보기〉의 ㉠, ㉡에 들어갈 호르몬이 바르게 연결된 것은?

─── 보기 ───

규칙적인 신체활동을 통해 골형성을 자극하거나 활동부족으로 골손실을 자극하는 칼슘(Ca^{2+}) 조절 호르몬의 역할에 대한 설명이다.

- (㉠)은 혈중 칼슘 농도가 증가하면 뼈의 칼슘 방출을 감소시킨다.
- (㉡)은 혈중 칼슘 농도가 감소하면 뼈의 칼슘 방출을 증가시킨다.

㉠	㉡
① 인슐린	부갑상선호르몬
② 안드로겐	티록신
③ 칼시토닌	부갑상선호르몬
④ 글루카곤	티록신

> **TIP** ㉠ 칼시토닌은 갑상선에서 분비되며, 부갑상선호르몬과 비타민 D와는 반대기능을 하므로 혈중 칼슘농도가 정상 이상으로 높아졌을 경우에 자극받는다. 칼시토닌은 뼈 속의 칼슘 방출을 막고, 신장에서 소변을 통해 칼슘의 배설을 증가시킴으로써 혈중 칼슘농도를 저하 시킨다.
> ㉡ 부갑상선호르몬의 분비는 칼슘수치를 상승시키고 비타민 D의 전환을 증가시킨다. 과다하게 부갑상샘 호르몬이 분비되면 뼈의 칼슘 농도가 낮아져 골다공증과 다른 조직이 석회화될 수 있다.

9 근섬유(muscle fiber) 및 근원섬유(myofibril)에 관한 설명으로 옳은 것은?

① 근섬유는 여러 개의 핵을 가진 다른 세포들과 다르게 단핵세포로 구성된다.

② 근섬유는 결합조직인 근내막(endomysium)으로 싸여 있다.

③ 근원섬유는 근세포라 불리며, 가는 세사와 굵은 세사로 구성된다.

④ 근원섬유의 막 주위에는 위성세포(satellite cells)가 존재한다.

> **TIP** ① 근섬유는 하나의 근육세포지만 배아 발달시기에 여러 세포들이 하나의 세포로 융합되어 생성되므로 핵을 여러 개 갖게 된다.
> ③ 근원섬유는 근섬유의 세포질을 형성하고 있는 아주 가느다란 섬유이며 원기둥 형태의 세포소기관으로, 근육 세포에 존재한다. 근원섬유는 미세섬유 형태로 이루어지며, 세포의 한쪽 끝에서 시작해 다른쪽 끝으로 연결되어 있으며, 각 끝은 세포막에 부착되어 있다. 근원섬유의 미세섬유인 근육미세섬유는 굵거나 가는 두 가지 종류가 존재한다.
> ④ 골격근의 손상은 근 막에 존재하고 있는 위성세포(satellite cell)의 활성을 유도한다.

Answer 8.③ 9.②

10 골격근의 수축형태와 기능에 관한 설명으로 옳은 것은?

① 단축성 수축은 동적 수축이며 속도가 빠를수록 더 큰 힘이 생성된다.

② 단축성 수축은 근절의 길이가 짧아지는 수축이며 근절의 길이가 최소일 때 최대 힘이 생선된다.

③ 신장성 수축은 정적 수축이며 속도가 0일 때 최대 힘이 생성된다.

④ 동일 근육에서의 신장성 수축은 단축성 수축에 비해 같은 속도에서 더 큰 힘이 생성된다.

> **TIP** ④ 신장성 수축(eccentric contraction)은 근육이 늘어나 외부힘의 작용에 저항하는 수축이다. 물건을 내려놓는 경우와 같이 근육을 잡아당기면서 장력을 내는 경우이다. 이 경우 근육에 있는 근섬유는 늘어나더라도 늘어나는 방향과 반대로 수축 작용이 일어난다.

11 〈보기〉의 심전도(ECG)에 관한 설명 중 옳은 것으로만 묶인 것은?

———— 보기 ————
ㄱ 심방을 통한 전도속도가 감소하면 P파는 넓어진다.
ㄴ PR간격은 심방의 탈분극부터 심실의 탈분극 전까지 걸리는 시간이다.
ㄷ QRS복합파를 이용해서 심박수를 측정할 수 없다.
ㄹ QRS복합파는 심실에서의 탈분극을 일컫는다.
ㅁ ST분절은 심실 재분극에 소요되는 총 시간이다.

① ㄱ, ㄴ, ㄹ

② ㄱ, ㄴ, ㅁ

③ ㄴ, ㄷ, ㄹ

④ ㄷ, ㄹ, ㅁ

> **TIP** ㄷ QRS복합파를 이용해서 심박수를 측정할 수 있다.
> ㅁ ST 분절이란 QRS파의 끝나는 점에서 T파의 시작점 사이의 간격을 나타내는 부분이다.

Answer 10.④ 11.①

12 운동 시 호르몬이 분비되는 내분비선과 주요기능에 관한 설명으로 옳지 <u>않은</u> 것은?

	호르몬	내분비선	주요기능
①	알도스테론	부신피질	나트륨(Na^+) 흡수, 수분 손실 억제
②	코티졸	부신피질	당신생, 유리지방산 동원 증가
③	에피네프린	부신수질	근육과 간 글리코겐 분해, 유리지방산 동원 증가
④	성장호르몬	뇌하수체후엽	단백질 합성 증가, 유리지방산 동원 증가

> **TIP** ④ 성장호르몬(GH)의 내분비선은 뇌하수체 전엽이며, 성장, 뼈의 성장촉진 및 대사기능을 한다.

13 유산소 운동 중 호흡계의 환기량 증가 요인에 관한 설명으로 옳지 <u>않은</u> 것은?

① 중추 화학적 수용체인 경동맥체와 대동맥체는 동맥의 산소 분압 증가에 따라 환기량 증가를 자극한다.
② 근육 내 화학적 수용체는 칼륨(K^+)과 수소(H^+)의 농도 증가에 따라 환기량 증가를 자극한다.
③ 근방추나 골지힘줄기관의 구심성 신경자극 증가는 환기량 증가를 자극한다.
④ 사용된 근육의 운동단위 증가는 환기량 증가를 자극한다.

> **TIP** 산소 분압이 60mmHg로 감소해야만 환기량의 증가가 나타난다.

14 〈보기〉에서 설명하는 신경세포 활동전위의 단계는?

─────── 보기 ───────

• 칼륨(K^+) 채널이 열려있고, 칼륨이 세포 외로 이동하면서 세포 내는 음전하를 띠게 되는 단계
• 이 단계 이후 칼륨 채널이 닫히고, 칼륨의 세포 외 유출이 적어짐에 따라 안정막전위로 복귀

① 과분극　　　　　　　　　　　② 탈분극
③ 재분극　　　　　　　　　　　④ 불응기

> **TIP** ② 세포막의 막 전위가 빠르게 상승하는 경우 발생하며, 이로 인해 나트륨 채널이 개방되어 다량의 나트륨 이온이 유입되게 된다.
> ③ 나트륨 채널이 빠르게 비활성화되고 활성화된 칼륨 채널의 칼륨 이온이 대량 유출되어 발생한다.
> ④ 흥분 이후 휴식상태로 돌아오면서 연이은 다음 자극에 반응하지 않는 기간이다.

Answer 12.④ 13.① 14.①

15 〈보기〉에서 설명하는 용어는?

┌─────────────── 보기 ───────────────┐

• 운동뉴런의 말단과 근섬유가 접합되어 있는 기능적 연결부위
• 신경전달물질이 분비되는 공간
• 시냅스 전 축삭말단, 시냅스 간극, 근섬유 원형질막의 운동종판으로 구성

└──────────────────────────────────┘

① 시냅스(synapse, 연접)
② 운동단위(motor unit)
③ 랑비에르 결절(node of Ranvier)
④ 신경근 접합부(neuromuscular junction)

> **TIP** ① 뉴런이라는 신경세포의 부분 중 자극을 세포 밖으로 전도시키는 돌기인 축삭의 끝부분과 신경전달물질이 오가는 다음 뉴런 사이의 틈을 말한다.
> ② 운동신경원과 축삭 그리고 그 축삭에 의해 지배 받는 근섬유로 구성되며 근 수축의 기본적인 기능이다.
> ③ 경세포인 뉴런에 있는 공간이다. 말이집신경의 줄기에서 말이집으로 덮여져 있지 않은 부분을 일컫는다.

16 〈보기〉에서 설명하는 열손실 기전은?

┌─────────────── 보기 ───────────────┐

• 피부의 땀이나 호흡을 통하여 체열을 손실시킨다.
• 실내 트레드밀 달리기 중 열손실의 가장 주된 기전이다.
• 대기조건(습도, 온도)과 노출된 피부 표면적의 영향을 받는다.

└──────────────────────────────────┘

① 복사
② 대류
③ 증발
④ 전도

> **TIP** ① 열을 전달해주는 물질 없이 열에너지가 직접 식품에 전달되는 현상
> ② 밀도 차에 의해 액체나 기체가 이동하며 열이 전달되는 현상
> ④ 열에너지가 높은 곳에서 낮은 곳으로 이동하는 것

Answer 15.④ 16.③

17 〈보기〉에서 설명하는 것은?

보기

- 고온환경의 운동 중 극도의 피로, 혼란, 혼미, 현기증, 구토
- 심한 탈수 현상으로 심혈관계가 인체의 요구에 적절히 대처하지 못함
- 심부체온 40℃ 미만

① 열사병 　　　　　　　　　　　　② 열탈진
③ 열순응 　　　　　　　　　　　　④ 저나트륨혈증

>**TIP** ① 뜨거운 환경에서 체내에서 발생된 열을 배출하지 못하여 생기는 증세. 대개 섭씨 40도 이상의 습한 환경에서 증상이 시작된다.
③ 고온에 신체를 적응시키는 생물학적 현상을 말한다.
④ 수분 섭취가 과다하거나 나트륨의 소실이 많은 경우에 발생한다.

18 〈보기〉에 제시된 감각–운동 신경계의 인체 운동 반응 조절 과정을 단계별로 바르게 나열한 것은?

보기

㉠ 자극이 감각 뉴런을 통해 중추신경계로 전달된다.
㉡ 운동 자극이 중추신경계에서 운동 뉴런으로 전달된다.
㉢ 운동 자극이 근섬유에 전달되면 운동 반응이 일어난다.
㉣ 중추신경계가 정보를 해석하고 운동 반응을 결정한다.
㉤ 감각 수용기가 감각 자극을 받아들인다.

① ㉠→㉤→㉡→㉢→㉣ 　　　　　② ㉠→㉤→㉣→㉢→㉡
③ ㉤→㉠→㉡→㉢→㉣ 　　　　　④ ㉤→㉠→㉣→㉡→㉢

>**TIP** 감각–운동 신경계의 인체 운동 반응 조절 과정
㉤ 감각 수용기가 감각 자극을 받아들인다.
㉠ 자극이 감각 뉴런을 통해 중추신경계로 전달된다.
㉣ 중추신경계가 정보를 해석하고 운동 반응을 결정한다.
㉡ 운동 자극이 중추신경계에서 운동 뉴런으로 전달된다.
㉢ 운동 자극이 근섬유에 전달되면 운동 반응이 일어난다.

Answer 17.② 18.④

19 저항성 트레이닝에 의한 근력 향상의 요인으로 적절하지 않은 것은?

① Type Ⅰ 섬유 수의 증가

② Type Ⅱ 섬유 크기의 증가

③ 동원되는 운동단위 수의 증가

④ 동원되는 십자형교(cross – bridge) 수의 증가

> **TIP** 근 섬유 숫자의 증가는 생리학적 기전에서 발생하지 않는다. 근 섬유의 크기 증가와 운동단위가 증가할 수 있으나 생리적
> 현상 중 근섬유 숫자의 증가는 이루어 질 수 없다.

20 고강도 운동 시 심박출량 증가 요인으로 옳지 않은 것은?

① 혈중 에피네프린 증가에 따른 심박수 증가

② 활동근의 근육펌프 작용에 따른 정맥회귀량 증가

③ 교감신경계의 활성에 따른 심실수축력 증가

④ 부교감신경계의 활성에 따른 심박수 증가

> **TIP** ④ 신체 운동 중에는 자율신경계의 부교감신경계의 활성은 약화되고 교감신경계가 활성화되어 심박출량이 증가된다.

Answer 19.① 20.④

6 운동역학

1 운동역학의 연구목적으로 적절하지 <u>않은</u> 것은?

① 운동기술 향상
② 운동불안 완화
③ 운동장비 개발
④ 스포츠 손상 예방

> **TIP** ② 운동역학의 연구목적은 크게 동작의 효율적 수행을 통한 운동 기술의 향상, 동작 수행시 상해의 원인 규명 및 예방을 통한 안전성 향상, 그리고 위의 두 가지를 고려한 과학적인 스포츠 장비 개발에 있다고 할 수 있다.

2 해부학적 자세에서 몸의 중심을 기준으로 한 방향용어의 사용이 옳지 <u>않은</u> 것은?

① 복장뼈(흉골 : sternum)는 어깨의 가쪽(외측 : lateral)에 있다.
② 손목관절은 팔꿈치관절보다 먼쪽(원위 : distal)에 있다.
③ 엉덩이는 무릎보다 몸쪽(근위 : proximal)에 있다.
④ 머리는 발보다 위(상 : superior)에 있다.

> **TIP** ① 복장뼈(sternum)는 가슴 앞쪽 정중앙에 위치하는 납작한 판 모양의 뼈이며, 갈비뼈와 연결되어 가슴우리(흉곽, thoracic cage)를 이룬다.

3 운동의 종류에 관한 설명으로 옳은 것은?

① 병진운동에는 직선운동만 있다.
② 곡선운동은 회전운동에 포함되는 운동이다.
③ 복합운동은 병진운동과 회전운동이 혼합된 운동이다.
④ 병진운동은 한 개의 고정된 축을 중심으로 물체가 회전하는 운동이다.

> **TIP** ①④ 병진운동은 물체를 구성하는 모든 부분이 일정한 시간동안 같은 거리, 같은 방향으로 평행하게 움직이는 운동으로 직선운동과 곡선운동으로 구분된다.
> ② 회전 운동이란 물체가 회전하고 있는 운동 상태를 나타내며, 회전은 축을 중심으로 도는 것을 말한다.

Answer 1.② 2.① 3.③

4 인체의 물리량과 물리적 특성에 관한 설명으로 옳은 것은?

① kg은 무게의 단위이다.
② 질량은 스칼라(scalar)이고, 무게는 벡터(vector)이다.
③ 무게중심의 위치는 자세와 상관없이 항상 인체 내부에 있다.
④ 질량은 인체가 가지고 있는 관성의 척도로 장소에 따라 크기가 변한다.

> **TIP** ① kg은 질량의 단위이다.
> ③ 인체의 무게 중심의 위치는 자세에 따라 변하게 되며 움직이고 있을 때는 그 위치가 계속적으로 변하게 된다.
> ④ 질량은 신체의 본질적인 속성이며 신체가 있는 곳이라면 어디든 동일하게 유지된다.

5 인체의 안정성에 관한 설명으로 옳지 <u>않은</u> 것은?

① 기저면의 크기는 안정성에 영향을 미친다.
② 기저면의 형태는 안정성에 영향을 미친다.
③ 무게중심의 높이는 안정성에 영향을 미치지 않는다.
④ 무게중심을 통과하는 수직선(중심선)이 기저면의 중앙에 가까울수록 안정성은 높아진다.

> **TIP** ③ 무게중심의 높이에 따라 안정성이 증가하기도 하고 감소하기도 한다. 무게중심의 위치가 지면으로부터 높으면 안정성이 낮아지고, 지면과 가까우면 안정성이 커진다.

6 인체 지레에 관한 설명으로 옳은 것은?

① 1종 지레는 힘점이 받침점과 작용점 사이에 있다.
② 2종 지레는 작용점이 힘점과 받침점 사이에 있다.
③ 3종 지레는 받침점이 힘점과 작용점 사이에 있다.
④ 인체 지레의 대부분은 2종 지레에 해당되어 힘에서 이득을 본다.

> **TIP** ① 제1종 지레 받침점이 가운데에 있고 힘점과 작용점이 서로 반대쪽에 있는 지레이다.
> ③ 3종 지레는 받침점-힘점-작용점 순으로 되어 있다.
> ④ 인체의 대부분의 관절이 제3종지레를 형성하는 만큼 힘의 측면에서는 비효율적인 구조이다.

Answer 4.② 5.③ 6.②

7 〈그림〉의 야구 투구에서 공의 회전방향과 마구누스 힘(Magunus force)의 방향이 바르게 연결된 것은?

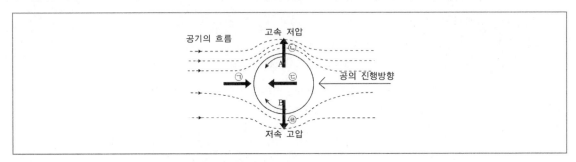

	공의 회전방향	마구누스 힘의 방향
①	A	㉠
②	B	㉡
③	A	㉢
④	B	㉣

>**TIP**

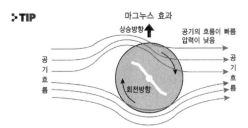

회전바퀴 윗부분에서 공기 흐름이 빨라지고, 압력이 낮아져 배틀윙이 떠오르게 된다.

8 〈보기〉는 200m 달리기 경기에서 경과시간에 따른 평균속도 변화이다. 이에 관한 설명으로 옳지 않은 것은?

― 보기 ―

경과시간(초)	0	1	3	5	7	9	11	13	15	17	19	21	23
평균속도(m/s)	0	24	84	10	10	9.6	9.5	8.9	8.7	8.6	8.5	8.4	8.3

① 평균가속도가 0인 구간이 존재한다.

② 처음 1초 동안 2.4 m를 이동하였다.

③ 후반부의 평균속도는 감속되고 있다.

④ 최대 평균가속도는 5초와 7초 사이에 나타난다.

>**TIP** ④ 최대 평균가속도는 1초와 3초 사이에 나타난다.

Answer 7.② 8.④

9 길이 50m 수영장에서 자유형 100m 경기기록이 100초였을 때 평균속력과 평균속도는? (단, 출발과 도착 지점이 동일하다고 가정)

① 평균속력 : 1m/s, 평균속도 : 1m/s

② 평균속력 : 0m/s, 평균속도 : 0m/s

③ 평균속력 : 1m/s, 평균속도 : 0m/s

④ 평균속력 : 0m/s, 평균속도 : 1m/s

> **TIP** 평균 속력＝이동한 거리/걸린 시간
> $$\frac{100}{100}=1$$
> 평균 속도＝변위/걸린 시간
> $$\frac{0}{100}=0$$

10 〈보기〉의 ㉠～㉢에 들어갈 용어가 바르게 연결된 것은?

---------- 보기 ----------
(㉠)에서는 주동근에 의해 발휘되는 (㉡)가 (㉢)보다 커서 근육의 길이가 짧아진다.

	㉠	㉡	㉢
①	단축성 수축(concentric contraction)	저항모멘트	힘모멘트
②	단축성 수축(concentric contraction)	힘모멘트	저항모멘트
③	신장성 수축(eccentric contraction)	저항모멘트	힘모멘트
④	신장성 수축(eccentric contraction)	힘모멘트	저항모멘트

> **TIP** 단축성수축(Concentric Contraction)
> ㉠ 근육의 길이가 짧아지면서 힘을 발휘한다.
> ㉡ Muscle Torque(근육힘)값이 Resistance Torque(저항힘)의 값보다 크다.
> ㉢ 행동하는 근육 그룹과 움직임의 방향이 같다.
> ㉣ 근육을 촉진하는 가속기능을 한다.

11 마찰력에 관한 설명으로 옳지 <u>않은</u> 것은?

① 마찰력은 추진력으로 작용될 수 없다.

② 최대정지마찰력은 운동마찰력보다 크다.

③ 마찰계수는 접촉면의 형태에 영향을 받는다.

④ 마찰력은 마찰계수와 접촉면에 수직으로 작용한 힘의 곱으로 구한다.

> **TIP** ① 정지마찰력은 자동차를 앞으로 나가게 하는 추진력이 된다.

12 〈보기〉에서 설명하는 운동법칙은?

─────── 보기 ───────
물체에 작용하는 힘의 크기가 일정할 때, 물체의 질량이 증가하면 가속도는 감소하게 된다.

① 뉴턴의 제1법칙

② 뉴턴의 제2법칙

③ 뉴턴의 제3법칙

④ 질량 보존의 법칙

> **TIP** 뉴턴의 제2법칙(가속도의 법칙)
> 물체의 운동량의 시간에 따른 변화율은 그 물체에 작용하는 힘과(크기와 방향에 있어서) 같다. 다시 말해, 물체에 더 큰 알 짜힘이 가해질수록 물체의 운동량의 변화는 더 커진다.

13 다이빙선수의 공중동작에서 발생할 수 있는 회전운동에 관한 설명으로 옳은 것은?

① 질량분포가 회전축에서 멀수록 관성모멘트는 작아진다.

② 관성모멘트는 각운동량에 비례하고 각속도에 반비례한다.

③ 회전반경의 길이는 관성모멘트의 크기에 영향을 주지 않는다.

④ 공중자세에서 관성모멘트가 달라져도 각속도는 변하지 않는다.

> **TIP** ② 다이빙의 공중동작은 각운동량 보존의 법칙에 따라 체공 상태에서의 각운동량이 일정하다. 각속도와 관성모멘트는 서로 역상관관계가 있다.

Answer 11.① 12.② 13.②

14 〈그림〉은 A 선수와 B 선수가 제자리에서 수직점프 후 착지할 때 착지구간에서 시간에 따른 수직 힘의 변화를 나타내는 그래프이다. 이에 관한 설명으로 옳은 것은? (단, 가와 나의 면적은 동일)

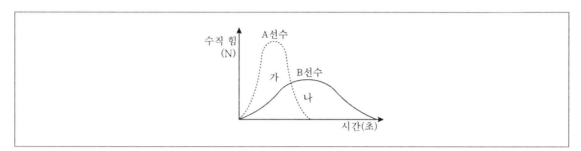

① A 선수와 B 선수의 수직 충격량은 동일하다.
② A 선수와 B 선수에서 수직 운동량의 변화량은 다르다.
③ A 선수와 B 선수의 수직 충격력이 다르기 때문에 수직 충격량이 다르다.
④ A 선수와 B 선수의 수직 힘의 작용시간이 다르기 때문에 수직 충격량이 다르다.

> **TIP** 충격량은 충격력과 단위시간을 곱한 값으로 문제에서 가와 나의 면적이 동일하다는 것은 충격력과 단위시간은 다를 수 있으나 충격량은 동일하다는 것을 의미한다.

15 1N의 힘으로 1m 거리를 움직였을 때 수행한 일(work)은? (단, 힘의 작용방향과 이동방량은 일치함)

① 1J(Joule)
② 1N(Newton)
③ 1m^3(Cubic meter)
④ 1J/s(Joule/sec)

> **TIP** 1J은 1N의 힘을 작용하여 물체를 한 방향으로 1m 움직였을 때 한 일의 양이다.
> 1J = 1N×1m =1N · m

16 어떤 물체에 200N의 힘을 가해 물체를 10초 동안 5m 이동시켰을 때 일률(power)은? (단, 힘의 작용방향과 이동방향은 일치함)

① 100Watt
② 400Watt
③ 1,000Watt
④ 10,000Watt

> **TIP** 일률＝한 일의 양/걸린 시간
> $\dfrac{200 \times 5}{10} = 100$

Answer 14.① 15.① 16.①

17 에너지에 관한 설명으로 옳지 <u>않은</u> 것은?

① 에너지의 단위는 Joule이다.

② 일을 수행할 수 있는 능력이다.

③ 운동에너지는 물체의 속도뿐만 아니라 질량과도 관계가 있다.

④ 위치에너지는 물체의 질량과는 관계가 있으나 높이와는 관계가 없다.

>**TIP** ④ 위치에너지는 기준면에 대하여 높이(h)를 가진 모든 물체가 갖고 있는 에너지이다.

18 가장 큰 역학적 에너지는?

① 7m/s로 평지를 달리고 있는 질량 90kg인 럭비선수의 운동에너지

② 8m/s로 평지를 달리고 있는 질량 100kg인 럭비선수의 운동에너지

③ 5m 높이에 서 있는 질량 50kg인 다이빙선수의 위치에너지

④ 4m 높이에 서 있는 질량 60kg인 다이빙선수의 위치에너지

>**TIP**
① $\frac{1}{2} \times 90 \times 7^2 = 2205$

② $\frac{1}{2} \times 100 \times 8^2 = 3200$

③ $9.8 \times 5 \times 50 = 2450$

④ $9.8 \times 4 \times 60 = 2352$

19 〈보기〉에서 운동학적(kinematics) 분석방법으로만 묶인 것은?

---- 보기 ----

| ㉠ 영상분석 | ㉡ 고니오미터(goniometer) |
| ㉢ 스트레인 게이지 힘 분석 | ㉣ 지면반력 분석 |

① ㉠, ㉡　　　　　　　　　　　　　② ㉠, ㉢

③ ㉡, ㉣　　　　　　　　　　　　　④ ㉢, ㉣

>**TIP** ㉢ 스트레인은 적용된 힘의 변형에 따른 저항을 측정하는 전자식 압력센서이다. 압력, 힘, 인장, 수축, 무게 등을 전기적 신호로 변환하여 측정이 가능하다.
㉣ 지면반력의 각 성분은 주로 보행, 달리기, 점프등의 동작에서 인체에 작용하는 힘, 충격력 추진력등의 분석에 활용한다.

Answer 17.④ 18.② 19.①

20 근전도(electromyogram, EMG) 분석을 통하여 얻을 수 있는 정보로 옳지 <u>않은</u> 것은?

① 제자리멀리뛰기에서 장딴지근(비복근)의 최대 수축 시점

② 스쿼트에서 넙다리곧은근(대퇴직근)의 근피로도

③ 제자리높이뛰기에서 무게중심의 3차원 위치좌표

④ 팔굽혀펴기에서 위팔세갈래근(상완삼두근)의 근활성도

> **TIP** 근전도의 활용 목적
> ⊙ 근전도를 통한 근력의 측정
> ⓒ 근전도와 근피로의 관계
> ⓒ 근력의 활성 시점 확인

7 한국체육사

1 한국체육사의 시대구분에 관한 내용으로 적절하지 않은 것은?

① 고대체육은 부족국가 및 삼국시대로 구분할 수 있다.

② 광복을 전후로 고대체육과 전통체육으로 구분할 수 있다.

③ 갑오경장을 전후로 전통체육과 근대체육으로 구분할 수 있다.

④ 고대체육, 중세체육, 근대체육, 전통체육으로 구분할 수 있다.

> **TIP** 한국체육사를 시대적으로 크게 양분한다면 1894년 갑오개혁을 중심으로 그 이전을 전통체육의 시대, 그 이후를 근대체육의
> 시대라 할 수 있다. 또한 전통체육의 시대를 무예체육시대, 근대체육의 시대를 학교체육시대라고도 부를 수 있다.
> ② 8 · 15광복과 더불어 우리나라의 체육은 군국주의적 체육에서 탈피하였다.

2 체육 관련 사료 중 문헌사료가 아닌 것은?

① 고구려 무용총 수렵도(狩獵圖)

② 무예도보통지(武藝圖譜通志)

③ 조선체육계(朝鮮體育界)

④ 손기정 회고록(回顧錄)

> **TIP** ② 정조의 명에 의해 규장각의 이덕무, 박제가, 장용영의 초관이었던 백동수와 무사들이 함께 무예의 내용을 검토하여 만
> 든 것이다.
> ③ 일제 강점기에 발행된 우리나라 최초의 체육전문잡지이다.
> ④ 한국체육사에서 인물사연구의 위치를 확립하는데 기여한다.

3 부족국가시대의 저포(樗蒲)에 관한 설명으로 옳은 것은?

① 위기(圍棋)라는 용어로 불리기도 하였다.

② 제천의식과 관련된 대표적인 민속놀이였다.

③ 두 사람이 서로 맞잡고 힘을 겨루는 경기였다.

④ 달리는 말 위에서 여러 가지 동작을 행하는 경기였다.

> **TIP** ② 저포(樗蒲)는 나무로 만든 주사위를 던져서 그 사위로 승부를 다투는 놀이로 윷놀이와 비슷한 놀이이다.

Answer 1.② 2.① 3.②

4 화랑도의 교육방법에 관한 설명으로 옳지 않은 것은?

① 입산수행은 화랑도 교육활동의 하나였다.

② 심신일체론적 사상을 바탕으로 전인 교육을 지향하였다.

③ 편력(遍歷)은 명산대천을 돌아다니며 수련하는 야외활동이었다.

④ 삼강오륜(三綱五倫)의 붕우유신(朋友有信)을 바탕으로 도의 교육을 실시하였다.

> **TIP** ④ 세속오계(世俗五戒)를 바탕으로 도의 교육을 실시하였다.
>> ※ 세속오계(世俗五戒)
>>> ㉠ 사군이충(事君以忠)
>>> ㉡ 사친이효(事親以孝)
>>> ㉢ 교우이신(交友以信)
>>> ㉣ 임전무퇴(臨戰無退)
>>> ㉤ 살생유택(殺生有擇)

5 삼국시대 민속놀이의 명칭이 바르게 연결된 것은?

① 석전(石戰) – 제기차기   ② 마상재(馬上才) – 널뛰기

③ 방응(放鷹) – 매사냥   ④ 수박(手搏) – 장기

> **TIP** ① 석전(石戰) : 변전, 돌싸움
> ② 마상재(馬上才) : 말위에서 여러가지 동작을 보이는 것
> ④ 수박(手搏) : 맨손, 발을 이용한 격투기

6 〈보기〉의 ( ) 안에 들어갈 용어는?

보기

고려시대 최고의 교육기관인 국자감에는 7재(七齋)를 두었는데, 그 중 무학을 공부하는 ( )가 있었다. 이를 통해 고려의 관학에서는 무예교육이 중시되었음을 알 수 있다.

---

① 강예재(講藝齋)   ② 대빙재(待聘齋)

③ 경덕재(經德齋)   ④ 양정재(養正齋)

> **TIP** ① 강예재 : 고려 국자감의 칠재의 하나로 예종 4년(1109)에 무신을 양성하기 위하여 세운 것으로 강예재(講藝齋)라고도 불렀다. 고려사에 의하면, 무학재의 정원은 7명이었으며 첫 입재자는 한자순 등 8인이었다. 인종 11년(1133) 1월에 이 단과대학은 폐지되었는데 이는 문을 숭상하고 무를 경시하는 당시의 상문경무 풍조 때문이었고, 이는 뒷날 무신의 난을 일으키는 원인의 하나가 되었다.

Answer 4.④ 5.③ 6.①

7 〈보기〉의 고려시대 격구(擊毬)에 관한 설명 중 옳은 것으로만 묶인 것은?

보기

⊙ 왕, 귀족, 무인들의 오락이나 스포츠로 발달했다.
⊙ 가죽주머니로 만든 공을 발로 차는 형식의 무예이다.
⊙ 말타기 능력의 향상 및 군사훈련을 위한 수단으로 활용되었다.
⊙ 서민들의 오락적 신체 활동으로 급속히 확산되었다.

① ⊙, ⊙　　　　　　　　　　　② ⊙, ⊙
③ ⊙, ⊙　　　　　　　　　　　④ ⊙, ⊙

> **TIP** 격구(擊毬)
> ⊙ 말타기, 기창, 기검, 기사의 능력 향상을 위한 군사훈련의 수단이었다.
> ⊙ 말을 탄 채 숟가락처럼 생긴 막대기로 공을 쳐서 상대방 문에 넣는 놀이이다.
> ⊙ 왕, 귀족, 무인 등과 같이 주로 귀족계층의 활동이었다.
> ⊙ 무인집권기에 격구의 사치성이 최고조에 이르는 등 사회적으로 많은 폐단을 유발하였다.

8 〈보기〉의 ⊙, ⊙에 해당하는 고려시대 무예의 명칭이 바르게 연결된 것은?

보기

(⊙)은/는 고려시대 무인들에게 적극 권장되었으며, 명종(明宗, 1170~1197) 때에는 이 무예를 겨루게 하여 승자에게 벼슬을 주었다.
(⊙)은/는 유교를 치국의 도(道)로 삼았던 고려시대에도 6예의 어(御)에 속하는 것으로 군자의 중요한 덕목 중 하나였다.

⊙	⊙
① 격구(擊毬)	수박(手搏)
② 수박(手搏)	마술(馬術)
③ 마술(馬術)	궁술(弓術)
④ 궁술(弓術)	방응(放鷹)

> **TIP** ⊙ 수박(手搏) : 수박은 격투기로서 우리나라 고유의 무도인 태권도의 원형이라고 할 수 있다. 고려 후기에 이르러 주로 무인들의 무예 연마를 위한 수단으로 성행했다.
> ⊙ 마술(馬術) : 마술은 한 마리 또는 두 마리의 달리는 말 위에서 여러 가지 자세를 갖추는 기예와 말을 다루는 솜씨를 보여주는 활동이다. 고려시대에 마술 역시 6예의 어(御)와 관련되어 군자의 필수적 소양이었으므로 생활과 전쟁수행 등을 위한 기마연습은 중요한 것이었다.

Answer 7.② 8.②

9 **조선시대 사정(射亭)에 관한 설명으로 옳지 않은 것은?**

① 전국에 사정(射亭)을 설치하고 습사(習射)를 장려하였다.

② 관설사정(官設射亭)과 민간사정(民間射亭)이 있었다.

③ 병서(兵書) 강습과 마상(馬上) 무예 훈련을 주로 하였다.

④ 민간사정(民間射亭)으로 오운정(五雲亭), 등룡정(登龍亭) 등이 있었다.

> **TIP** ③ 활 쏘는 사람들이 무예 수련을 위하여 활터에 세운 정자이다.

10 **조선시대 줄다리기에 관한 설명으로 옳은 것은?**

① 동채싸움으로도 불리며, 동네별로 승부를 겨루는 경기였다.

② 상박(相撲)으로도 불리며, 궁정과 귀족사회의 유희 중 하나였다.

③ 추천(鞦韆)으로도 불리며, 단오절에 많이 행해진 서민들의 민속놀이였다.

④ 삭전(索戰), 갈전(葛戰)으로도 불리며, 촌락공동체의 의례적 연중행사로 성행했다.

> **TIP** ① 음력 정월 대보름날에 하는 민속놀이의 하나이다. 경상북도 안동에서는, 두 편을 나누어 동채에 탄 장수의 지휘 아래
> 수백 명의 장정이 동채로 상대편을 공격하여 상대편 동채를 먼저 땅에 닿게 한 편이 이기며, 춘천 · 가평 등지에서는,
> 마을별로 편을 갈라 외바퀴 수레를 서로 부딪쳐 먼저 떨어지는 쪽이 진다.
> ② 상박은 두 사람이 서로 맞잡고 힘을 겨루는 경기이다.
> ③ 추천은 그네뛰기이다.

11 **개화기 이화학당에 관한 설명으로 옳은 것은?**

① 스크랜턴(M. Scranton)이 설립한 학교로 체조를 교과목으로 편성했다.

② 아펜젤러(H. Appenzeller)가 설립한 학교로 각종 서구 스포츠를 도입했다.

③ 이승훈이 설립한 학교로 민족정신의 고취와 체력단련을 위해 체육을 강조했다.

④ 개화파 관리들이 중심이 되어 설립한 학교로 무사양성을 위한 무예반을 설치했다.

> **TIP** ① 1886년 미국 감리교 선교사 스크랜튼(Scranton,M.F.) 부인이 한 여학생을 가르치기 시작하면서 1887년 고종황제가 '이
> 화학당(梨花學堂)'이란 이름을 내린 것으로 시작된다. 이곳에서는 보통과 · 중등과 · 고등과 · 대학과 등을 포함하여 초등교
> 육 · 중등교육 · 대학교육을 다하였다.

Answer 9.③ 10.④ 11.①

12 〈보기〉의 ㉠, ㉡에 들어갈 용어가 바르게 연결된 것은?

보기

(㉠)은/는 1903년 10월 18일에 발족되었으며, 1906년 운동부를 개설하여 개화기에 가장 활발하게 체육활동을 전개한 체육단체 중 하나였다. 이 단체의 총무였던 (㉡)은/는 야구, 농구 등의 다양한 근대스포츠 문화를 우리나라에 소개하고 확산시키는 노력을 하였다.

	㉠	㉡
①	회동구락부	언더우드(H. Underwood)
②	대동체육부	노백린
③	무도기계체육부	윤치호
④	황성기독교청년회	질레트(P. Gillett)

> **TIP** ④ 1903년 10월 28일 선교사 질레트(Phillip L. Gillett)의 주도하에 서울에서 황성기독교청년회라는 이름으로 한국YMCA가 조직되었다.

13 개화기에 설립된 체육단체가 아닌 것은?

① 조선체육협회
② 대한체육구락부
③ 대한국민체육회
④ 대한흥학회운동부

> **TIP** ① 일제강점기 조선내 스포츠 단체를 관리하기 위해 1919년 2월 18일 설립된 체육단체이다.
> ② 1906년
> ③ 1907년
> ④ 1909년

Answer 12.④ 13.①

14 〈보기〉에서 설명하는 인물은?

보기

- 조선체력증진법연구회를 설립하고, 전국의 역도 보급에 앞장섰다.
- 1926년 휘문고등학교 체육교사로 부임해 역도부를 조직하고 지도했다.
- 대한체조협회 회장, 대한씨름협회 회장을 역임하며 한국 스포츠 발전에 공헌을 했다.

① 서상천 　　　　　　　　　　② 백용기
③ 이원용 　　　　　　　　　　④ 유억겸

>TIP 서상천

1919년 휘문의숙(徽文義塾)을 거쳐 1923년 일본 체조학교를 졸업하였다. 1926년 귀국하여 휘문고등 보통학교에서 교편을 잡으면서 일본 체조학교 동창인 이규현(李圭鉉)·이병학(李丙學)과 함께 역도이론의 연구와 실제수련에 심혈을 기울였다. 같은 해 11월 30일 조선체력증진법연구소를 조직하여 서울 화동 자택에 현판을 걸고 역도를 보급시켰다. 1930년 9월 자택에 20여평의 도장을 건설하고 '중앙체육연구소'라 명명하는 한편, 조선체력증진법연구회를 이에 흡수시켰다. 1938년 자신이 창설한 역도연맹의 회장을 맡았으며, 1946년 대한씨름협회 회장을 역임하였다. 1945년 체육인으로서『현대일보』를 창간하였고, 1950년 6·25사변 때 납북되었다. 그는 일제침략으로 쇠운에 빠진 민족운명을 타개하기 위해서는 건강한 신체와 강인한 의지를 가진 젊은이를 양성하여야 한다는 일념으로 역도를 보급, 발전시키는 데 노력하였다. 또한, 체육을 종교적 차원으로 승화시켜 도덕생활에까지 연결하여야 한다는 취지에서 1936년 '역기(力技)'를 '역도(力道)'라는 용어로 개칭하였다. 광복 후 반공노선의 선봉에서 대한청년단을 결성하여 범청년운동을 전개하는 등 조국건설운동에 심혈을 기울였다. 대한역도연맹에서는 우리나라 역도의 발전과 보급에 대한 그의 공적을 기리기 위하여 '서상천배역도대회'를 개최하고 있다. 저서에『현대체력증진법』,『심신단련법』,『역도』등이 있다.

15 일제강점기에 발생한 체육사적 사실이 아닌 것은?

① 경성운동장이 설립되어 각종 스포츠대회가 개최되었다.
② 덴마크의 닐스 북(Neils Bukh)이 체조강습회를 개최했다.
③ 남승룡이 베를린 올림픽경기대회에서 동메달을 획득했다.
④ 영어학교에서 한국 최초의 운동회인 화류회가 개최되었다.

>TIP ④ 1896년(고종 22) 한성영어학교는 최초의 운동회인 화류회(花柳會)를 개최하였다.

Answer 14.① 15.④

16 〈보기〉에 해당하는 체육단체에 관한 설명으로 옳지 않은 것은?

―――――――― 보기 ――――――――
- 고려구락부를 모체로 설립된 단체이다.
- 1920년 7월 동아일보사의 후원으로 일본유학생과 국내체육인들이 조선인의 체육을 장려할 목적으로 설립하였다.

① 1920년 전조선야구대회를 개최했다.
② 스포츠 보급의 일환으로 운동구점을 설치하고 운영하였다.
③ 1925년 경성운동장 개장을 기념하기 위해 조선신궁경기대회를 개최했다.
④ 육상경기의 연구를 위한 육상경기위원회 조직과 육상경기규칙을 편찬했다.

▶TIP 조선체육회는 조선인의 일반체육을 장려, 지도한다는 목적으로 일본유학생과 국내체육인들이 조선의 체육문제 해결과 조선 운동계의 발전을 도모하기 위해 조직된 고려구락부를 모체로 설립되었다.
③ 1925년 경성운동장 준공을 계기로, 재조선 일본인 체육단체인 조선체육협회를 필두로 일제의 후원 아래 제1회 조선신궁경기대회가 개최되었다.

17 〈보기〉의 ㉠, ㉡에 해당하는 국제대회가 바르게 연결된 것은?

―――――――― 보기 ――――――――
1990년 남북체육장관회담의 결과, 1991년 사상 첫 남북 스포츠 단일팀이 구성되었다. (㉠)에 남북단일팀으로 참가한 코리아 팀은 여자단체전에서 세계를 제패했으며, (㉡)에도 청소년대표팀이 남북단일팀으로 참가하여 8강진출이라는 위업을 달성했다.

① ㉠ 41회 지바세계탁구선수권 대회　㉡ 제4회 멕시코세계청소년축구대회
② ㉠ 32회 사라예보세계탁구선수권 대회　㉡ 제6회 포르투갈세계청소년축구대회
③ ㉠ 32회 사라예보세계탁구선수권 대회　㉡ 제4회 멕시코세계청소년축구대회
④ ㉠ 41회 지바세계탁구선수권 대회　㉡ 제6회 포르투갈세계청소년축구대회

▶TIP ㉠ 제41회 세계 탁구 선수권 대회는 일본 지바현 지바시의 일본 컨벤션 센터(현 마쿠하리 멧세)에서 1991년 4월 24일에서 5월 6일까지 개최되었다. 남북 단일팀인 코리아팀이 참가하기도 하였다.
㉡ 제6회 세계청소년축구대회(포르투갈)에 단일팀으로 참가해 8강에 진출하는 전적을 올렸다.

Answer 16.③ 17.④

18 〈보기〉의 ㉠~㉣을 연대순으로 바르게 연결한 것은?

보기

㉠ 한국은 동계올림픽대회에 최초로 태극기를 단 선수단을 파견하였다.
㉡ 한국은 최초로 하계올림픽경기대회를 개최하였고 종합 4위의 성적을 거두었다.
㉢ 남한과 북한의 선수가 최초로 하계올림픽경기대회에서 동시 입장을 하였다.
㉣ 한국은 광복 후 하계올림픽경기대회에서 최초로 금메달을 획득하였다.

① ㉠ - ㉢ - ㉡ - ㉣
② ㉠ - ㉢ - ㉣ - ㉡
③ ㉠ - ㉣ - ㉡ - ㉢
④ ㉣ - ㉠ - ㉡ - ㉢

>**TIP** ㉠ 1948년 - ㉣ 1987년 - ㉡ 1988년 - ㉢ 2000년

19 〈보기〉에서 설명하는 올림픽경기대회는?

보기

• 1936년에 개최된 하계올림픽경기대회였다.
• 마라톤경기에서 손기정 선수가 금메달을 획득했다.
• 일장기 말소사건은 국권회복과 민족의식을 일깨워주는 계기가 되었다.

① 제9회 암스테르담 올림픽경기대회
② 제11회 베를린 올림픽경기대회
③ 제14회 런던 올림픽경기대회
④ 제17회 로마 올림픽경기대회

>**TIP** ② 베를린에서 열린 11회 하계 올림픽으로, 나치 독일 시절에 개최되었다. 마라톤경기에서 당시 일본제국의 식민지였던 조선에서 손기정과 남승룡이 일본 선수로 출전하여 금메달과 동메달을 차지하였으며, 일장기 말소사건이 이때 일어났다.

Answer   18.③ 19.②

20 〈보기〉의 내용을 실시한 정권의 스포츠 정책이 아닌 것은?

> ── 보기 ──
>
> 1982년 중앙정부행정조직에 체육부를 신설하고, 아시안게임과 올림픽경기대회의 준비, 우수선수육성 및 지도자의 양성 등 스포츠 진흥운동을 전개했다.

① 프로축구의 출범

② 프로야구의 출범

③ 태릉선수촌의 건립

④ 국군체육부대의 창설

> **➤TIP** ③ 1966년 6월 일선 지도자 및 국가대표선수의 강화훈련을 위하여 대한체육회가 설립한 종합 선수합숙훈련장이다.

Answer 20.③

1 스포츠사회학

1 〈보기〉에서 스포츠의 사회적 기능을 설명한 파슨즈(T. Parsons) AGIL 모형의 구성요소는?

──────── 보기 ────────

• 스포츠는 사회구성원에게 현실에 적합한 사고, 감정, 행동양식 등을 학습할 수 있는 장을 마련해준다.
• 스포츠는 개인의 체력 및 건강증진을 도모하여 효율적으로 사회 활동에 참여할 수 있게 한다.

① 적응 ② 목표성취
③ 사회통합 ④ 체제유지 및 관리

>TIP 파슨즈의 AGIL은 적응(adaptation), 목표성취(goal attainment), 통합(integration), 체제유지(latency), 4가지로 구분하여 분류하고, 스포츠를 구조기능주의적 관점으로 해석하였다.

2 에티즌(D. Eitzen)과 세이지(G. Sage)가 제시한 스포츠의 정치적 속성이 아닌 것은?

① 보수성 ② 대표성
③ 권력투쟁 ④ 상호배타성

>TIP 스포츠의 정치적 속성 … 대표성(우월성 표현), 권력투쟁(권력의 배분), 상호의존(상호보완적), 보수성(스포츠 제도의 특성)

Answer 1.① 2.④

3 〈보기〉에서 설명하는 사회학습이론의 구성요소는?

― 보기 ―

상과 벌은 행동의 학습과 수행에 긍정적·부정적 영향을 미친다. 스포츠 현장에서 스포츠에 내재된 가치, 태도, 규범에 그릇된 행위는 벌을 통해 중단되거나 회피된다.

① 강화   ② 코칭
③ 관찰학습   ④ 역할학습

> **TIP** 사회학습이론
> • 강화 : 사회적 역할의 습득과 수행에 있어서 상과 벌의 역할을 강조한다.
> • 코칭 : 피사회화자가 사회화 주관자에 노출되거나 가르침을 받는 것을 말한다.
> • 관찰학습 : 개인이 과제를 학습하고 수행하는 행위는 다른 사람의 행동을 관찰한 결과와 유사하게 행동한다는 견해이다.

4 〈보기〉에 해당하는 스포츠사회화 과정이 바르게 연결된 것은?

― 보기 ―

• (㉠) : 손목수술 후유증으로 인해 골프선수를 그만두게 되었다.
• (㉡) : 골프의 매력에 빠져 골프선수가 되어 사회성, 체력, 준법정신이 함양되었다.
• (㉢) : 아빠와 함께 골프연습장에 자주 가면서 골프를 배우게 되었다.
• (㉣) : 골프선수 은퇴 후 골프아카데미 원장으로 부임하면서 골프꿈나무를 양성하게 되었다.

	㉠	㉡	㉢	㉣
①	스포츠로의 재사회화	스포츠를 통한 사회화	스포츠로의 사회화	스포츠 탈사회화
②	스포츠로의 재사회화	스포츠로의 사회화	스포츠를 통한 사회화	스포츠 탈사회화
③	스포츠 탈사회화	스포츠를 통한 사회화	스포츠로의 사회화	스포츠로의 재사회화
④	스포츠 탈사회화	스포츠로의 사회화	스포츠를 통한 사회화	스포츠로의 재사회화

> **TIP** 스포츠사회화 과정
> ㉠ 스포츠로의 사회화 : 스포츠 참여 이전이나 시작되는 시기(중요타자의 역할이 중요)
> ㉡ 스포츠를 통한 사회화 : 스포츠에 적극 참여하여 일반화 되는 과정
> ㉢ 스포츠 탈사회화 : 스포츠 중단 및 탈락, 은퇴 등
> ㉣ 스포츠 재사회화 : 스포츠 참여 형태의 변형을 통한 참가

Answer 3.① 4.③

5 학원엘리트스포츠를 지지하는 입장이 아닌 것은?

① 애교심을 강화시킬 수 있다.

② 학교의 자원 및 교육시설을 독점할 수 있다.

③ 지위 창출의 수단, 사회이동의 기제로 작용할 수 있다.

④ 사회에서 요구되는 책임감, 성취감, 적응력 등을 배양시킬 수 있다.

> **TIP** 엘리트 스포츠에 대한 부정적인 입장이다.

6 〈보기〉의 내용과 관련이 깊은 사회학 이론은?

─────── 보기 ───────

• 미시적 관점의 이론이다.

• 인간은 사회제도나 규칙에 대해 능동적으로 사고하고 의미를 부여하며 행동한다.

• 스포츠 팀의 주장은 리더십이 필요하기 때문에 점차 그 역할에 맞는 리더십을 발휘한다.

① 갈등이론   ② 교환이론

③ 상징적 상호작용론   ④ 기능주의이론

> **TIP** 상징적 상호작용 이론 … 60년대 이후 구조기능주의, 행동론, 실증주의적 방법론에 반기를 들면서 강력하게 나타나기 시작했다. 인간의 실체는 타자들과의 상호과정에서 구성되기 때문에 이 실체는 행위자의 입장에서 이해해야 한다는 관점으로서, 구조기능주의나 실증주의적 방법론에 반기를 들면서 나타나기 시작한 인간을 중심으로 한 문제해결을 주장하는 인간주의적 방법론들과 맥락을 같이 하고 있다.

7 정치의 스포츠 이용 방법에 관한 설명 중 옳은 것은?

① 태권도를 보면 대한민국 국기(國技)라는 동일화가 일어난다.

② 정부의 3S(sports, screen, sex) 정책은 스포츠를 이용하는 상징의 대표적인 방법이다.

③ 스포츠 이벤트에서 국가 연주, 선수 복장, 국기에 대한 의례 등은 상징의식에 해당한다.

④ 올림픽에서 금메달 수상 장면을 보면서 내가 획득한 것처럼 눈물을 흘리는 것은 상징화에 해당한다.

> **TIP** 정치의 스포츠 결합 방법
> • 상징 : 어떤 의미에 대해 무엇을 대리하는 것으로 감정적, 합리적 애착심을 형성
> • 동일화 : 타자에게 감정을 이입하여 동일화 하는 것
> • 조작 : 정치의 실정, 비리, 부정을 은폐하는 주단으로 조작

8 〈보기〉에서 설명하는 투민(M. Tumin)의 스포츠계층 형성 과정은?

보기

• 스포츠 종목에서 요구되는 우수한 운동수행능력을 갖추어야 한다.
• 뛰어난 경기력뿐만 아니라 탁월한 개인적 특성을 갖추어야 한다.
• 스포츠 팀 구성원으로 자신의 능력이 팀 승리에 미치는 영향력이 커야 한다.

① 평가   ② 지위의 분화
③ 보수부여   ④ 지위의 서열화

> TIP 스포츠 계층 형성 과정
> ㉠ 지위의 분화 : 지위의 구분
> ㉡ 서열화 : 개인적 특성, 개인적 기능과 능력, 역할의 사회적 기능에 따라 서열을 형성
> ㉢ 평가 : 가치나 유용성에 따라 지위를 배열하는 과정 중 평가적 단계(권위, 호감, 인기 등)
> ㉣ 보수부여 : 상금, 재화, 명성, 인기 등

9 〈보기〉의 내용과 관련 있는 용어는?

보기

• 로버트슨(R. Roberston)이 제시한 용어이다.
• LA 다저스팀이 박찬호 선수를 영입하여 좋은 경기력을 펼치면서 메이저리그 경기가 한국에서 인기가 높아 졌다.
• 맨체스터 유나이티드팀이 박지성 선수를 영입하면서 프리미어리그 경기가 한국에서 인기가 높아졌다.

① 세방화(Glocalization)   ② 스포츠화(Sportization)
③ 미국화(Americanization)   ④ 세계표준화(Global Standardization)

> TIP 세방화 ··· 세계화와 지방화의 합성어이다. 세계화가 지방이나 지역사회에 영향을 미치는 것으로, 세계적 스포츠 경기가 우리나라 각 지역 및 개인에게 영향을 준 것과 관련이 있다.

Answer 8.④ 9.①

10 국제사회에서 발생한 스포츠 사건에 관한 설명으로 옳은 것은?

① 남아프리카 공화국은 아파르트헤이트(apartheid)로 인해 국제대회 참여가 거부되었다.

② 구소련의 아프가니스탄 침공을 이유로 1984년 LA올림픽경기대회에 많은 자유 진영 국가가 불참하였다.

③ 2018년 평창동계올림픽경기대회에서 메달 획득을 위해 여자 아이스하키 남북 단일팀이 결성되었다.

④ 1936년 베를린올림픽경기대회에서 검은구월단 무장단체가 선수촌에 침입하여 이스라엘 선수를 살해하였다.

> **TIP** 남아프리카공화국의 아파르트헤이트(인종차별, 백인우월주의)에 대해 국제대회 참여 제한을 통한 국제적 압박을 주었다.
> ② 1980년 모스크바 올림픽
> ③ 메달 획득보다 단일팀 결성에 의미
> ④ 1972년 뮌헨 올림픽 : 검은구월단 사건

11 〈보기〉의 설명은 머튼(R. Merton)의 아노미(anomie) 이론에 대한 것이다. ㉠ ~ ㉢에 해당하는 적응유형이 바르게 연결된 것은?

보기

- 도피주의 – 스포츠에 내재된 비인간성, 승리지상주의, 상업주의, 학업 결손 등에 염증을 느껴 스포츠 참가 포기
- (㉠) – 승패에 집착하지 않고 참가에 의의를 두는 것, 결과보다는 경기 내용 중시
- (㉡) – 불법 스카우트, 금지 약물 복용, 경기장 폭력, 승부조작 등
- (㉢) – 전략적 시간 끌기 작전, 경기규칙이 허용하는 범위 내에서의 파울 행위 등

	㉠	㉡	㉢
①	혁신주의	동조주의	의례주의
②	의례주의	혁신주의	동조주의
③	의례주의	동조주의	혁신주의
④	혁신주의	의례주의	동조주의

> **TIP** 아노미 이론 적응유형
> • 동조 : 규칙안에서의 파울 등을 수용함
> • 개혁(혁신) : 일탈을 통한 승리추구, 새로운 제도의 출현을 가져오기도 함
> • 의례주의 : 목표 도달을 위한 수단과 방법을 수용함
> • 도피주의 : 목표와 수단 거부, 혼자만의 세계
> • 반항 : 기존 목표와 수단을 거부하며 새로운 목표와 수단을 주장

Answer 10.① 11.②

12 〈보기〉의 내용을 기든스(A, Giddens)의 사회계층 이동 준거와 유형으로 바르게 묶은 것은?

보기

- K는 가난한 가정에서 태어나 끊임없는 훈련을 통해 축구 월드스타가 되었다.
- 월드스타가 되고 난 후, 축구장학재단을 만들어 개발도상국에 축구학교를 설립하여 후진양성에 큰 역할을 하고 있다.

	이동 주체	이동 방향	시간적거리
①	개인	수직이동	세대내이동
②	개인	수평이동	세대간이동
③	집단	수직이동	세대간이동
④	집단	수평이동	세대내이동

➤**TIP** 스포츠를 통한 사회계층 이동을 이동 방향에 따라 수직/수평, 시간적 거리에 따라 세대 간/내, 이동 주체에 따라 개인/집단 이동으로 구분하였다.

13 〈보기〉에서 설명하는 스포츠 미디어 이론은?

보기

대중들은 능동적 수용자로서 특수한 심리적 욕구를 만족시키기 위해 매스미디어를 적극 이용한다. 이에 미디어 수용자는 인지적, 정의적, 도피적, 통합적 욕구를 충족시키기 위해 스포츠를 주제로 다루는 매스미디어를 이용한다.

① 사회범주이론　　　　　　　　　② 개인차이론
③ 사회관계이론　　　　　　　　　④ 문화규범이론

➤**TIP** 스포츠 미디어 이론
- 개인차이론: 대중매체가 관람자의 퍼스널리티 특성에 호소하는 메시지를 제공
- 사회범주이론: 연령, 성, 사회계층, 교육수준 등에 따른 스포츠 소비형태의 차이에 근거
- 사회관계이론: 비공식적 사회관계는 개인의 대중매체의 메시지에 대한 반응 태도를 수정하게 함
- 문화규범이론: 대충매체가 현존의 사상이나 가치를 선택적으로 제시하며 강조

Answer 12.① 13.②

14 〈보기〉에서 코클리(J. Coakley)가 제시한 상업주의와 관련된 스포츠 규칙 변화의 충족 조건으로 옳은 것만을 모두 고른 것은?

┌─────────────── 보기 ───────────────┐

㉠ 경기의 속도감 향상   ㉡ 관중의 흥미 극대화
㉢ 득점 방법의 단일화   ㉣ 상업적인 광고 시간 할애

└────────────────────────────────────┘

① ㉠, ㉡   ② ㉢, ㉣
③ ㉠, ㉡, ㉢   ④ ㉠, ㉡, ㉣

>TIP ㉢ 기본적으로 상업주의를 위해서는 득점 방법을 다양화하여 다양한 득점이 가능하도록 하는 것이 타당하다.

15 〈보기〉에서 설명하는 프로스포츠의 제도는?

┌─────────────── 보기 ───────────────┐

• 프로스포츠리그의 신인선수 선발 방식 중 하나이다.
• 신인선수 쟁탈에 따른 폐단을 막기 위해 도입되었다.
• 계약금 인상 경쟁을 막기 위한 방법으로 고안되었다.

└────────────────────────────────────┘

① FA(free agent)   ② 샐러리 캡(salary cap)
③ 드래프트(draft)   ④ 최저연봉(minimum salary)

>TIP 드래프트 … 프로스포츠의 안정적 신인선수 선발과 과도한 경쟁을 막기 위한 제도

16 〈보기〉에서 대중매체가 스포츠에 미치는 영향에 해당되는 것만을 모두 고른 것은?

┌─────────────── 보기 ───────────────┐

㉠ 대중매체의 기술이 발전한다.   ㉡ 스포츠 인구가 증가한다.
㉢ 새로운 스포츠 종목이 창출된다.   ㉣ 미디어 콘텐츠를 제공한다.
㉤ 경기규칙과 경기일정이 변경된다.   ㉥ 스포츠 용구가 변화한다.

└────────────────────────────────────┘

① ㉠, ㉡, ㉢   ② ㉠, ㉢, ㉣
③ ㉡, ㉢, ㉣, ㉤   ④ ㉡, ㉢, ㉤, ㉥

>TIP ㉠㉣ 스포츠가 매체에 미친 영향

Answer   14.④ 15.③ 16.④

17 스포츠의 교육적 순기능 중 사회선도 기능이 아닌 것은?

① 여권신장

② 학교 내 통합

③ 평생체육과의 연계

④ 장애인의 삶의 질 향상

> **TIP** ② 교육적 순기능 중 사회통합 기능에 해당한다.

18 다음 ㉠~㉣에서 코클리(J. Coakley)가 제시한 일탈적 과잉동조를 유발하는 스포츠 윤리규범의 유형과 특징으로 옳은 것만을 모두 고른 것은?

	유형	특징
㉠	구분짓기규범	다른 선수와 구별되기 위해 탁월성을 추구해야 한다.
㉡	인내규범	위험을 받아들이고 고통 속에서도 경기에 참여해야 한다.
㉢	몰입규범	경기에 헌신해야 하며 이를 그들의 삶에서 우선순위에 두어야 한다.
㉣	도전규범	스포츠에서 성공을 위해 장애를 극복하고 역경을 헤쳐 나가야 한다.

① ㉠, ㉡

② ㉡, ㉢

③ ㉠, ㉢, ㉣

④ ㉠, ㉡, ㉢, ㉣

> **TIP** 모든 요인이 일탈적 과잉동조 유형이므로 설명을 생략한다.

19 맥루한(M. McLuhan)의 매체이론에 관한 설명으로 옳지 않은 것은?

① 핫(hot) 미디어 스포츠는 관람자의 감각 참여성이 낮다.

② 쿨(cool) 미디어 스포츠는 관람자의 감각 몰입성이 높다.

③ 핫(hot) 미디어 스포츠는 경기 진행 속도가 빠르다.

④ 쿨(cool) 미디어 스포츠는 메시지의 정의성이 낮다.

> **TIP** ③ 경기 진행 속도 : 핫 매체(hotmedia)는 느리고, 쿨 매체(coolmedia)는 빠르다.

Answer 17.② 18.④ 19.③

20 스포츠 세계화의 특징으로 옳지 않은 것은?

① 스포츠 시장의 경계가 국경을 초월해 전 세계로 확대되었다.

② 모든 나라의 전통스포츠(folk sports)가 세계적으로 확대되었다.

③ 세계인이 표준화된 스포츠 상품과 스포츠 문화를 소비하게 되었다.

④ 프로스포츠 시장의 이윤 극대화로 빈익빈 부익부 현상이 심화되었다.

> **TIP** 모든 전통스포츠의 세계적 확대보다는 특정 스포츠(종목)의 세계적 확대로 볼 수 있다.

Answer 20.②

2 스포츠교육학

1 스포츠기본법(시행 2022.2.11.)의 용어 정의에 관한 설명으로 옳지 않은 것은?

① '학교스포츠'란 건강과 체력 증진을 위하여 행하는 자발적이고 일상적인 스포츠 활동을 말한다.

② '스포츠산업'이란 스포츠와 관련된 재화와 서비스를 통하여 부가가치를 창출하는 산업을 말한다.

③ '장애인스포츠'란 장애인이 참여하는 스포츠 활동(생활스포츠와 전문 스포츠를 포함한다)을 말한다.

④ '전문스포츠'란 「국민체육진흥법」 제2조 제4호에 따른 선수가 행하는 스포츠 활동을 말한다.

> **TIP** "학교스포츠"란 학교(「유아교육법」 제2조 제2호에 따른 유치원, 「초·중등교육법」 제2조 및 「고등교육법」 제2조에 따른 학교를 말한다. 이하 같다)에서 이루어지는 스포츠 활동(학교과정 외의 스포츠 활동과 「국민체육진흥법」 제2조 제8호에 따른 운동경기부의 스포츠 활동을 포함한다)을 말한다.

2 〈보기〉의 ㉠, ㉡에 해당하는 취약계층 생활스포츠 지원사업이 바르게 연결된 것은?

───── 보기 ─────

㉠ 스포츠복지 사회 구현의 일환으로 저소득층 유·청소년(만5세~18세)과 장애인(만12세~23세)에게 스포츠 강좌 혜택을 받을 수 있는 일정 금액의 이용권을 제공하는 사업이다.

㉡ 소외계층 청소년을 대상으로 다양한 체육활동 참여기회를 제공함으로써 참여 형평성을 높이고 사회 적응력을 배양하는 것을 목적으로 시행되는 사업이다.

	㉠	㉡
①	여성체육활동 지원	국민체력100
②	국민체력100	스포츠강좌이용권 지원
③	스포츠강좌이용권 지원	행복나눔스포츠교실 운영
④	행복나눔스포츠교실 운영	여성체육활동 지원

> **TIP** ㉠은 스포츠강좌이용권에 대한 설명이며 ㉡은 행복나눔스포츠교실에 대한 설명이다. 여기서 소외계층 청소년은 복지시설 거주자, 저소득층, 소년소녀가장, 편부모 등을 말한다.

Answer 1.① 2.③

3 〈보기〉의 발달특성을 가진 대상을 위한 스포츠 프로그램 구성 시 고려사항으로 적절하지 않은 것은?

보기

- 신체적 · 정서적 · 사회적 발달이 뚜렷하다.
- 개인의 요구와 흥미가 뚜렷하게 나타난다.
- 2차 성징이 나타난다.
---

① 생활패턴 고려

② 개인의 요구와 흥미 고려

③ 정적운동 위주의 프로그램 구성

④ 스포츠 프로그램의 지속적 참여 고려

>**TIP** 보기의 발달특성을 가진 대상은 정적운동 위주의 프로그램 보다는 동적운동 프로그램이 적절하다.

4 〈보기〉에서 생활스포츠 프로그램의 교육목표 진술에 관한 설명으로 옳은 것만을 모두 고른 것은?

보기

㉠ 프로그램의 목표는 추상적으로 진술한다.
㉡ 학습 내용과 기대되는 행동을 동시에 진술한다.
㉢ 스포츠 참여자에게 기대하는 행동의 변화에 따라 동사를 다르게 진술한다.
㉣ 해당 스포츠 활동이 끝났을 때 참여자에게 나타난 최종 행동 변화 용어로 진술한다.
---

① ㉠, ㉡   ② ㉢, ㉣

③ ㉠, ㉡, ㉢   ④ ㉡, ㉢, ㉣

>**TIP** ㉠ 프로그램의 목표는 추상적이 아니라 구체적으로 진술한다.

Answer 3.③ 4.④

5 〈보기〉의 교수 전략을 포함하는 체육수업모형은?

보기

- 모든 팀원은 자신의 팀에 할당된 과제를 익힌 후, 교사가 되어 다른 팀에게 자신이 학습한 내용을 지도한다.
- 각 팀원들이 서로 다른 내용을 배운 다음, 동일한 내용을 배운 사람끼리 모여 전문가 집단을 구성한다. 이들은 자신이 배운 내용을 공유하며, 원래 자신의 집단으로 돌아가 배운 것을 다른 팀원들에게 지도한다.

① 직접 교수 모형   ② 개별화 지도 모형
③ 협동학습 모형   ④ 전술게임 모형

> **TIP** 협동학습 모형에 대한 설명이다. 협력 학습은 서로 돕거나 함께 학습하는 것이 특징인 반면, 협동학습은 서로를 위하여 서로 함께 학습하는 것이 특징이다.

6 메츨러(M. Metzler)의 교수ㆍ학습 과정안(수업계획안) 작성 시 고려해야 할 구성요소 중 〈보기〉의 설명과 관련 있는 것은?

보기

- 학생의 흥미를 유발시킬 수 있는 수업 도입
- 과제 제시에 적합한 모형과 단서 사용
- 학생에게 방향을 제시할 과제 구조 설명
- 다양한 과제의 계열성과 진도(차시별)

① 학습 목표   ② 수업 맥락의 간단한 기술
③ 시간과 공간의 배정   ④ 과제 제시와 과제 구조

> **TIP** 메츨러는 수업계획안 작성 시 고려해야 할 구성요소를 지도맥락의 간단한 기술, 학습목표, 시간과 공간의 배정, 학습활동목록, 과제 제시와 과제 구조, 평가, 학습정리 및 종료로 설명하고 있는데, 보기는 과제 제시와 과제 구조에 대한 설명이다.

Answer   5.③ 6.④

7 〈보기〉에서 안전한 학습환경 유지에 관한 설명으로 옳은 것만을 모두 고른 것은?

───── 보기 ─────

ㄱ 위험한 상황이 예측되더라도 시작한 과제는 끝까지 수행한다.
ㄴ 안전한 수업운영에 필요한 절차를 분명히 전달하고 상기시켜야 한다.
ㄷ 사전에 안전 문제를 예측하고 교구·공간·학생 등을 학습에 도움이 되는 방향으로 배열 또는 배치한다.
ㄹ 새로운 연습과제나 게임을 시작할 때 지도자는 학생들의 활동을 주시하고 적극적으로 감독한다.

① ㄱ, ㄴ

② ㄴ, ㄷ

③ ㄱ, ㄷ, ㄹ

④ ㄴ, ㄷ, ㄹ

> **TIP** ㄱ 위험한 상황이 예측되면 과제는 즉각 중단해야 한다.

8 헬리슨(D. Hellison)이 제시한 개인적·사회적 책임감 수준과 사례가 적절하지 않은 것은?

	수준	사례
①	타인의 권리와 감정 존중	타인에 대해 상호 협력적이고 다른 학생들을 돕고자 한다.
②	참여와 노력	새로운 과제에 도전하며 노력하면 성공할 수 있다고 여긴다.
③	자기 방향 설정	지도자가 없는 상황에서도 자신이 수립한 목표를 달성한다.
④	일상생활로의 전이	체육 수업을 통해 학습한 배려를 일상생활에 실천한다.

> **TIP** 타인의 권리와 감정 존중은 자제를 뜻한다. 다른 사람을 방해하지 않고 참여하거나 타인을 고려하며 안전하게 참여하고 평화로운 갈등 해결을 시도하는 단계이다. 다른 학생들을 돕는 수준은 돌봄과 배려 단계이다.

Answer 7.④ 8.①

9 〈보기〉의 ㉠, ㉡에 해당하는 평가 방법을 바르게 연결한 것은?

─── 보기 ───

㉠ 수업 전 학습목표에 따른 참여자 수준을 결정하고, 학습과정에서 참여자가 계속적인 오류 상황을 발생시킬 때 적절한 의사결정을 하도록 한다.

㉡ 학생들에게 자신의 높이뛰기 목표와 운동계획을 수립하게 한 다음 육상 단원이 끝나는 시점에서 종합적 목표 달성여부 확인을 위해 평가를 실시한다.

	㉠	㉡		㉠	㉡
①	진단평가	형성평가	②	진단평가	총괄평가
③	형성평가	총괄평가	④	총괄평가	형성평가

▷**TIP** 수업 전 학습목표에 따른 참여자 수준을 결정에 해당되는 평가는 진단평가이며 끝나는 시점에 평가하는 방법은 총괄평가이다.

10 다음에 해당하는 평가기법에 대한 설명으로 옳지 않은 것은?

테니스 포핸드 스트로크 과정	운동수행
• 두 발이 멈춘 상태에서 스트로크를 시도하는가?	Y/N
• 몸통 회전을 충분히 활용하는가?	Y/N
• 임팩트까지 시선을 공에 고정하는가?	Y/N
• 팔로우스로우를 끝까지 유지하는가?	Y/N

① 쉽게 제작이 가능하며 사용이 편리하다.

② 운동수행과정의 질적 평가가 불가하다.

③ 어떤 사건이나 행동의 발생 여부를 신속히 확인할 때 주로 사용한다.

④ 관찰행동을 구체적으로 정의하고 그 행동의 발생 시점을 확인할 수 있다.

▷**TIP** 보기에 나온 평가기법은 테니스 포핸드 스트로크 과정에 대한 질적 평가를 구체적으로 정의하고 있기에 질적 평가가 가능하다.

Answer 9.② 10.②

11 학교체육진흥법(시행 2021.6.24.)의 제10조에서 규정하고 있는 학교장의 역할에 관한 내용으로 옳지 않은 것은?

① 학생들이 신체활동 프로그램에 참여할 수 있도록 학교스포츠클럽을 운영하여 학생들의 체육활동 참여기회를 확대하여야 한다.

② 학교스포츠클럽을 운영하는 경우 전문코치를 지정하여야 한다.

③ 학교스포츠클럽 활동 내용을 학교생활기록부에 기록하여 상급학교 진학자료로 활용할 수 있도록 하여야 한다.

④ 교육부령으로 정하는 바에 따라 일정 비율 이상의 학교스포츠클럽을 해당 학교의 여학생들이 선호하는 종목으로 운영하여야 한다.

> **TIP** 학교스포츠클럽을 운영하는 경우 학교스포츠클럽 전담교사를 지정하여야 한다〈학교체육 진흥법 제10조 제2항〉.

12 다음 ㉠~㉤에서 체육시설법 시행규칙(시행 2021.7.1.) 제22조 '체육지도자 배치기준'에 부합되는 것을 모두 고른 것은?

체육시설업의 종류	규모	배치인원
㉠ 스키장업	– 슬로프 10면 이하 – 슬로프 10면 초과	1명 이상 2명 이상
㉡ 승마장업	– 말 20마리 이하 – 말 20마리 초과	1명 이상 2명 이상
㉢ 수영장업	– 수영조 바닥면적이 400㎡ 이하인 실내 수영장 – 수영조 바닥면적이 400㎡를 초과하는 실내 수영장	1명 이상 2명 이상
㉣ 골프연습장업	– 20타석 이상 50타석 이하 – 50타석 초과	1명 이상 2명 이상
㉤ 체력단련장업	– 운동전용면적 200㎡ 이하 – 운동전용면적 200㎡ 초과	1명 이상 2명 이상

① ㉠, ㉡, ㉢, ㉣

② ㉠, ㉡, ㉣, ㉤

③ ㉠, ㉢, ㉣, ㉤

④ ㉡, ㉢, ㉣, ㉤

> **TIP** 우리가 자주 사용하는 체력단련장업의 지도자 배치기준은 운동전용면적 300제곱미터 이하일 때 1명 이상, 초과일 때 2명 이상이다.

Answer 11.② 12.①

13 국민체육진흥법(시행 2021.6.9.)에서 규정하는 생활스포츠지도사의 자격으로 옳지 않은 것은?

① 체육지도자의 자격은 19세 이상인 사람에게 부여한다.

② 생활스포츠지도사는 1급, 2급으로 구분한다.

③ 2급 생활스포츠지도사는 2급 생활스포츠지도사 자격검정에 합격하고, 연수과정을 이수한 사람으로 한다.

④ 1급 생활스포츠지도사는 자격 종목의 2급 생활스포츠지도사 자격을 취득한 후 3년 이상 해당 자격 종목의 지도경력이 있는 사람으로 한다.

> **TIP** ① 체육지도자의 자격은 18세 이상인 사람에게 부여한다〈국민체육진흥법 시행령 제8조〉.
> ④ 1급 생활스포츠지도사는 자격 종목의 2급 생활스포츠지도사 자격을 취득한 후 3년 이상 해당 자격 종목의 지도경력이 있는 사람으로서 동일 자격 종목에 대하여 1급 생활스포츠지도사 자격을 취득하기 위한 자격검정에 합격하고, 연수과정을 이수한 사람으로 한다〈국민체육진흥법 시행령 제9조 제5항〉.

14 〈보기〉의 ㉠, ㉡에 해당하는 단계가 바르게 연결된 것은?

──────── 보기 ────────
마튼스(R. Martens)가 제시한 전문체육 프로그램 개발 6단계는 ㉠ _____, 선수 이해, 상황 분석, 우선순위 결정 및 목표 설정, ㉡ _____, 연습계획 수립이다.
────────────────────

	㉠	㉡
①	스포츠에 대한 이해	공간적 맥락 고려
②	선수 발달 단계에 대한 이해	전술 선택
③	선수단(훈련) 규모 설정	체력상태의 이해
④	선수에게 필요한 기술 파악	지도 방법 선택

> **TIP** 마튼스의 전문체육 프로그램 6단계 … 선수에게 필요한 기술 파악 - 선수 이해 - 상황분석 - 우선순위 결정 및 목표 설정 - 지도 방법 선택 - 연습계획 수립

Answer 13.①④ 14.④

15 ㉠, ㉡에 해당하는 용어가 바르게 연결된 것은?

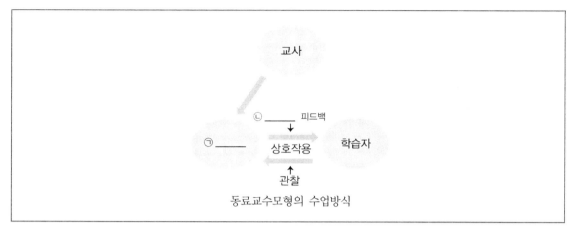

	㉠	㉡		㉠	㉡
①	관찰자	교정적	②	개인교사	중립적
③	개인교사	교정적	④	교사	가치적

> **TIP** 동료교수는 직접 교수의 변형된 형태로, 학생들 간의 상호작용을 제외하고 교사가 통제한다. 제한된 피드백의 문제점을 극복하기 위해 고안되었으며 개인교사로서의 역할을 담당함으로써 관찰/분석 능력이나 책임감 등이 향상된다. 연습시간의 효율성이 증가(OTR비율이 절반으로 줄지만 인지적 이해를 통해 기능 향상)한다. 그리고 학생의 인지발달향상에 도움이 된다. ㉠은 개인교사 ㉡은 교정적 피드백을 주며 학생간 상호작용을 한다.

16 그리핀(L. Griffin), 미첼(S. Mitchell), 오슬린(J. Oslin)의 이해중심게임 모형에서 변형게임 구성 시 반영해야 할 2가지 핵심 개념은?

① 전술과 난이도
② 연계성과 위계성
③ 공간의 특성과 학습자
④ 대표성과 과장성

> **TIP** Griffin, Mitchell, Oslin에 의하면 모의활동(또는 게임 형식)은 반드시 정식게임을 대표할 수 있어야 하며(대표성, representative), 전술기능 개발에 초점을 둘 수 있도록 상황이 과장되어야 한다(과장성, exaggeration).

Answer 15.③ 16.④

17 〈보기〉의 ㈀, ㉡에 해당하는 젠틸(A. Gentile)의 스포츠 기술이 바르게 연결된 것은?

—————— 보기 ——————

㉠ _____은 환경의 변화나 상태에 의해 변화되는 기술을 말한다. ㉡ _____은 상대적으로 환경적 조건이 안정적이며 외부 조건이 대부분 변하지 않는 속성이 있다.

	㉠	㉡
①	개별기술	복합기술
②	개방기술	폐쇄기술
③	시작형 기술	세련형 기술
④	부분기술	전체기술

≻**TIP** 축구, 농구, 배구와 같이 환경 혹은 상태가 변화하는 기술은 개방기술이며, 환경이 변하지 않는 양궁, 사격과 같은 운동은 폐쇄기술에 속한다.

18 〈보기〉와 같이 종목을 구분하는 근거로 적합한 것은?

—————— 보기 ——————

• 영역형 : 농구, 축구, 하키, 풋볼
• 네트형 : 배드민턴, 배구, 탁구
• 필드형 : 야구, 소프트볼, 킥볼
• 표적형 : 당구, 볼링, 골프

① 포지션의 수 ② 게임전술의 전이 가능성
③ 기술(skill)의 특성 ④ 선수의 수

≻**TIP** 보기는 전이에 대한 근거로 볼 수 있다. 운동기술의 요소나 수행 상황이 유사할수록 학습의 전이가 정적으로 발생한다. 단, 두 과제의 운동수행 상황에서 획득하는 지각 정보의 특성이 유사하지만 움직임 특성이 다른 경우에는 부적전이가 발생한다.

Answer 17.② 18.②

19 〈보기〉의 설명에 해당하는 피드백 유형은?

보기

- 모스턴(M. Mosston)이 제시한 피드백 유형이며, 사실적으로 행동을 기술한다.
- 판단이나 수정 지시를 하지 않으나, 피드백 진술의 의미를 변경할 수 있다.
- 다른 피드백 형태로 옮겨가는 특징을 가지고 있다.

① 교정적 피드백(corrective statements)
② 가치적 피드백(value statements)
③ 중립적 피드백(neutral statements)
④ 불분명한 피드백(ambiguous statements)

> **TIP** 판단이나 수정 지시를 하지 않는 피드백은 중립적 피드백이다.

20 링크(J. Rink)의 내용발달 단계가 순서대로 연결된 것은?

① 시작과제 – 확대과제 – 세련과제 – 적용과제
② 적용과제 – 시작과제 – 확대과제 – 세련과제
③ 세련과제 – 적용과제 – 시작과제 – 확대과제
④ 확대과제 – 세련과제 – 적용과제 – 시작과제

> **TIP** 링크의 내용발단 단계 … 시작 – 확대 – 세련 – 적용과제

3 스포츠심리학

1 〈보기〉는 레빈(K. Lewin, 1935)이 주장한 내용이다. ㉠, ㉡에 들어갈 개념으로 바르게 묶인 것은?

───── 보기 ─────

• 인간의 행동은 (㉠)과 (㉡)에 의해 결정된다.
• (㉠)과 (㉡)의 상호작용으로 행동은 변화한다.

	㉠	㉡
①	개인(person)	환경(environment)
②	인지(cognition)	감정(affect)
③	감정(affect)	환경(environment)
④	개인(person)	인지(cognition)

>**TIP** 레빈은 어떤 순간에 개인의 행동을 결정하는 사실들의 전체로 생활공간을 정의하였는데, 생활공간은 개인과 심리적 환경을 포함하며 이 둘의 상호작용으로 행동은 변화한다고 주장하였다.

2 아동의 운동 발달을 평가할 때 심리적 안정을 도모하기 위한 평가 방법으로 옳은 것은?

① 평가장소에 도착하면 환경에 대한 탐색 시간을 주지 말고 평가를 바로 진행한다.
② 아동의 평가 민감성을 높이기 위해 평가라는 단어를 강조한다.
③ 운동 도구를 사용하여 평가할 때 탐색할 기회를 제공한다.
④ 아동과 공감대를 형성하지 않는다.

>**TIP** 평가장소에 도착하면 환경에 대한 탐색 시간을 주는 것이 좋고, 평가라는 단어를 강조하지 않는 것이 좋으며, 공감대는 당연히 형성해야 한다.

Answer 1.① 2.③

3 〈보기〉에 제시된 일반화된 운동프로그램(Generalized Motor Program : GMP)에 관한 설명으로 바르게 묶인 것은?

───────────── 보기 ─────────────

㉠ 인간의 운동은 자기조직(self-organization)과 비선형성(nonlinear)의 원리에 의해 생성되고 변화한다.

㉡ 불변매개변수(invariant parameter)에는 요소의 순서(order of element), 시상(phasing), 상대적인 힘(relative force)이 포함된다.

㉢ 가변매개변수(variant parameter)에는 전체 동작지속시간(overall duration), 힘의 총량(overall force), 선택된 근육군(selected muscles)이 포함된다.

㉣ 환경정보에 대한 지각 그리고 동작의 관계(perception-action coupling)를 강조한다.

① ㉠, ㉡　　　　　　　　　　　　　② ㉠, ㉢

③ ㉡, ㉢　　　　　　　　　　　　　④ ㉢, ㉣

▷TIP ㉠은 다이나믹시스템 이론에 대한 설명이며, ㉣은 생태학적 이론에 대한 설명이다.

4 〈보기〉에서 설명하는 개념은?

───────────── 보기 ─────────────

• 자극반응 대안 수가 증가할수록 선택반응시간도 증가한다.

• 투수가 직구와 슬라이더 구종에 커브 구종을 추가하여 무작위로 섞어 던졌을 때 타자의 반응시간이 길어졌다.

① 피츠의 법칙(Fitts' law)

② 파워 법칙(power law)

③ 임펄스 가변성 이론(impulse variability theory)

④ 힉스의 법칙(Hick's law)

▷TIP 힉스의 법칙 … 선택 가능한 선택지의 숫자에 따라 사용자가 결정하는 데 소요되는 시간이 결정된다는 법칙

자극과 반응의 부합성의 여부에 따라 선택반응시간은 달라지게 된다. 자극과 그에 따른 반응이 서로 적절한 배열 관계에 있을수록 선택반응시간은 감소하게 된다.

Answer 3.③ 4.④

5 〈보기〉에 제시된 번스타인(N. Bernstein)의 운동학습 단계에 대한 설명으로 바르게 묶인 것은?

---보기---

㉠ 스케이트를 탈 때 고관절, 슬관절, 발목관절을 활용하여 추진력을 갖게 한다.

㉡ 체중 이동을 통해 추진력을 확보하며 숙련된 동작을 실행하게 한다.

㉢ 스케이트를 신고 고관절, 슬관절, 발목관절을 하나의 단위체로 걷게 한다.

	㉠	㉡	㉢
①	자유도 풀림	반작용 활용	자유도 고정
②	반작용 활용	자유도 풀림	자유도 고정
③	자유도 풀림	자유도 고정	반작용 활용
④	반작용 활용	자유도 고정	자유도 풀림

>**TIP** 번스타인의 운동학습 단계 … 자유도 고정 – 자유도 풀림 – 반작용 활용

6 레이데크와 스미스(T. Raedeke & A. Smith, 2001)의 운동선수 탈진 질문지(Athlete Burnout Questionnaire : ABQ)의 세 가지 측정 요인이 아닌 것은?

① 성취감 저하(reduced sense of accomplishment)

② 스포츠 평가절하(sport devaluation)

③ 경쟁상태불안(competitive state anxiety)

④ 신체적/정서적 고갈(physical, emotional exhaustion)

>**TIP** 탈진의 세 가지 영역
>· 성취감 저하 : 수행에 대한 통제 상실
>· 스포츠 평가절하 : 운동의 즐거움×, 숙련 시합에 대한 무관심
>· 신체적 · 정서적 소진 : 피로감, 무기력

7 웨이스와 아모로스(M. Weiss & A. Amorose, 2008)가 제시한 스포츠 재미(sport enjoyment)의 영향 요인으로 옳지 않은 것은?

① 인지능력

② 사회적 소속

③ 동작 자체의 감각 체험

④ 숙달과 성취

>**TIP** 스포츠 재미의 영향 요인 … 숙달과 성취, 동작 자체의 감각 체험, 사회적 소속
>① 인지능력은 스포츠재미의 영향 요인에 속하지 않는다.

Answer 5.① 6.③ 7.①

8 〈보기〉에 제시된 도식이론(schema theory)에 관하여 옳은 설명으로 묶인 것은?

───────────────── 보기 ─────────────────

ㄱ 빠른 움직임과 느린 움직임을 구분하여 설명한다.
ㄴ 재인도식은 피드백 정보가 없는 빠른 운동을 조절하는 역할을 한다.
ㄷ 회상도식은 과거의 실제결과, 감각귀결, 초기조건의 관계를 바탕으로 형성된다.
ㄹ 200ms 이상의 시간이 필요한 느린 운동 과제의 제어에는 회상도식과 재인도식이 모두 동원된다.

① ㄱ, ㄴ   ② ㄴ, ㄷ
③ ㄱ, ㄹ   ④ ㄷ, ㄹ

>**TIP** ㄴ 재인도식은 느린 움직임을 조절하기 위해 동원된다.
ㄷ 회상도식은 현재 수행하고자 하는 운동과 유사한 과거의 운동 결과를 근거로 새로운 운동을 계획할 경우로, 빠른 움직임을 조절하기 위해 동원된다.

9 〈보기〉에 제시된 심리적 불응기(Psychological Refractory Period : PRP)에 관하여 옳은 설명으로 묶인 것은?

───────────────── 보기 ─────────────────

ㄱ 1차 자극에 대한 반응을 수행하고 있을 때 2차 자극을 제시할 경우, 2차 자극에 대해 반응시간이 느려지는 현상이다.
ㄴ 1차 자극과 2차 자극간의 시간차가 10ms 이하로 매우 짧을 때 나타난다.
ㄷ 페이크(fake) 동작의 사용 빈도를 높일 때 효과적이다.
ㄹ 1차와 2차 자극을 하나의 자극으로 간주하는 현상을 집단화라고 한다.

① ㄱ, ㄴ   ② ㄴ, ㄷ
③ ㄷ, ㄹ   ④ ㄱ, ㄹ

>**TIP** ㄴ 60~100ms 정도의 시간 차이가 가장 오랜 반응 지연시간을 가진다.
ㄷ 페이크 사용 빈도를 낮춰야 효과적이다.

Answer   8.③ 9.④

10 인간 발달의 특징에 관한 설명으로 옳지 않은 것은?

① 개인적 측면은 발달에 영향을 미치는 요인이 개인마다 달라서 나타나는 현상이다.

② 다차원적 측면은 개인의 신체적·정서적 특성과 같은 내적 요인 그리고 사회 환경과 같은 외적 요인으로 나눌 수 있다.

③ 계열적 측면은 기기와 서기의 단계를 거친 후에야 자신의 힘으로 스스로 걸을 수 있게 되는 것이다.

④ 질적 측면은 현재 나타나고 있는 움직임 양식이 과거 움직임의 경험이 축적되어 나타나는 것이다.

> **TIP** 인간 발달의 질적 측면은 움직임의 효율성 향상을 뜻한다.

11 시각탐색에 사용되는 안구 움직임의 형태로 옳지 않은 것은?

① 지각의 협소화(perceptual narrowing)

② 부드러운 추적 움직임(smooth pursuit movement)

③ 전정안구반사(vestibulo-ocular reflex)

④ 빠른 움직임(saccadic movement)

> **TIP** 시각탐색에 사용되는 안구의 움직임
> ㉠ 빠른 움직임은 관심 위치 상을 순간적으로 속오목(fovea)로 이동시키는 것으로 수의적으로 이루어지는 움직임
> ㉡ 부드러운 추적 움직임은 움직이거나 정지해 있는 목표 지점에 안구를 계속적으로 고정시키는 것으로, 목표물의 움직이는 속도와 안구의 움직임 속도를 일치시키는 움직임
> ㉢ 전정안구반사는 머리의 회전에 대한 안구의 움직임
> ㉣ 빠른 움직임과 추적 움직임이 적절하게 조화를 이루는 움직임은 움직이는 기차 창문 밖에 지나가는 어느 특정한 물체를 계속 보다가 다른 물체로 시선을 움직이고자 할 때 발생
> ※ 시각탐색을 위한 안구의 움직임은 정보를 받아들이는 과정으로 볼 수 있으며, 안구의 움직임과 각 움직임 사이에 존재하는 안구의 고정(fixation)이 어우러져 하나의 시각탐색 유형을 형성한다고 볼 수 있다.

12 와이너(B. Weiner)의 경기 승패에 대한 귀인이론에 관한 설명으로 옳지 않은 것은?

① 노력은 내적이고 불안정하며 통제 가능한 요인이다.

② 능력은 내적이고 안정적이며 통제 불가능한 요인이다.

③ 운은 외적이고 불안정하며 통제 불가능한 요인이다.

④ 과제난이도는 외적이고 불안정하며 통제할 수 있는 요인이다.

> **TIP** 과제난이도는 외적, 안정적, 통제 불가능 요인이다.

13 〈보기〉에 제시된 불안과 운동수행의 관계를 설명하는 이론은?

─────────────── 보기 ───────────────
- 선수가 불안을 어떻게 '해석'하느냐에 따라 운동수행이 달라질 수 있다.
- 선수는 각성이 높은 상태를 기분 좋은 흥분상태로 해석할 수도 있지만 불쾌한 불안으로 해석할 수도 있다.
──────────────────────────────────────

① 역U가설(inverted-U hypothesis)
② 전환이론(reversal theory)
③ 격변이론(catastrophe theory)
④ 적정기능지역이론(zone of optimal functioning theory)

▷TIP 전환이론에 대한 설명이다. 전환이론은 불쾌를 유쾌로 전환할 수 있다는 이론이다.

14 〈보기〉의 ⊙과 ⓒ에 들어갈 알맞은 용어는?

─────────────── 보기 ───────────────
- (⊙)은 불안을 감소시키기 위해 자기최면을 사용하여 무거움과 따뜻함을 실제처럼 느끼도록 유도하는 방법이다.
- (ⓒ)은/는 불안을 유발하는 자극의 목록을 작성한 후, 하나씩 차례로 적용하여 유발 감각 자극에 대한 민감도를 줄여 불안 수준을 감소시키는 방법이다.
──────────────────────────────────────

	⊙	ⓒ
①	바이오피드백(biofeedback)	체계적 둔감화(systematic desensitization)
②	자생훈련(autogenic training)	바이오피드백(biofeedback)
③	점진적 이완(progressive relexation)	바이오피드백(biofeedback)
④	자생훈련(autogenic training)	체계적 둔감화(systematic desensitization)

▷TIP 자생훈련과 체계적 둔감화에 대한 설명이다. 바이오피드백은 자율적인 생리적 반응을 스스로 통제하는 능력을 얻기 위한 훈련으로, 스트레스 조절은 물론 신체에 대한 자각수준향상에 도움이 된다.

Answer 13.② 14.④

15 〈보기〉에 제시된 심상에 대한 이론과 설명이 바르게 묶인 것은?

─────── 보기 ───────

ⓝ 심리신경근 이론에 따르면 심상을 하는 동안에 실제 동작에서 발생하는 근육의 전기 반응과 유사한 전기 반응이 근육에서 발생한다.
ⓛ 상징학습 이론에 따르면 심상은 인지 과제(바둑)보다 운동 과제(역도)에서 더 효과적이다.
ⓒ 생물정보 이론에 따르면 심상은 상상해야 할 상황 조건인 자극 전제와 심상의 결과로 일어나는 반응 전제로 구성된다.
ⓔ 상징학습 이론에 따르면 생리적 반응과 심리 반응을 함께하면 심상의 효과는 낮아진다.

① ㉠, ㉡   ② ㉠, ㉢

③ ㉡, ㉢   ④ ㉢, ㉣

▶**TIP** 상징학습이론에서 심상은 운동의 패턴을 이해하는데 필요한 코딩체계의 역할을 하며, 어떤 동작을 배우기 위해서는 그 동작을 수행하는데 필요한 것들에 대해 잘 알아야 한다. 또한 어떤 동작에 대한 '청사진'이 있어야 동작의 수행이 가능해지며, 어떤 동작을 뇌에 부호로 만들어 그 동작을 잘 이해하게 만들거나 자동화시키는 역할을 한다.

16 〈보기〉에 제시된 첼라드라이(P. Chelladerai)의 다차원리더십 모델에 관한 설명으로 옳게 묶인 것은?

─────── 보기 ───────

㉠ 리더의 특성은 리더의 실제 행동에 영향을 준다.
㉡ 규정 행동은 선수에게 규정된 행동을 말한다.
㉢ 선호 행동은 리더가 선호하거나 바라는 선수의 행동을 말한다.
㉣ 리더의 실제 행동과 선수의 선호 행동이 다르면 선수의 만족도가 낮아진다.

① ㉠, ㉡   ② ㉠, ㉣

③ ㉡, ㉢   ④ ㉢, ㉣

▶**TIP** 규정 행동은 조직 내에서 리더가 해야만 할 행동, 즉 리더로부터 기대되는 행동을 말하며, 선호 행동은 선수들이 선호하거나 바라는 리더 행동을 말한다.

Answer 15.② 16.②

17 〈보기〉에서 설명하는 운동심리 이론(모형)은?

───── 보기 ─────
- 지역사회가 여성 전용 스포츠 센터를 확충한다.
- 정부가 운동 참여에 대한 인센티브 정책을 수립한다.
- 가정과 학교에서 운동 참여를 지지해주는 분위기를 만든다.

① 사회생태모형(social ecological model)
② 합리적행동이론(theory of reasoned action)
③ 자기효능감이론(self-efficacy theory)
④ 자결성이론(self-determination theory)

>TIP 사회생태이론은 건강 행동을 설명하고 예측하기 위해 여러 이론을 끌어 오기 때문에 통합이론에 해당한다. 개인 차원, 지역사회 차원, 정부 차원에서 행동변화를 설명하거나 예측하기 위해 기존에 제시된 여러 이론들을 동원한다.

18 프로차스카(J. O. Prochaska)의 운동변화단계 모형(Transtheoretical Model)에 관한 설명으로 옳은 것은?

① 변화 단계와 자기효능감과의 관계는 U자 형태다.
② 인지적·행동적 변화과정을 통해 운동 단계가 변화한다.
③ 변화 단계가 높아짐에 따라 운동에 대해 기대할 수 있는 혜택은 점진적으로 감소한다.
④ 무관심 단계는 현재 운동에 참여하지 않지만, 6개월 이내에 운동을 시작할 의도가 있다.

>TIP 단계이론에서는 행동이 변화하는 과정을 비선형적으로 보고, 변화 단계가 높아짐에 따라 손실보다는 혜택이 크다고 의사결정을 한다.
④ 관심단계에 대한 설명이다.

19 한국스포츠심리학회가 제시한 스포츠 심리상담사 상담윤리에 대한 설명으로 옳지 않은 것은?

① 스포츠심리상담사는 자신의 전문영역과 한계영역을 명확하게 인식해야 한다.
② 스포츠심리상담사는 상담 과정에서 얻은 정보를 이용할 때 고객과 미리 상의해야 한다.
③ 스포츠심리상담사는 상담 효과를 알리기 위해 상담에 참여한 사람으로부터 좋은 평가나 소감을 요구해야 한다.
④ 스포츠심리상담사는 타인에게 역할을 위임할 때는 전문성이 있는 사람에게만 위임하여야 하며 그 타인의 전문성을 확인해야 한다.

>TIP 상담에 참여한 사람에게 좋은 평가나 소감을 요구해서는 안 된다.

Answer 17.① 18.② 19.③

20 〈보기〉에 제시된 폭스(K. Fox)의 위계적 신체적 자기개념 가설(hypothesized hierarchical organization of physical self-perception)에 관한 설명으로 바르게 묶인 것은?

보기

　㉠ 신체적 컨디션은 매력적 신체를 유지하는 능력이다.
　㉡ 신체적 자기 가치는 전반적 자기존중감의 상위영역에 속한다.
　㉢ 신체 매력과 신체적 컨디션은 신체적 자기가치의 하위영역에 속한다.
　㉣ 스포츠 유능감은 스포츠 능력과 스포츠 기술 학습 능력에 대한 자신감이다.

① ㉠, ㉡　　　　　　　　　　　　　　　　② ㉠, ㉢
③ ㉡, ㉣　　　　　　　　　　　　　　　　④ ㉢, ㉣

>**TIP** 폭스가 제시한 위계적 신체적 자기개념에는 자기존중감이 상위 영역에 있고 그 밑에 신체적 자기개념이 있으며, 하위영역 들로는 건강, 협응력, 신체활동, 체지방, 스포츠 유능감, 외모, 근력, 유연성, 지구력이 있다.

Answer　20.④

1 체육사에 관한 설명으로 옳지 않은 것은?

① 연구대상은 시간, 인간, 공간 등이 고려된다.

② 체육과 스포츠를 역사적 방법으로 연구하는 학문이다.

③ 연구내용은 스포츠문화사, 전통스포츠사 등을 포함한다.

④ 체육과 스포츠의 도덕적 가치판단에 대한 근거를 탐구한다.

> **TIP** 스포츠 윤리에서 탐구한다.

2 〈보기〉에서 체육사 연구의 사료(史料)에 관한 설명으로 옳은 것만을 모두 고른 것은?

───── 보기 ─────

⊙ 기록 사료는 문헌 사료와 구전 사료가 있다.

ⓛ 물적 사료는 물질적 유산인 유물과 유적이 있다.

ⓒ 기록 사료 중 민요, 전설, 시가, 회고담 등은 문헌 사료이다.

ⓔ 전통적인 분류 방식에 따르면, 물적 사료와 기록 사료로 구분된다.

① ⊙, ⓛ

② ⓛ, ⓒ

③ ⊙, ⓛ, ⓔ

④ ⓛ, ⓒ, ⓔ

> **TIP** 민요, 전설, 시가, 회고담은 구전 사료이다.

3 부족국가와 삼국시대의 신체활동이 포함된 제천의식에 관한 설명으로 옳지 않은 것은?

① 신라 – 가배

② 부여 – 동맹

③ 동예 – 무천

④ 마한 – 10월제

> **TIP** 부여는 영고이다. 동맹은 고구려의 제천행사이다.

4 〈보기〉에서 화랑도에 관한 설명으로 옳은 것만을 모두 고른 것은?

─── 보기 ───

㉠ 법흥왕 때에 종래 화랑도 제도를 개편하여 체계화되었다.
㉡ 한국의 전통사상과 세속오계(世俗五戒)를 근간으로 두었다.
㉢ 국선도(國仙徒), 풍류도(風流徒), 원화도(源花徒)라고도 불리었다.
㉣ 편력(遍歷), 입산수행(入山修行), 주행천하(周行天下) 등의 활동을 했다.

① ㉠, ㉡   ② ㉡, ㉢
③ ㉠, ㉡, ㉣   ④ ㉡, ㉢, ㉣

> **TIP** 진흥왕때 화랑도의 제도를 개편하여 체계화하였다.

5 〈보기〉의 ㉠에 해당하는 용어는?

─── 보기 ───

「구당서(舊唐書)」에 따르면, "고구려의 풍속은 책 읽기를 좋아하며, 허름한 서민의 집에 이르기까지 거리에 큰 집을 지어 이를 (㉠)이라고 하고, 미혼의 자제들이 여기에서 밤낮으로 독서하고 활쏘기를 익힌다."라고 되어 있다.

① 태학   ② 경당
③ 향교   ④ 학당

> **TIP** 경당 … 고구려의 대표적 사립초등교육기관이다. 일반 평민의 교육기관으로, 문무겸비가 목적이다.

6 고려시대의 무학(武學) 전문 강좌인 강예재(講藝齋)가 개설된 교육기관은?

① 국자감(國子監)   ② 성균관(成均館)
③ 응방도감(鷹坊都監)   ④ 오부학당(五部學堂)

> **TIP** 국자감은 고려 최고의 종합교육기관으로, 무학을 통해 장수를 육성하는 강예재를 개설하였다.

Answer 4.④ 5.② 6.①

7 〈보기〉에서 고려시대 무예의 특징으로 옳은 것만을 모두 고른 것은?

───── 보기 ─────

⊙ 격구(擊毬)는 군사훈련의 수단이었다.
ⓒ 수박희(手搏戲)는 무인 인재 선발의 중요한 방법이었다.
ⓒ 마술(馬術)은 육예(六藝) 중 어(御)에 속하며, 군자의 중요한 덕목 중 하나였다.
ⓔ 궁술(弓術)은 문인과 무인의 심신 수양과 인격도야의 방법으로 중시되었다.

① ⊙   ② ⓒ, ⓒ
③ ⓒ, ⓒ, ⓔ   ④ ⊙, ⓒ, ⓒ, ⓔ

▶TIP 격구는 귀족사회의 체육활동으로 유희적 의미가 컸지만 성행 배경은 군사훈련 수단이었다.

8 조선시대 무과제도에 관한 설명으로 옳지 않은 것은?

① 초시, 복시, 전시 3단계로 실시되었다.
② 무과는 강서와 무예 시험으로 구성되었다.
③ 증광시, 별시, 정시는 비정규적으로 실시되었다.
④ 선발 정원은 제한이 없었으며, 누구나 응시할 수 있었다.

▶TIP 조선시대의 과거제도로 신분에 따라 응시가 제한되었다.

9 〈보기〉에 해당하는 신체활동은?

───── 보기 ─────

• 군사훈련의 성격을 지니고 실시된 무예 활동
• 조선시대 왕이나 양반 또는 대중에게 볼거리 제공
• 나라의 풍속으로 단오절이나 명절에 행해졌던 활동
• 승부를 결정 짓는 놀이로서 신체적 탁월성을 추구하는 경쟁적 활동

① 투호(投壺)   ② 저포(樗蒲)
③ 석전(石戰)   ④ 위기(圍碁)

▶TIP 석전은 국속으로서 민속놀이로 보는 성격과, 군사훈련 및 왕이나 양반들의 관중 스포츠 및 경기로서의 승부를 결정하는 게임의 성격을 띠고 있다.

Answer 7.④ 8.④ 9.③

10 〈보기〉에서 조선시대 체육사상에 관한 설명으로 옳은 것만을 모두 고른 것은?

보기

㉠ 유교의 영향으로 숭문천무(崇文賤武) 사상이 만연했다.

㉡ 심신 수련으로 활쏘기가 중시되었고, 학사사상(學射思想)이 강조 되었다.

㉢ 활쏘기를 통해서 문무겸전(文武兼全) 혹은 문무겸일(文武兼一)에 도달하고자 했다.

㉣ 국토 순례를 통해 조선에 대한 애국심을 가지게 하는 불국토사상(佛國土思想)이 중시되었다.

① ㉠, ㉡   ② ㉡, ㉢

③ ㉠, ㉡, ㉢   ④ ㉡, ㉢, ㉣

> **TIP** ㉣ 신라의 화랑도 사상에 대한 설명이다.

11 일제강점기에 설립된 체육 단체가 아닌 것은?

① 대한국민체육회(大韓國民體育會)

② 관서체육회(關西體育會)

③ 조선체육협회(朝鮮體育協會)

④ 조선체육회(朝鮮體育會)

> **TIP** 대한국민체육회는 조선시대 말기에 노백린의 발기로 조직된 단체이다.

12 〈보기〉의 ㉠, ㉡에 해당하는 여성 스포츠인이 바르게 연결된 것은?

보기

• 박봉식은 1948년 런던올림픽경기대회에 출전한 첫 여성 원반던지기 선수

• (㉠)은/는 1967년 세계여자농구선수권대회에 출전해 최우수 선수로 선정

• (㉡)은/는 2010년 밴쿠버동계올림픽경기대회에 출전해 피겨스케이팅 금메달 획득

	㉠	㉡
①	박신자	김연아
②	김옥자	김연아
③	박신자	김옥자
④	김옥자	박신자

> **TIP** ㉠ 박신자 : 대한민국 여자 농구의 전설(센터)
> ㉡ 김연아 : 대한민국 최초로 피겨스케이팅 국제대회 수상

Answer 10.③ 11.① 12.①

13 〈보기〉의 ㉠, ㉡에 해당하는 개최지가 바르게 연결된 것은?

보기

우리나라는 1986년 서울아시아경기대회, 2002년 (㉠) 아시아경기대회, 2014년 (㉡)아시아경기대회를 성공적으로 개최했다.

	㉠	㉡			㉠	㉡
①	인천	부산		②	부산	인천
③	평창	충북		④	충북	평창

> **TIP** ㉠ 2002 부산 : 44개국 9,767명 참가(대한민국 종합 2위)
> ㉡ 2014 인천 : 45개국 13,000여명 참가(대한민국 종합 2위)

14 〈보기〉에 해당하는 인물은?

보기

• 제6회, 제7회 아시아경기대회에서 수영 종목 400M, 1,500M 2관왕 2연패
• 2008년 독도 33바퀴 회영(回泳)
• 2020년 스포츠영웅으로 선정되어 2021년 국립묘지에 안장

① 조오련 ② 민관식
③ 김일 ④ 김성집

> **TIP** 우리나라 최초로 수영종목의 국제경기 수상

15 개화기에 도입된 근대스포츠 종목으로 옳지 않은 것은?

① 농구 ② 역도
③ 야구 ④ 육상

> **TIP** 일제 강점기인 1926년, 일본체육회의 서상천에 의해 국내에 소개되었다.

16 광복 이전 조선체육회에 관한 설명으로 옳지 않은 것은?

① 조선체육협회보다 먼저 창립되었다.

② 조선의 체육을 지도, 장려하는 것이 목적이었다.

③ 첫 사업인 제1회 전조선야구대회는 전국체육대회의 효시이다.

④ 고려구락부를 모태로 하였고, 조선체육협회에 강제 통합되었다.

> **TIP** 조선체육회는 일본인들에 의해 조직되었던 "조선체육협회"에 대응하기 위해 만들어진 단체이다.

17 〈보기〉에서 설명하는 올림픽경기대회는?

─────── 보기 ───────

• 우리 민족이 일장기를 달고 출전한 대회
• 마라톤의 손기정이 금메달, 남승룡이 동메달을 획득한 대회

① 1924년 제8회 파리올림픽경기대회

② 1928년 제9회 암스테르담올림픽경기대회

③ 1932년 제10회 로스앤젤레스올림픽경기대회

④ 1936년 제11회 베를린올림픽경기대회

> **TIP** 대한민국 최초의 올림픽 메달을 획득한 대회로, 국내에서는 일장기 말소 사건이 발생하였다.

18 2002년 제17회 월드컵축구대회에 관한 설명으로 옳지 않은 것은?

① 한국은 4강에 진출했다.

② 한국과 일본이 공동으로 개최했다.

③ 한국과 북한이 단일팀을 구성하여 출전했다.

④ 한국의 길거리 응원은 온 국민 문화축제의 장이었다.

> **TIP** 북한과의 단일팀은 구성하지 않았다.

Answer 16.① 17.④ 18.③

19 〈보기〉의 ㉠, ㉡에 들어갈 알맞은 용어로 바르게 연결된 것은?

보기

- (㉠)경기대회는 우리나라 여성이 최초로 금메달을 획득한 대회로, 서향순이 양궁 개인전에서 금메달을 획득했다.
- (㉡)경기대회는 우리나라가 광복 후 최초로 마라톤에서 금메달을 획득한 대회로, 황영조가 마라톤에서 금메달을 획득했다.

	㉠	㉡
①	1984년 로스앤젤레스올림픽	1988년 서울올림픽
②	1984년 로스앤젤레스올림픽	1992년 바르셀로나올림픽
③	1988년 서울올림픽	1988년 서울올림픽
④	1988년 서울올림픽	1992년 바르셀로나올림픽

> **TIP** 업적에 대한 사실기록으로 해설은 생략한다.

20 〈보기〉의 설명과 관련 있는 정권은?

보기

- 호돌이 계획 시행
- 국민생활체육회(구 국민생활체육협의회) 창설
- 1988년 서울올림픽경기대회의 성공적인 개최
- 제41회 지바 세계탁구선수권대회 남북단일팀 출전

① 박정희 정권　　　　　　　　② 전두환 정권
③ 노태우 정권　　　　　　　　④ 김영삼 정권

> **TIP** 1988년 서울 올림픽 이후 국민생활체육회 창설을 통해 생활체육활성화에 기여하였다.

Answer　19.② 20.③

5 운동생리학

1 〈보기〉에서 설명하는 트레이닝의 원리는?

보기

- 트레이닝의 효과는 운동에 동원된 근육에서만 발생한다.
- 근력 향상을 위해서는 저항성 트레이닝이 적합하다.

① 특이성의 원리   ② 가역성의 원리
③ 과부하의 원리   ④ 다양성의 원리

> **TIP** 가역성의 원리는 운동 이후 신체 변화가 중단되면 원래의 상태로 돌아감을 뜻하고, 개별성의 원리는 개인의 능력, 수준에 따른 운동 강도 및 종류의 조절이 다름을 뜻하며, 특이성의 원리는 운동 목적에 알맞은 운동을 하는 것을 뜻한다.

2 체온 저하 시 생리적 반응으로 적절한 것은?

① 심박수 증가   ② 피부혈관 확장
③ 땀샘의 땀 분비 증가   ④ 골격근 떨림(shivering) 증가

> **TIP** ①②③ 반대로 설명하고 있다.

3 지구성 트레이닝 후 최대 동−정맥 산소차(maximal arterial−venous oxygen difference) 증가에 기여하는 요인으로 적절하지 않은 것은?

① 미토콘드리아 크기 증가   ② 미토콘드리아 수 증가
③ 모세혈관 밀도 감소   ④ 총 혈액량 증가

> **TIP** ③ 모세혈관 밀도의 증가

Answer 1.① 2.④ 3.③

4 〈보기〉에서 운동유발성 근육경직(exercise-associated muscle cramps)을 방지하기 위한 방법으로 적절한 것을 모두 고른 것은?

---------- 보기 ----------

㉠ 발생하기 쉬운 근육을 규칙적으로 스트레칭 한다.
㉡ 필요 시 운동 강도와 지속 시간을 감소시킨다.
㉢ 수분과 전해질의 균형을 유지한다.
㉣ 탄수화물 저장량을 낮춘다.

---

① ㉠   ② ㉠, ㉡

③ ㉠, ㉡, ㉢   ④ ㉠, ㉡, ㉢, ㉣

> **TIP** 탄수화물이 너무 적은 상태에도 근육경직이 일어난다.

5 1회 박출량(stroke volume)에 관한 설명으로 적절하지 않은 것은?

① 심실 수축력이 증가하면 1회 박출량은 증가한다.
② 평균 동맥혈압이 감소하면 1회 박출량은 증가한다.
③ 심장으로 돌아오는 정맥혈 회귀(venous return)가 감소하면 1회 박출량은 감소한다.
④ 수축기말 용적(end-systolic volume)에서 확장기말 용적(end-diastolic volume)을 뺀 값이다.

> **TIP** 확장기말 용적 – 수축기말 용적 = 1회 박출량

6 〈보기〉에서 설명하는 중추신경계 기관은?

---------- 보기 ----------

• 시상과 시상하부로 구성된다.
• 시상은 감각을 통합·조절한다.
• 시상하부는 심박수와 심장 수축, 호흡, 소화, 체온, 식욕 및 음식 섭취를 조절한다.

---

① 간뇌(diencephalon)   ② 대뇌(cerebrum)

③ 소뇌(cerebellum)   ④ 척수(spinal cord)

> **TIP** 간뇌에 대한 설명이다.

Answer   4.③ 5.④ 6.①

7 직립 상태에서 폐-혈액 간 산소확산 능력은 안정 시와 비교하여 운동 시 증가한다. 이에 기여하는 요인으로 적절한 것은?

① 폐포와 모세혈관 사이의 호흡막(respiratory membrane) 두께 증가
② 증가한 혈압으로 인한 폐 윗부분(상층부)으로의 혈류량 증가
③ 폐정맥 혈액 내 높은 산소분압
④ 폐동맥 혈액 내 높은 산소분압

> **TIP** 운동 중 혈압이 증가하면 혈류량이 증가하여 폐-혈액 간 산소확산 능력이 증가한다.

8 건강체력 요소 측정으로만 나열되지 않은 것은?

① 오래달리기 측정, 생체전기저항분석(bioelectric impedance analysis)
② 앉아윗몸앞으로굽히기 측정, 윗몸일으키기 측정
③ 배근력 측정, 제자리높이뛰기 측정
④ 팔굽혀펴기 측정, 악력 측정

> **TIP** 제자리높이뛰기는 순발력 측정이며, 운동신경체력 요소이다.

9 운동하는 근육으로의 혈류량을 증가시키는 국소적 내인성(intrinsic) 자율조절 요소로 적절하지 않은 것은?

① 수소이온, 이산화탄소, 젖산 등 대사 부산물
② 부신수질로부터 분비된 카테콜아민(catecholamine)
③ 혈관 벽에 작용하는 압력에 따른 근원성(myogenic) 반응
④ 혈관내피세포(endothelial cell)에서 생성된 산화질소, 프로스타글랜딘(prostaglandin), 과분극인자(hyperpolarizing factor)

> **TIP** 카테콜아민은 혈관 수축으로 혈류량을 감소시킨다.

Answer 7.② 8.③ 9.②

10 〈보기〉의 ㉠~㉢에 들어갈 용어가 바르게 나열된 것은?

보기

【근육수축 과정】
• 골격근막의 활동전위는 가로세관(T-tubule)을 타고 이동하여 근형질세망(sarcoplasmic reticulum)으로부터 (㉠) 유리를 자극 한다.
• 유리된 (㉠)은 액틴(actin) 세사의 (㉡)에 결합하고, (㉡)은 (㉢)을 이동시켜 마이오신(myosin) 머리가 액틴과 결합할 수 있도록 한다.

	㉠	㉡	㉢
①	칼륨	트로포닌	트로포마이오신
②	칼슘	트로포마이오신	트로포닌
③	칼륨	트로포마이오신	트로포닌
④	칼슘	트로포닌	트로포마이오신

> **TIP** 칼슘에 감수성을 갖는 트로포닌이 트로포마이오신의 위치를 변화시켜 액토마이오신 복합체가 형성된다.

11 〈보기〉의 ㉠, ㉡에 들어갈 내용이 바르게 나열된 것은?

보기

• 골격근의 신장성 수축은 수축 속도가 (㉠) 더 큰 힘이 생성된다.
• 동일 골격근에서 단축성 수축은 신장성 수축에 비해 같은 속도에서 더 (㉡) 힘이 생성된다.

	㉠	㉡
①	빠를수록	작은
②	느릴수록	작은
③	느릴수록	큰
④	빠를수록	큰

> **TIP** 신장성 수축은 수축 속도가 빠를수록 더 큰 힘이 생기며 단축성 수축은 신장성 수축에 비해 동일한 속도에서 더 작은 힘이 생성되는데, 이유는 액틴과 마이오신의 결합의 전체적인 총량이 증가되는 게 아니기 때문이다.

Answer 10.④ 11.①

12 〈그림〉은 폐활량계를 활용하여 측정한 폐용적(량)을 나타낸 것이다. ㉠~㉣에서 안정 시와 비교하여 운동 시 변화에 대한 설명으로 적절한 것은?

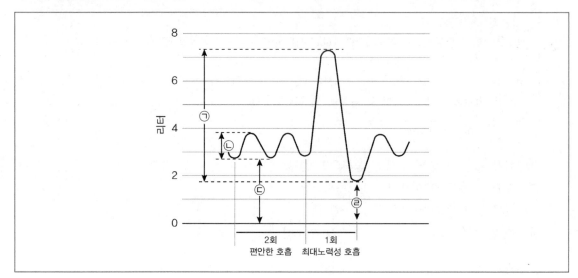

① ㉠ : 증가

② ㉡ : 감소

③ ㉢ : 감소

④ ㉣ : 증가

> **TIP** ㉠은 안정시 운동시 변화가 없고 ㉡은 운동시 증가한다. 마지막 ㉣은 잔기량으로 변함이 없다.

13 〈보기〉 중 저항성 트레이닝 후 생리적 적응으로 적절한 것을 모두 고른 것은?

보기

㉠ 골 무기질 함량 증가
㉡ 액틴(actin) 단백질 양 증가
㉢ 시냅스(synapse) 소포 수 감소
㉣ 신경근접합부(neuromuscular junction) 크기 감소

① ㉠

② ㉠, ㉡

③ ㉠, ㉡, ㉢

④ ㉠, ㉡, ㉢, ㉣

> **TIP** 시냅스와 신경근접합부는 저항성 트레이닝 후 증가하게 된다.

Answer 12.③ 13.②

14 〈보기〉 중 지구성 트레이닝 후 1회 박출량(stroke volume) 증가에 기여하는 요인으로 적절한 것만 나열된 것은?

보기

㉠ 동일한 절대 강도 운동 시 확장기말 용적(end-diastolic volume) 감소
㉡ 동일한 절대 강도 운동 시 수축기말 용적(end-systolic volume) 증가
㉢ 동일한 절대 강도 운동 시 확장기(diastolic) 혈액 충만 시간 증가
㉣ 동일한 절대 강도 운동 시 심박수 감소

① ㉠, ㉡   ② ㉠, ㉢
③ ㉡, ㉢   ④ ㉢, ㉣

>**TIP** 보기 ㉠과 ㉡은 반대로 설명하고 있다.

15 혈액순환 시 혈압의 감소가 가장 크게 발생하는 혈관은?

① 모세혈관(capillary)   ② 세동맥(arteriole)
③ 세정맥(venule)   ④ 대동맥(aorta)

>**TIP** 세동맥은 동맥압의 70% 이상을 감소시키며 혈류의 흐름을 느리게 하고 각 모세혈관에 산소 교환을 해준다.

16 스프린트 트레이닝 후 나타나는 생리적 적응이 바르게 나열된 것은?

① 속근 섬유 비대 - 해당과정을 통한 ATP 생산능력 향상
② 지근 섬유 비대 - 해당과정을 통한 ATP 생산능력 향상
③ 속근 섬유 비대 - 해당과정을 통한 ATP 생산능력 저하
④ 지근 섬유 비대 - 해당과정을 통한 ATP 생산능력 저하

>**TIP** 스프린트 같은 고강도 운동은 속근 섬유를 사용하고 그에 따라 무산소 해당과정의 ATP가 향상된다.

Answer 14.④ 15.② 16.①

17 〈보기〉의 ㉠, ㉡에 들어갈 용어가 바르게 나열된 것은?

───── 보기 ─────

지방의 베타(β) 산화는 중성지방으로부터 분리된 (㉠)이 미토콘드리아 내에서 여러 단계를 거쳐 (㉡) (으)로 전환되는 과정을 뜻한다.

㉠	㉡
① 유리지방산(free fatty acid)	아세틸 조효소 – A(Acetyl CoA)
② 유리지방산(free fatty acid)	젖산(lactic acid)
③ 글리세롤(glycerol)	아세틸 조효소 – A(Acetyl CoA)
④ 글리세롤(glycerol)	젖산(lactic acid)

>**TIP** 유리지방산이 미토콘드리아에서 아세틸 조효소–A로 전환되는 과정을 베타 산화과정이라 한다.

18 〈보기〉의 ㉠, ㉡에 들어갈 용어가 바르게 나열된 것은?

───── 보기 ─────

운동 시 교감신경계가 활성화되면, 골격근으로의 혈류량은 (㉠)하고 내장기관으로의 혈류량은 (㉡)한다.

㉠	㉡
① 감소	증가
② 감소	감소
③ 증가	감소
④ 증가	증가

>**TIP** 혈류재분배로 골격근의 혈류량은 증가, 내장기관으로의 혈류량은 감소한다.

Answer 17.① 18.③

19 〈보기〉 중 적절한 것으로만 나열된 것은?

보기

○ 인슐린(insulin)은 혈당을 증가시킨다.
○ 성장호르몬(growth hormone)은 단백질 합성을 감소시킨다.
○ 에리스로포이에틴(erythropoietin)은 적혈구 생산을 촉진시킨다.
② 항이뇨호르몬(antidiuretic hormone)은 수분손실을 감소시킨다.

① ㉠, ㉡   ② ㉠, ㉢
③ ㉡, ㉣   ④ ㉢, ㉣

➤TIP 보기 ㉠과 ㉡은 반대로 설명하고 있다.

20 〈그림〉은 막 전위의 변화를 나타낸 것이다. ㉠~㉣ 중 탈분극(depolarization)에 해당하는 시점은?

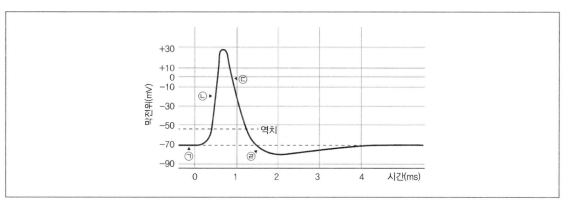

① ㉠   ② ㉡
③ ㉢   ④ ㉣

➤TIP ㉠은 분극, ㉡은 탈분극, ㉢은 재분극, ㉣은 과분극 지점이다.

Answer 19.④ 20.②

6 운동역학

1 운동역학(Sports Biomechanics) 연구의 목적과 내용이 아닌 것은?

① 동작분석　　　　　　　　　② 운동장비 개발
③ 부상 기전 규명　　　　　　④ 운동 유전자 검사

>**TIP** 유전자 검사는 운동생리학의 연구목적이다.

2 인체의 움직임을 표현하는 용어로 옳지 않은 것은?

① 굽힘(굴곡, flexion)은 관절을 형성하는 뼈들이 이루는 각이 작아지는 움직임이다.
② 폄(신전, extension)은 관절을 형성하는 뼈들이 이루는 각이 커지는 움직임이다.
③ 벌림(외전, abduction)은 뼈의 세로축이 신체의 중심선으로 가까워지는 움직임이다.
④ 발등굽힘(배측굴곡, dorsi flexion)은 발등이 정강이뼈(경골, tibia) 앞쪽으로 향하는 움직임이다.

>**TIP** 벌림은 신체의 중심선에서 멀어지는 움직임이다.

3 인체의 무게중심에 관한 설명으로 옳지 않은 것은?

① 무게중심의 높이는 안정성에 영향을 준다.
② 무게중심은 인체를 벗어나 위치할 수 없다.
③ 무게중심은 토크(torque)의 합이 '0'인 지점이다.
④ 무게중심의 위치는 자세의 변화에 따라 달라진다.

>**TIP** 무게중심은 인체를 벗어나 위치한다.

Answer　1.④ 2.③ 3.②

4 〈그림〉에서 인체 지레의 구성으로 바르게 묶인 것은?

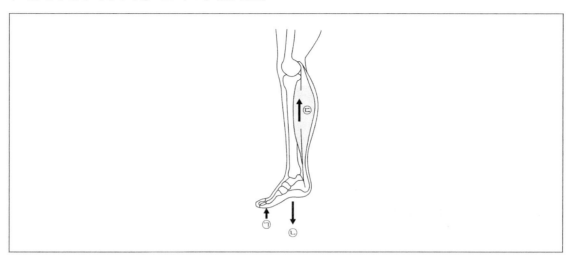

	㉠	㉡	㉢
①	받침점	힘점	저항점
②	저항점	받침점	힘점
③	받침점	저항점	힘점
④	힘점	저항점	받침점

> **TIP** 그림은 2종 지레로, 힘팔이 저항팔보다 길다.

5 운동학적(kinematic) 및 운동역학적(kinetic) 변인에 대한 설명으로 옳지 않은 것은?

① 질량(mass)은 크기만을 갖는 물리량이다.
② 시간(time)은 크기만을 갖는 물리량이다.
③ 힘(force)은 크기만을 갖는 물리량이다.
④ 거리(distance)는 시작점에서 끝점까지 이동한 궤적의 총합으로 크기만을 갖는 물리량이다.

> **TIP** 힘은 크기, 방향, 작용점이 존재한다.

6 각운동에 대한 설명으로 옳지 않은 것은?

① 각속도(angular velocity)는 각변위를 소요시간으로 나눈 값이다.

② 각가속도(angular acceleration)는 각속도의 변화를 소요시간으로 나눈 값이다.

③ 1라디안(radian)은 원(circle)에서 반지름과 호의 길이가 같을 때의 각으로 57.3°이다.

④ 시계 방향으로 회전된 각변위(angular displacement)는 양(+)의 값으로 나타내고, 반시계 방향으로 회전된 각변위는 음(−)의 값으로 나타낸다.

> **TIP** 변위는 시작점에서 끝난지점까지의 각도를 나타내며 양과 음의 값으로 구분하지 않는다.

7 투사체 운동에 대한 설명으로 옳은 것은? (단, 공기저항은 고려하지 않음)

① 투사체에 작용하는 외력은 존재하지 않는다.

② 투사체의 수평속도는 초기속도의 수평성분과 크기가 같다.

③ 투사체의 수직속도는 9.8m/s로 일정하다.

④ 투사높이와 착지높이가 같을 경우, 38.5°의 투사각도로 던질 때 최대의 수평거리를 얻을 수 있다.

> **TIP** ① 투사체 운동은 중력이 대표적 외력이다(문항의 공기저항 제외).
> ③ 수직속도는 투사체의 상승과 하강에 따라 달라진다.
> ④ 투사높이와 착지높이가 같을 경우, 외력을 무시하면 45°가 최대의 수평거리를 얻는다.

8 골프 스윙 동작에서 임팩트 시 클럽헤드의 선속도를 증가시키는 방법으로 옳지 않은 것은?

① 스윙 탑에서부터 어깨관절을 축으로 회전반지름을 최대한 크게 해서 빠른 몸통회전을 유도한다.

② 임팩트 전까지 손목 코킹(cocking)을 최대한 유지하여 빠른 몸통회전을 유도한다.

③ 임팩트 시점에는 팔꿈치를 펴서 회전반지름을 증가시킨다.

④ 임팩트 시점에는 언코킹(uncocking)을 통해 회전반지름을 증가시킨다.

> **TIP** ① 어깨관절을 축으로 하면 회전반지름이 줄어들게 된다. 골프 스윙 동작은 척추관절을 중심으로 회전하여 몸통회전을 유도한다.
> ※ 선속도 : 회전반경의 길이가 길수록 유리하다.
>
> $$v = r\omega$$
> $$v : 선속도, \ r : 반지름, \ \omega : 각속도$$

Answer 6.④ 7.② 8.①

9 힘(force)의 개념에 대한 설명으로 옳지 않은 것은?

① 힘의 단위는 N(Newton)이다.

② 힘은 합성과 분해가 가능하다.

③ 힘이 작용한 반대 방향으로 가속도가 발생한다.

④ 힘의 크기가 증가하면 그 힘을 받는 물체의 가속도가 증가한다.

> **TIP** ③ 가속도의 방향은 정방향과 반대 방향이 존재한다.
> ④의 설명 중 물체의 질량의 변화가 없다는 가정에 근거하는 것이 정답의 타당성이 높다.
> ※ 힘

$$F = m \times a$$
$$F: 힘, \ m: 질량, \ a: 가속도$$

10 압력과 충격량에 관한 설명 중 옳지 않은 것은?

① 유도에서 낙법은 신체가 지면에 닿는 면적을 넓혀 압력을 증가시키는 기술이다.

② 권투에서 상대방의 주먹을 비켜 맞도록 동작을 취하여 신체가 받는 압력을 감소시킨다.

③ 높은 곳에서 뛰어내릴 때 무릎관절 굽힘을 통해 충격 받는 시간을 늘리면 신체에 가해지는 충격력의 크기는 감소된다.

④ 골프 클럽헤드와 볼의 접촉구간에서 충격력을 유지하면서 접촉시간을 증가시키면 충격량은 증가하게 된다.

> **TIP** ① 신체가 지면에 닿는 면적을 넓혀 신체에 가해지는 압력(충격력)을 감소시키는 기술이다.

11 마찰력(F_f)에 대한 설명으로 옳은 것은?

① 아스팔트 도로에서 마찰계수는 구름 운동보다 미끄럼 운동일 때 더 작다.

② 마찰력은 물체 표면에 수직으로 작용하는 힘과 관계가 있다.

③ 최대정지마찰력은 운동마찰력보다 작다.

④ 마찰력은 물체의 이동 방향과 같은 방향으로 작용한다.

> **TIP** ① 구름마찰(닿는 면적)과 미끄럼마찰(표면형태)의 비교는 의미가 없다.
> ③ 정지마찰력이 운동마찰력보다 무조건 크다.
> ④ 물체의 수직하방으로 작용한다.

Answer 9.③ 10.① 11.②

12 양력에 대한 설명으로 옳지 않은 것은?

① 양력은 물체가 이동하는 방향의 반대 방향으로 작용한다.

② 양력은 베르누이 원리(Bernoulli principle)로 설명된다.

③ 양력은 형태의 비대칭성, 회전(spin) 등에 의해 발생한다.

④ 양력은 물체의 중심선과 진행하는 방향이 이루는 공격각(angle of attack)에 의해 발생한다.

> **TIP** 양력은 운동형태에 따라 물체의 다양한 방향으로 작용한다.

13 충돌에 관한 설명으로 옳지 않은 것은?

① 탄성(elasticity)은 충돌하는 물체의 재질, 온도, 충돌 강도 등에 따라 그 정도가 달라진다.

② 탄성은 어떠한 물체에 힘이 가해졌을 때, 그 물체가 변형되었다가 원래 상태로 되돌아가려는 성질을 말한다.

③ 복원계수(반발계수, coefficient of restitution)는 단위가 없고 0에서 1 사이의 값을 갖는다.

④ 농구공을 1m 높이에서 떨어뜨려 지면으로부터 64cm 높이까지 튀어 올랐을 때의 복원계수는 0.64이다.

> **TIP** 탄성계수$(e) = \left| \sqrt{\dfrac{0.64}{1}} \right| = \left| \sqrt{0.64} \right| = 0.8$

14 다이빙 공중회전 동작을 수행할 때 신체 좌우축(mediolateral axis)을 기준으로 회전속도를 가장 크게 만드는 동작으로 적절한 것은? (단, 해부학적 자세를 기준으로)

① 두 팔을 머리 위로 올리고, 머리를 뒤로 최대한 젖힌다.

② 신체를 최대한 좌우축에 가깝게 모으는 자세를 취한다.

③ 상체와 두 다리를 최대한 폄 시킨다.

④ 두 팔을 머리 위로 올리고, 두 다리는 최대한 곧게 뻗는 자세를 취한다.

> **TIP** 좌우축을 기준으로 회전속도를 크게 만드는 동작은 전후면(Frontal plane) 방향의 회전으로 인식될 수 있다.
> 답안의 제시로 미루어 보아 수직축(Vertical axis) 기준의 회전으로 좌우면(Sagittal plane)의 운동으로 판단된다.

Answer 12.① 13.④ 14.②

15 지면반력의 측정과 활용에 관한 설명으로 옳은 것은?

① 지면반력기는 수직 방향으로 작용하는 힘만 측정할 수 있다.

② 지면반력기에서 산출된 힘은 인체의 근력으로 지면에 가하는 작용력이다.

③ 높이뛰기 도약 동작분석 시 지면반력기에 작용한 힘의 소요시간을 측정할 수 있다.

④ 보행 분석에서 발이 지면에 착지하면서 앞으로 미는 힘은 추진력, 발 앞꿈치가 지면으로부터 떨어지기 전에 뒤로 미는 힘은 제동력을 의미한다.

> **TIP** ③ 높이뛰기 도약 동작분석을 하는데 지면반력기에 가해지는 소요시간을 측정할 수 있다는 의미로의 해석이 충분히 가능하다.
> ① 신체 수직방향으로 작용하는 힘을 측정할 수 있다.
> ② 산출된 힘은 반작용력이 인체 근력에 가해지는 힘이다.
> ④ 발이 지면에 착지하면서 앞으로 미는 힘은 제동력이고, 발 앞꿈치가 지면에서 떨어지며 미는 힘은 추진력이다.

16 〈그림〉의 장대높이뛰기에서 역학적 에너지의 변화 과정을 순서대로 나열한 것은?

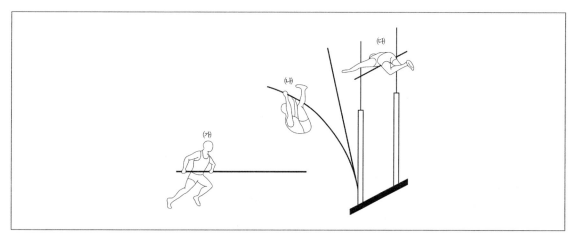

　　　　(가)　　　　　　(나)　　　　　　(다)

① 탄성에너지 → 운동에너지 → 위치에너지

② 탄성에너지 → 위치에너지 → 운동에너지

③ 위치에너지 → 운동에너지 → 탄성에너지

④ 운동에너지 → 탄성에너지 → 위치에너지

> **TIP** 운동에너지가 탄성에너지화 되어 위치에너지로의 전환된다. 에너지 보존의 법칙(외력무시)이 성립된다.

Answer 15.③ 16.④

17 〈보기〉의 ㉠, ㉡ 안에 들어갈 내용이 바르게 묶인 것은?

보기

(㉠)은 다양한 장비를 활용하여 동작 및 힘 정보를 수치화하고 분석하는 방법이다. (㉡)을 통해 객관적이고 정확한 정보를 획득할 수 있으며, 주관적인 판단을 배제할 수 있다.

	㉠	㉡
①	정성적 분석	정량적 분석
②	정량적 분석	정성적 분석
③	정성적 분석	정성적 분석
④	정량적 분석	정량적 분석

>**TIP** 정량적 분석 : 수치화를 통한 분석방법
정성적 분석 : 설명을 통한 해석과 분석

18 달리기 출발구간 분석에서 〈표〉의 ㉠, ㉡, ㉢에 들어갈 측정장비가 바르게 나열된 것은?

측정장비	분석 변인
㉠	넙다리곧은근(대퇴직근, rectus femoris)의 활성도
㉡	압력중심의 위치
㉢	무릎 관절 각속도

	㉠	㉡	㉢
①	동작분석기	GPS시스템	지면반력기
②	동작분석기	지면반력기	지면반력기
③	근전도분석기	GPS시스템	동작분석기
④	근전도분석기	지면반력기	동작분석기

>**TIP** ㉠ 근육의 활성도 : 근전도분석
㉡ 압력중심의 위치 : 지면반력기를 통한 최대 압력 중심 파악
㉢ 무릎 관절 각속도 : 동작분석 장비를 통한 수치화

Answer 17.④ 18.④

19 일률(파워, power)에 대한 설명으로 옳은 것은?

① 단위는 J(Joule)이다.

② 힘과 속도의 곱으로 구한다.

③ 이동거리는 고려하지 않는다.

④ 소요시간을 길게 하면 증가한다.

> **TIP** ① 단위는 와트(W)와 마력(HP)이다.　　③ 이동거리의 영향을 받는다.
> ④ 시간이 증가하면 일률은 감소한다.
> ※ 일률(파워, power)
>
> $$P = \frac{W}{t} = \frac{Fd}{t} = FV$$

20 〈그림〉과 같이 팔꿈치 관절을 축으로 쇠공을 들고 정적(static) 동작을 유지하기 위해서 위팔두갈래근(상완이두근, biceps brachii)이 발생시켜야 할 힘(F_B)의 크기는?

〈조건〉
- 손, 아래팔(전완), 쇠공을 합한 무게는 50N이다.
- 팔꿈치 관절점(E_J)에서 위팔두갈래근의 부착점까지의 거리는 2cm이다.
- 팔꿈치 관절점에서 손, 아래팔, 쇠공을 합한 무게중심(C_G)까지의 거리는 20cm이다.
- 위팔두갈래근은 아래팔에 90°로 부착되었다고 가정한다.

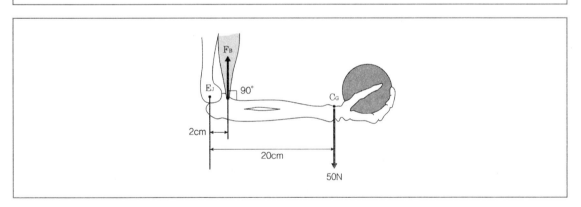

① 100N

② 400N

③ 500N

④ 1,000N

> **TIP** ㉠ 저항＝저항팔×질량, ㉡ 힘＝힘팔×질량
> → ㉠＝㉡
> 20cm×50N＝2cm×x
> ∴ x ＝500N

7 스포츠윤리

1 '도덕적 선(善)'의 의미를 내포한 것은?

① 축구 경기에서 득점과 연결되는 '좋은' 패스

② 피겨스케이팅 경기에서 고난도의 '좋은' 연기

③ 농구 경기에서 상대 속공을 차단하는 수비수의 '좋은' 반칙

④ 경기에 패배했음에도 불구하고 상대팀에게 박수를 보내는 '좋은' 매너

> **TIP** • 긍정적 평가의 대상이 되는 가치를 가지는 모든 것을 가리키는 말이다.
> • 윤리와 도덕은 선을 표현한 것이다.
> • 선(善)과 선한 것은 구분해야 한다.
> • 사람으로서의 도리이다.

2 〈보기〉에서 ㉠, ㉡에 들어갈 용어가 바르게 연결된 것은?

───── 보기 ─────

롤스(J. Rawls)는 (㉠)이 인간 발전의 조건이며, 모든 이의 관점에서 선이 된다고 하였다. 스포츠는 신체적 (㉡)을 훈련과 노력으로 극복하며, 기회의 균등이 정의로 작용하고 있음을 보여준다. 즉 인간이 갖는 신체적 능력의 (㉡)은 오히려 (㉠)을 개발할 기회를 마련해주며, 이를 통해 스포츠 전체의 선(善)이 강화된다.

	㉠	㉡
①	탁월성	평등
②	규범성	조건
③	탁월성	불평등
④	규범성	불평등

> **TIP** 롤스의 정의론은 합리적 의사결정에서 사회정의의 원칙을 도출하고 사회적 약자에게 유리하게 작용할 정책결정의 원리를 제공함으로써 사회정의의 구현에 진일보한 사고를 보여준다.

Answer 1.④ 2.③

3 〈보기〉에서 가치판단에 해당하는 것만을 모두 고른 것은?

─────────── 보기 ───────────

㉠ 체조경기에서 선수들의 연기는 아름답다.
㉡ 건강을 위해서는 고지방 음식을 피해야 한다.
㉢ 시합이 끝난 후 상대방에게 인사를 하는 것은 옳은 행위이다.
㉣ 이상화는 2010년 밴쿠버동계올림픽경기대회에서 금메달을 획득하였다.

① ㉠, ㉢
② ㉡, ㉢
③ ㉠, ㉡, ㉢
④ ㉠, ㉡, ㉢, ㉣

>TIP ㉠㉡㉢ 가치판단 : 주관적 견해, 개인의 가치관이 개입
　　　 ㉣ 사실판단 : 객관적 사실의 진위 여부로 증명

4 〈보기〉에서 설명하는 윤리 이론으로 적절한 것은?

─────────── 보기 ───────────

• 모든 스포츠인의 권리는 동등하게 보장되어야 한다.
• 스포츠 규칙 제정은 공평성과 평등의 원칙에 근거해야 한다.
• 선수의 행동이 좋은 결과를 얻었다면 도덕적으로 옳은 것이다.

① 공리주의
② 의무주의
③ 덕윤리
④ 배려윤리

>TIP 공리주의 : 결과의 원리, 유용성의 원리, 공평성의 원리

5 아곤(agon)과 아레테(arete)에 관한 설명으로 옳지 않은 것은?

① 아곤은 경쟁과 승리를 추구한다.
② 아곤은 타인과의 비교를 전제하지 않는다.
③ 아레테는 아곤보다 더 포괄적인 개념이다.
④ 아레테는 신체적 · 도덕적 탁월성을 추구한다.

>TIP 아곤(agon) : 비적대적인 경쟁, 승리와 결과를 중시하는 행위, 경쟁은 자기 중심적
　　　 아레테(arete) : 사람이나 사물이 가지고 있는 탁월성, 유능성, 기량, 화합, 뛰어남 등, 탁월한 능력의 완성이 목적

Answer　3.①②③　4.①　5.②

6 스포츠 경기에 적용되는 과학기술에 관한 설명으로 옳지 않은 것은?

① 유전자 치료를 통한 스포츠 수행력의 향상은 일종의 도핑에 해당한다.
② 야구의 압축배트, 최첨단 전신수영복 등은 경기의 공정성 확보에 기여한다.
③ 도핑 시스템은 선수의 불공정한 행위를 감시하고 적발하는 데 도움이 된다.
④ 태권도의 전자호구, 축구의 비디오 보조 심판(VAR : Video Assistant Referees)은 기록의 객관성과 신뢰성을 높인다.

> **TIP** 경기의 불공정성을 초래한다.

7 〈보기〉에서 ㉠, ㉡에 들어갈 용어가 바르게 연결된 것은?

--- 보기 ---

독일의 철학자 (㉠)는 인간의 행위에 대한 탐구를 통해 성공적인 삶을 실현하는 사회적 조건으로 (㉡)을 들고 있다. 인간은 누구나 타인에게 (㉡)을 받고 싶은 욕구가 있다. 스포츠에서 승리에 대한 욕구는 가장 원초적인 (㉡)투쟁이라고 할 수 있다.

	㉠	㉡
①	호네트(A. Honneth)	인정
②	호네트(A. Honneth)	보상
③	아렌트(H. Arendt)	인정
④	아렌트(H. Arendt)	보상

> **TIP** 호네트는 "사회적 인정"의 전제에 대해 상호적이라고 주장하였다.

Answer 6.② 7.①

8 〈보기〉에서 의무론적 도덕 추론에 해당하는 것만을 모두 고른 것은?

─── 보기 ───

㉠ 의무론적 도덕 추론은 가언적 도덕 추론이라고도 한다.

㉡ 스포츠지도자, 선수 등의 행위 주체에 초점을 맞추고 있다.

㉢ 행위의 결과에 상관없이 절대적인 도덕규칙에 따라 판단을 내린다.

㉣ 선의지는 도덕적인 선수가 갖추어야 할 내적인 태도이자 도덕적 행위의 필요충분조건이다.

㉤ 정정당당하게 경기에 임하려는 선수의 착한 의지는 경기결과에 상관없이 그 자체로 선한 것이다.

① ㉠, ㉡, ㉢   ② ㉠, ㉢, ㉣

③ ㉡, ㉣, ㉤   ④ ㉢, ㉣, ㉤

>TIP 윤리적 원칙이 구체적 행위의 결과이며 독립적이다. 보편타당성을 기준으로 결정되며, 선한 행위를 하는 것이 의무이다.

9 〈보기〉의 ㉠ ~ ㉢에 해당하는 정의의 유형이 바르게 연결된 것은?

─── 보기 ───

㉠ 유소년 축구 생활체육지도자 A는 남녀학생 구분없이 경기에 참여하도록 했다. 또한 장애 학생에게도 비장애 학생과 동일한 참여 시간을 보장했다.

㉡ 테니스 경기에서는 공정한 경기를 위해 코트를 바꿔가며 게임을 하도록 규칙을 적용한다.

㉢ B지역 체육회는 당해 연도에 소속 선수의 경기실적에 따라 연봉을 차등 지급하기로 결정했다.

	㉠	㉡	㉢
①	평균적	절차적	분배적
②	평균적	분배적	절차적
③	절차적	평균적	분배적
④	분배적	절차적	평균적

>TIP ㉠ 평균적 정의는 모든 사람이 동등한 권리를 가지는 절대적 평균을 말한다.

㉡ 예측 불가능한 자연적 현상은 모든 선수에게 동일하게 적용된다는 가정 하에 추첨 등에 의한 절차적 정의를 확보하는 것으로 평균적 정의를 유지하게 된다.

㉢ 분배적 정의는 사람들 사이의 불평등을 다르게 다룸으로써 개개인에게 합당한 몫을 부여하는 것을 말한다.

Answer   8.③④   9.①

10 셸러(M. Scheler)의 가치 서열 기준과 이를 스포츠에 적용한 사례로 연결이 적절하지 않은 것은?

① 지속성 – 도핑으로 메달을 획득하는 것보다 지속적으로 훈련을 하여 경기에 참여하는 것이 가치가 더 높다.

② 만족의 깊이 – 자신의 실수를 인정하여 패배하는 것이 속임수를 쓰고 승리하여 메달을 획득하는 것보다 가치가 더 높다.

③ 근거성 – 올림픽 경기에서 메달 획득으로 병역 혜택을 받는 것보다 올림픽 정신을 토대로 세계적인 선수들과 정정당당하게 겨루는 것이 가치가 더 높다.

④ 분할 향유 가능성 – 상위 팀이 상금(몫)을 독점하는 것보다는 적더라도 보다 많은 팀이 상금(몫)을 받도록 하는 것이 가치가 더 높다.

> **TIP** 셸러은 가치에도 서열이 존재한다고 하였다.
> 첫째, 지속적 가치가 변화 가치보다 높다.
> 둘째, 많은 사람이 분할하지 않고 그대로 향유 가능한 가치가 높다.
> 셋째, 다른 가치에 덜 의존해야 높은 가치이다.
> 넷째, 만족의 정도가 클수록 높은 가치이다.
> 다섯째, 상대적이지 않은 독립적 가치가 더 높은 가치이다.

11 〈보기〉의 ㉠에 해당하는 레스트(J. Rest)의 도덕성 구성요소는?

보기

(㉠)은/는 스포츠 현장에서 발생하는 특정 상황 속에 내포된 도덕적 이슈들을 감지하고 그 상황에서 어떠한 행동을 할 수 있으며 그 행동들이 관련된 사람들에게 어떤 영향을 미칠 수 있는가를 상상하는 것을 말한다.

① 도덕적 감수성(moral sensitivity)　　　② 도덕적 판단력(moral judgement)
③ 도덕적 동기화(moral motivation)　　　④ 도덕적 품성화(moral character)

> **TIP** ① 도덕적 감수성(민감성) : 특정 상황 속에서 도덕적 이슈를 자각하고 자신의 행동이 타인에게 미칠 영향을 상상해 보는 요소
> ② 도덕적 판단 : 문제 해결을 위한 경로들이 정당하고 정의로운지 판단하는 요소
> ③ 도덕적 동기화 : 도덕적 가치를 다른 가치보다 우선시 하는 요소
> ④ 도덕적 품성(실행력) : 도덕적 행동 표출을 위해 굴복하지 않고 실행에 옮기는 요소

Answer　10.④　11.①

12 〈보기〉의 설명과 관계있는 자연중심주의 사상가는?

─────── 보기 ───────
- 생태윤리에 대한 규칙 : 불침해, 불간섭, 신뢰, 보상적 정의
- 스포츠에 의한 환경오염 발생 시 스포츠 폐지 권고
- 인간의 욕구를 위해 동물의 생존권을 유린하는 스포츠 금지

① 베르크(A. Berque)
② 테일러(P. Taylor)
③ 슈바이처(A. Schweitzer)
④ 하이젠베르크(W. Heisenberg)

▷**TIP** 테일러는 생명중심주의 사상가로, 생명이 있는 모든 것들은 목적이 있다고 보았다.

13 〈보기〉에서 설명하는 사건과 거리가 먼 것은?

─────── 보기 ───────
- 1964년 리마에서 개최된 페루·아르헨티나의 축구 경기에서 경기장 내 폭력으로 300여 명 사망
- 1969년 온두라스와 엘살바도르의 축구 전쟁
- 1985년 벨기에 헤이젤 경기장에서 열린 리버풀과 유벤투스의 경기에서 응원단이 충돌하여 39명 사망

① 경기 중 관중의 폭력
② 아파르트헤이트(Apartheid)
③ 위협적 응원문화
④ 훌리거니즘(hooliganism)

▷**TIP** 아파르트헤이트는 인종차별주의에 대한 사건으로, 백인우월주의에 근거한 정책이다.

14 체육의 공정성 확보와 체육인의 인권보호를 위해 설립된 스포츠윤리 센터의 역할로 적절하지 않은 것은?

① 스포츠비리 및 체육계 인권침해에 대한 실태조사
② 스포츠비리 및 체육계 인권침해 방지를 위한 예방교육
③ 신고자 및 가해자에 대한 치료와 상담, 법률 지원, 임시보호 연계
④ 체육계 인권침해 및 스포츠비리 등에 대한 신고 접수와 조사

▷**TIP** 신고자와 피해자 중심으로, 가해자는 해당되지 않는다.

15 폭력을 설명한 학자의 개념과 그에 대한 설명이 바르게 연결된 것은?

① 푸코(M. Foucault)의 '분노' – 스포츠 현장에서 인간 내면의 분노로 시작된 폭력은 전용되고 악순환을 반복하는 경향이 있다.

② 아리스토텔레스(Aristotle)의 '규율과 권력' – 스포츠계에서 위계적 권력 관계는 폭력으로 변질되어 표출된다.

③ 홉스(T. Hobbes)의 '악의 평범성' – 폭력이 관행화 된 스포츠계에서는 폭력에 대한 죄책감이 없어진다.

④ 지라르(R. Girard)의 '모방적 경쟁' – 자신이 닮고자 하는 운동선수를 모방하게 되듯이 인간 폭력의 원인을 공격 본능이 아닌 모방적 경쟁 관계에서 찾는다.

> **TIP** ① 푸코 : 폭력에 대해 회피하는 것이 아니라, 한계를 알기 위해 미리 폭력적 수단을 철저히 통찰
> ② 아리스토텔레스 : 싸움의 기법을 몸으로 연마하는 과정을 통해 올바른 길(道)에 이르는 것
> ③ 홉스 – 폭력론 : 인간의 폭력적 속성을 자연 상태와 욕망의 체계에서 발견, 만인의 만인에 대한 투쟁

16 〈보기〉의 ⊙ ~ ⓒ에 해당하는 용어로 바르게 연결된 것은?

───────── 보기 ─────────

스포츠 조직에서 (⊙)은/는 기업의 가치경영을 넘어 정성적 규범기준까지 확장된 스포츠 사회·윤리적 가치체계를 의미한다. 이러한 체계가 실효성 있게 작동되기 위해서는 경영자의 윤리적 (ⓒ)와 경영의 (ⓒ) 확보가 선행되어야 한다.

	⊙	ⓒ	ⓒ
①	기업윤리	공동체	투명성
②	윤리경영	실천의지	투명성
③	기업윤리	실천의지	공정성
④	윤리경영	공동체	공정성

> **TIP** 스포츠 조직의 윤리경영은 의식적, 가치적, 선진화 방안으로 더욱 강화되고 있다.

Answer 15.④ 16.②

17 〈보기〉의 내용과 관련 있는 용어는?

보기

- 상대 존중, 최선, 공정성 등을 포함
- 경쟁이 갖는 잠재적 부도덕성의 제어
- 스포츠 참가자가 마땅히 따라야 할 준칙과 태도
- 스포츠의 긍정적 가치를 유지하려는 도덕적 기제

① 테크네(techne)

② 젠틀맨십(gentlemanship)

③ 스포츠맨십(sportsmanship)

④ 리더십(leadership)

> **TIP** 스포츠맨십은 긍정적 가치로 모든 스포츠 참여자들에게 권장되는 정신이다.

18 〈보기〉의 대화에서 나타나는 스포츠 차별은?

보기

영은 : 저 백인 선수는 성공하기 위해서 얼마나 많은 노력과 땀을 흘렸을까.

상현 : 자기를 희생하면서도 끝없는 자기관리와 투지의 결과일 거야.

영은 : 그에 비해 저 흑인 선수가 구사하는 기술은 누구도 가르칠 수 없는 묘기이지.

상현 : 아마도 타고나지 않으면 할 수 없는 거지. 천부적인 재능이야.

① 성차별

② 스포츠 종목 차별

③ 인종차별

④ 장애차별

> **TIP** 선수들에 대한 인종적 차별을 이야기하고 있다.

Answer 17.③ 18.③

19 〈보기〉의 설명과 관련 있는 제도는?

───────────────── 보기 ─────────────────

학생선수가 일정 수준의 학력기준에 도달하지 못한 경우에는 별도의 기초학력보장 프로그램을 운영한다. 학교의 장은 필요한 경우 학생선수의 경기대회 출전을 제한할 수 있다.

──

① 최저학력제 　　　　　　　　② 체육특기자 제도
③ 운동부의 인권보장제 　　　　④ 학생선수의 생활권 보장제도

▶TIP 학생선수들의 최저학력 함양을 위한 제도로써 학습권 보장을 통한 인권보호 개념이다.

20 〈보기〉에서 스포츠 인권에 대한 내용을 모두 고른 것은?

───────────────── 보기 ─────────────────

㉠ 모든 사람은 평등하게 스포츠와 신체활동에 참여할 권리를 가진다.
㉡ 국가 차원에서 체계적인 스포츠 인권 정책을 마련해야 한다.
㉢ 스포츠의 종목이나 대상에 따라 권리가 상대적으로 보장되어야 한다.
㉣ 국가는 장애인이 스포츠 활동 참여의 권리를 동등하게 보장받도록 노력해야 한다.

──

① ㉠, ㉢ 　　　　　　　　　② ㉠, ㉣
③ ㉠, ㉡, ㉢ 　　　　　　　④ ㉠, ㉡, ㉣

▶TIP ㉢ 스포츠 인권은 상대적으로 보장되는 것이 아니라 평등하게 보장되어야 한다.

Answer 19.① 20.④

1 스포츠사회학

1 〈보기〉에서 스포츠의 교육적 순기능으로만 묶인 것은?

보기
 ㉠ 학교와 지역사회의 통합   ㉡ 평생체육의 연계
 ㉢ 스포츠의 상업화   ㉣ 학업활동의 격려
 ㉤ 참여기회의 제한   ㉥ 승리지상주의

① ㉠, ㉡, ㉣   ② ㉠, ㉢, ㉤
③ ㉡, ㉢, ㉣   ④ ㉡, ㉤, ㉥

>**TIP** ㉢, ㉤, ㉥는 스포츠 교육의 역기능에 대한 내용이다.

2 〈보기〉에서 코클리(J. Coakley)의 상업주의에 따른 스포츠의 변화에 관한 설명으로 옳은 것을 모두 고른 것은?

보기
 ㉠ 스포츠 조직의 변화 : 스포츠 조직은 경품 추첨, 연예인의 시구와 같은 의전행사에 관심을 갖게 되었다.
 ㉡ 스포츠 구조의 변화 : 스포츠의 심미적 가치보다 영웅적 가치를 중시하게 되었다.
 ㉢ 스포츠 목적의 변화 : 아마추어리즘보다 흥행에 입각한 프로페셔널리즘을 추구하게 되었다.
 ㉣ 스포츠 내용의 변화 : 프로 농구의 경우, 전·후반제에서 쿼터제로 변경되었다.

① ㉠, ㉡   ② ㉠, ㉢
③ ㉡, ㉢, ㉣   ④ ㉠, ㉢, ㉣

>**TIP** ㉡은 스포츠 내용의 변화이고 ㉣은 스포츠 구조의 변화이다.

Answer 1.① 2.②

3 〈보기〉에서 설명하는 스포츠 세계화의 원인은?

보기

'코먼웰스 게임(commonwealth games)'은 영연방국가들이 참가하는 스포츠 메가 이벤트로, 영연방국가의 통합에 기여하는 측면이 있다.
영국의 스포츠로 알려진 크리켓과 럭비는 대부분 영국의 식민지였던 영연방국가에서 인기가 있다.

① 제국주의
② 민족주의
③ 다문화주의
④ 문화적 상대주의

▷**TIP** 제국주의를 통해 영국의 식민지 국가를 통제하는데 이용하였다. 스포츠 세계화와 일반화 측면에서 최근에는 긍정적 영향도 있을 수 있으나 가장 부정적 방법으로 스포츠를 이용한 것이다.

4 〈보기〉에 해당하는 케년(G. Kenyon)의 스포츠 참가유형은?

보기

• 특정 선수의 사인볼 수집
• 특정 스포츠 관련 SNS 활동
• 특정 스포츠 물품에 대한 애착

① 일탈적 참가
② 행동적 참가
③ 정의적 참가
④ 인지적 참가

▷**TIP** 케년의 행동적, 정의적, 인지적 참가유형을 〈보기〉에서 모두 표현하고 있다.
• 행동적 참가 : 특정 선수의 사인볼 수집
• 정의적 참가 : 특정 스포츠 물품에 대한 애착
• 인지적 참가 : 특정 스포츠 관련 SNS 활동

Answer 3.① 4.②③④

5 〈보기〉의 ㉠, ㉡에 해당하는 거트만(A. Guttmann)의 근대스포츠 특징은?

보기

- (㉠):국제스포츠조직은 규칙의 제정, 대회의 운영, 종목 진흥 등의 역할을 담당한다.
- (㉡):투수라는 같은 포지션 내에서도 선발, 중간, 마무리 등으로 구분된다.

㉠	㉡
① 관료화	평등성
② 합리화	평등성
③ 관료화	전문화
④ 합리화	전문화

> **TIP** 규칙을 제정하고 업무분장을 조직적으로 정의하여 관료화 시켰으며, 투수 포지션을 세분화하여 각 영역의 전문성을 강조하여 구분하였다.

6 스나이더(E. Snyder)가 제시한 스포츠 사회화의 전이 조건이 아닌 것은?

① 참가의 가치
② 참가의 정도
③ 참가의 자발성 여부
④ 사회화 주관자의 위신과 위력

> **TIP** 스나이더의 스포츠 사회화 전이 조건
> ㉠ 참여의 정도
> ㉡ 참여의 자발성 여부
> ㉢ 사회화 관계의 본질성
> ㉣ 사회화 주관자의 위신과 위력
> ㉤ 참가자의 개인적·사회적 특성

7 〈보기〉는 버렐(S. Birrell)과 로이(J. Loy)의 스포츠 미디어를 통해 충족할 수 있는 욕구에 관한 설명이다. ⊙~ⓒ
에 해당하는 용어가 바르게 연결된 것은?

┌─────────────── 보기 ───────────────┐

• (⊙) 욕구 : 스포츠 경기의 결과, 선수와 팀에 대한 통계적 지식을 제공해 준다.
• (ⓒ) 욕구 : 스포츠에 대한 흥미와 흥분을 제공해 준다.
• (ⓒ) 욕구 : 다른 사회집단과 경험을 공유하게 하며 공동체 의식을 갖게 한다.

└────────────────────────────────────┘

	⊙	ⓒ	ⓒ
①	정의적	인지적	통합적
②	인지적	통합적	정의적
③	정의적	통합적	인지적
④	인지적	정의적	통합적

>TIP 버렐과 로이의 스포츠 미디어를 통한 욕구 충족 유형
• 인지적 욕구 : 스포츠에 대한 규칙, 지식, 경기결과 및 통계적 지식 제공
• 정의적 욕구 : 스포츠에 대한 즐거움, 흥미, 관심 제공
• 통합적 욕구 : 스포츠에 대한 사회 구성원들의 관심을 하나로 묶어서 사회를 통합
• 도피적 욕구 : 스포츠를 통해 불안, 좌절, 스트레스 등의 감정을 해소

8 〈보기〉에서 설명하는 프로스포츠의 제도는?

┌─────────────── 보기 ───────────────┐

• 프로스포츠 구단이 소속 선수와의 계약을 해지하고 다른 구단에게 해당 선수를 양도받을 의향이 있는지
공개적으로 묻는 제도이다.
• 기량이 떨어지거나 심각한 부상을 당한 선수를 방출하는 수단으로 이용하고 있다.

└────────────────────────────────────┘

① 보류 조항(reserve clause)
② 웨이버 조항(waiver rule)
③ 선수대리인(agent)
④ 자유계약(free agent)

>TIP ② 프로스포츠 구단에서 소속팀 선수의 계약 해지와 함께 다른 구단에 선수 양도 의향을 공개적으로 안내함

Answer　7.④　8.②

9 〈보기〉의 ㉠, ㉡에 해당하는 용어가 바르게 연결된 것은?

---보기---

- (㉠) : 국민의 관심이 높은 스포츠 경기를 무료 혹은 저렴한 비용으로 시청할 수 있는 권리를 말한다.
- (㉡) : 선수 개인의 사생활을 중심으로 대중을 자극하고 호기심에 호소하는 흥미 위주의 스포츠 관련 보도를 지칭한다.

	㉠	㉡
①	독점 중계권	뉴 저널리즘(new journalism)
②	보편적 접근권	옐로 저널리즘(yellow journalism)
③	독점 중계권	옐로 저널리즘(yellow journalism)
④	보편적 접근권	뉴 저널리즘(new journalism)

> **TIP** • 보편적 접근권 : 자유롭게 참여할 수 있는 권리
> • 옐로 저널리즘 : 선수 사생활과 자극적 흥미 위주의 보도
> ※ 저널리즘의 유형
> • 옐로 저널리즘 : 호기심 자극, 흥미 위주의 보도
> • 팩 저널리즘 : 독창성이 없는 단조로운 보도
> • 하이에나 저널리즘 : 권력 없고 힘없는 사람에 대하여 집중적인 매도와 공격을 퍼붓는 보도
> • 뉴 저널리즘 : 기존의 방식대신 소설의 기법을 이용해 심층적인 보도
> • 퍼블릭 저널리즘 : 언론인이 시민들로 하여금 공동체 문제에 참여하도록 유도하여 취재원의 다양화와 여론의 민주화를 가져옴
> • 블랙 저널리즘 : 개인의 약점을 이용하거나 공개되지 않은 사실을 취재하며, 특정 이익을 위해 보도

Answer 9.②

10 스포츠 일탈의 순기능에 관한 사례로 적절하지 않은 것은?

① 승부조작 사례를 보고 많은 선수들이 경각심을 갖는다.

② 아이스하키 경기에서 허용된 주먹다짐은 잠재된 공격성을 해소시켜 준다.

③ 스포츠에서 선수들의 약물복용이 지속되면 경기의 공정성이 훼손된다.

④ 높이뛰기에서 배면뛰기 기술의 창안은 기록경신에 기여하고 있다.

> **TIP** ③ 스포츠 일탈에서 약물복용은 대표적 역기능이며 강력하게 제지하고 있는 영역이다.
> ※ 스포츠 일탈의 역기능
> • 스포츠의 공정성을 훼손하고 스포츠의 가치를 퇴색시킴
> • 긴장과 갈등을 심화시켜 스포츠 환경을 예측 불가능하게 만듦
> • 스포츠 체계의 질서를 위협함
> • 스포츠에 대한 부정적 가치를 심어주고 스포츠 참가자에게 부정적 영향을 미침
> • 스포츠 탈 사회화를 조장할 수 있음
> ※ 스포츠 일탈의 순기능
> • 규범의 존재를 재확인, 규범에의 동조를 강화, 더 큰 사회문제를 사전에 차단
> • 부분적인 스포츠 일탈은 사회적 불만을 완화할 수 있는 사회적 안전판의 역할
> • 창의성 발휘 및 개혁과 변화의 계기 (스포츠 규칙 변화, 현재의 일탈이 다음 세대 규범화)

11 〈보기〉에서 설명하는 부르디외(P. Bourdieu)의 문화자본 유형은?

보기

• 테니스의 경기 기술뿐만 아니라 경기 매너도 습득하게 된다.

• 스포츠 활동처럼 몸으로 체득하게 되는 성향을 의미한다.

• 획득하는데 시간이 오래 걸리고, 타인에게 양도나 전이, 교환이 어렵다.

① 체화된(embodied) 문화자본

② 객체화된(objectified) 문화자본

③ 제도화된(institutionalized) 문화자본

④ 주체화된(subjectified) 문화자본

> **TIP** 부르디외의 문화자본 유형
> 체화된 문화자본 – 문화적 재화 습득이 가능한 개인의 특성, 스포츠 사회화를 통해 내면화
> 객관화된 문화자본 – 문화적 재화들에 대한 법적 소유권 존재(책, 작품, 과학적 도구 등)
> 제도화된 문화자본 – 공적으로 보장되어진 형태로 존재

Answer 10.③ 11.①

12 〈보기〉는 스트렌크(A. Strenk)가 제시한 국제정치에서 스포츠의 기능에 관한 설명이다. ㉠～㉢에 해당하는 내용이 바르게 연결된 것은?

보기

- (㉠): 2002년 한일월드컵 4강 진출로 대한민국이 축구 강국으로 인식
- (㉡): 1980년 모스크바올림픽에서 서방 국가들의 보이콧 선언
- (㉢): 1936년 베를린올림픽에서 나치즘의 정당성과 우월성 과시

	㉠	㉡	㉢
①	외교적 도구	정치이념 선전	국위선양
②	국위선양	외교적 항의	정치이념 선전
③	국위선양	외교적 도구	외교적 항의
④	외교적 도구	외교적 항의	정치이념 선전

> **TIP** 국제정치에서 스포츠의 기능
> - 외교적 도구
> - 외교적 항의
> - 국위선양
> - 국제이해 및 평화증진
> - 갈등 및 전쟁의 촉매
> - 이데올로기 및 체제선전의 수단

Answer 12.②

13 〈보기〉에서 투민(M. Tumin)이 제시한 스포츠계층의 특성 중 보편성(편재성)에 해당하는 것으로만 묶인 것은?

보기

㉠ 스포츠는 인기종목과 비인기종목으로 구분된다.
㉡ 과거에 비해 운동선수들의 지위가 향상되고 있다.
㉢ 종합격투기는 체급에 따라 대전료와 중계권료 등에 차등이 있다.
㉣ 계층에 따라 스포츠 참여 빈도, 유형, 종목이 달라지며, 이러한 차이는 개인의 삶에 영향을 미친다.

① ㉠, ㉡
② ㉠, ㉢
③ ㉡, ㉣
④ ㉢, ㉣

> **TIP** ㉡ : 고래성, ㉣ : 영향성
> ※ 투민의 스포츠 계층의 특성
> • 사회성 : 스포츠 계층은 다양한 사회문화적 현상과 연관을 맺고 있다.
> • 고래성(역사성) : 스포츠 계층은 일반 사회의 불평등의 역사와 함께 변천한다.
> • 보편성(편재성) : 스포츠 계층은 언제 어디서나 발생 가능하다.
>   − 종목 간 편재성 : 인기 종목과 비인기 종목의 분류
>   − 종목 내 편재성 : 급이나 단이 나눠지는 스포츠, 체급별로 구분되는 스포츠
> • 다양성 : 사회마다 서로 다른 계층구조를 형성한다.
> • 영향성 : 경제적 차이뿐만 아니라 생애 기회와 생활양식에도 영향을 미친다.

Answer 13.②

14 〈보기〉의 밑줄 친 ㉠, ㉡을 설명하는 집합행동 이론이 바르게 연결된 것은?

───────────────────── 보기 ─────────────────────
이 코치 : 어제 축구 봤어? 경기 도중 관중폭력이 발생했잖아.
김 코치 : ㉠ 나는 그 경기를 경기장에서 직접 봤는데 관중들의 야유소리가 점점 커지면서 관중폭력이 일어났어.
이 코치 : ㉡ 맞아! 그 경기 이전에 이미 관중의 인종차별 사건이 있었잖아. 만약 인종차별이 먼저 발생하지 않았다면, 어제 경기에서 그런 관중폭력은 없었을 거야.
──

	㉠	㉡
①	전염이론	규범생성이론
②	수렴이론	부가가치이론
③	전염이론	부가가치이론
④	수렴이론	규범생성이론

> **TIP** ㉠ : 군중심리가 전염되어 발생, ㉡ : 구조적 요인에 따른 순차적 발생
>
> ※ 집합행동 이론
> • 전염이론 : 인간에게 내재된 집합심성은 감정적인 전염을 통하여 개인을 군중속으로 몰입하게 한다. 군중 속에 포함되면 일체감이 형성되어 일상적인 사고나 감정과는 다른 방식으로 행동하게 된다.
> • 수렴이론 : 사회규범이라는 허구 속에 숨겨진 개인의 실제 자아가 익명성과 몰개성화의 상황에서 표출된다. 경기장에서의 폭력행동은 실제 난동자들이 지닌 평상시의 본성과 잠재적 성향에 의해 결정된다.
> • 규범생성이론 : 다양한 구성원 사이에서 공유된 규범. 일치된 의견과 통일성은 어떻게 발생하는가를 설명하며, 군중의 구성원에게는 감정의 유발보다는 사회적 압력이 우선한다.
> • 부가가치이론 : 집합행동이 발생한 장소와 시간 및 양식에 대하여 설명하는 이론이다

15 메기(J. Magee)와 서덴(J. Sugden)이 제시한 스포츠 노동이주의 유형에 관한 설명 중 적절하지 않은 것은?

① 개척자형 : 스포츠 보급을 통해 금전적 보상을 추구하는 유형

② 정착민형 : 영구적으로 정착할 수 있는 곳을 찾는 유형

③ 귀향민형 : 해외에서의 스포츠 경험을 바탕으로 자국으로 복귀하는 유형

④ 유목민형 : 개인의 취향대로 흥미로운 장소를 돌아다니면서 스포츠에 참여하는 유형

> **TIP** 메기와 서덴의 스포츠 노동이주의 유형
> • 개척자형 : 금전적인 보상이 최고의 가치가 아님, 이주 국가와 친밀한 관계 형성
> • 용병형 : 경제적 보상이 최고의 이주 결정 요인임, 더 나은 경제적 보상을 위해 다시 이주할 수 있음
> • 유목민형 : 종목의 특성으로 인해 국가 간 이동 발생, 개인의 취향에 의해 선택하는 경우도 흔히 발생
> • 정착민형 : 경제적 보상 외에 다른 요인에 의해 정착, 보다 나은 사회적 환경이나 교육환경에서 거주
> • 귀향민형 : 해외로 이주하였다가 국내로 다시 귀향, 해외경험을 바탕으로 자국으로 복귀

Answer 14.③ 15.①

16 〈보기〉는 코클리(J. Coakley)가 제시한 스포츠 일탈에 관한 설명이다. ㉠, ㉡에 해당하는 용어가 바르게 연결된 것은?

보기

- (㉠)에 따르면 스포츠 일탈이 용인되는 범위는 사회적으로 타협하는 과정을 통해 구성된다.
- (㉡)는 과훈련(over-training), 부상 투혼 등을 거부감 없이 무비판적으로 수용하는 것이다.

	㉠	㉡
①	상대론적 접근	과소동조
②	절대론적 접근	과잉동조
③	절대론적 접근	과소동조
④	상대론적 접근	과잉동조

> **TIP** 사회적 타협과정은 상대론적 접근으로 결정되며, 과잉동조는 규범을 무비판으로 수용한다.

17 스포츠사회화를 이해하기 위한 사회학습이론의 관점으로 적절하지 않은 것은?

① 상과 벌을 통해 행동이 변화한다.
② 다른 사람의 행동을 관찰하여 모방이 일어난다.
③ 사회화 주관자의 가르침을 통해 행동이 변화한다.
④ 개인은 자신이 처해있는 상황을 스스로 학습하고 변화한다.

> **TIP** ④ 사회학습이론이 아닌 역할이론에 해당이다.
> ※ 스포츠사회화 이론
> ㉠ 사회학습이론 : 개인이 어떻게 사회적 행동을 습득하고 수행하는가를 밝히려는 이론으로 스포츠 역할의 학습을 이해하기 위해 강화, 코칭, 관찰학습의 개념을 활용
> • 강화 : 상과 벌을 통해 긍정적 행동은 증가시키고 부정적 행동은 감소시킨다.
> • 코칭 : 사회화 주관자의 도움을 받아 직접 배우는 방법
> • 관찰학습 : 다른 사람의 행동이나 기술을 관찰하여 습득하는 방법
> ㉡ 역할이론 : 개인이 사회 속에서 각자의 사회적 지위를 향한 역할기대 또는 행동양식을 획득하는 과정을 설명하려는 이론
> ㉢ 준거집단이론 : 인간은 스스로 집단이나 타인에게 적응하고 이들의 행동, 태도, 감정 등을 자신의 행동이나 태도, 감정의 형성을 위한 중요한 판단 기준이 되는 준거의 척도로 삼는다는 이론으로 척도로 삼는 집단은 규범집단, 비교집단, 청중집단으로 나눌 수 있다.

Answer 16.④ 17.④

18 〈보기〉에서 설명하는 스포츠의 정치적 속성은?

보기

에티즌(D. Eitzen)과 세이지(G. Sage)에 의하면 다양한 팀, 리그, 선수단체 및 행정기구는 각각의 특성에 따라 불평등하게 배분된 자원과 권한을 갖게 되고, 더 많은 권한을 갖기 위해 대립적 갈등을 겪게 된다.

① 보수성
② 긴장관계
③ 권력투쟁
④ 상호의존성

> **TIP** 에티즌과 세이지의 스포츠의 정치적 속성
> • 대표성 : 스포츠를 위한 의식은 조직에 대한 충성심을 상징적으로 재확인하는 기능을 한다.
> • 권력투쟁 : 스포츠에서 선수, 구단, 국가는 불평등하게 배분된 권력을 되찾아오려고 노력한다.
> • 상호의존성 : 국가는 스포츠를 국위선양으로 활용하고 국가는 보상을 제공한다.
> • 보수성 : 스포츠의 보수적인 성향은 규칙이나 제도를 쉽게 바꾸려 하지 않는다.
> • 긴장관계 : 스포츠와 정치의 결합으로 스포츠로 인하여 상대 국가와의 긴장관계를 유발할 수 있다.

19 〈보기〉에서 설명하는 맥퍼슨(B. McPherson)의 스포츠 미디어 이론은?

보기

• 대중매체를 통한 개인의 스포츠 소비 형태는 중요타자의 가치와 소비행동에 의해 영향을 받는다.
• 스포츠 수용자 역할로의 사회화는 스포츠에 참여하는 가족구성원으로부터 받은 스포츠 소비에 대한 승인 정도가 중요하게 작용한다.

① 개인차 이론
② 사회범주 이론
③ 문화규범 이론
④ 사회관계 이론

> **TIP** ④ 사회관계 이론은 중요타자와 대중매체의 비공식적 사회관계 강조이론이다.
> ※ 스포츠 미디어 이론
> • 사회범주 이론 : 비슷한 환경(연령, 성별, 경제수준)에서 생활하면 생각이나 행동도 비슷해진다.
> • 개인차 이론 : 타고난 생리적 특성이나 자라온 환경의 차이로 인하여 각자 달라진다.
> • 사회관계 이론 : 중요타자와 대중매체의 비공식적 사회관계에 영향을 받는다.
> • 문화규범 이론 : 대중매체가 사회규범에 영향을 미친다.

Answer 18.③ 19.④

20 〈보기〉에서 설명하는 스포츠사회학 이론은?

보기

- 일상에서 특정 물건을 소비하는 것은 자신의 계급 위치를 상징화하는 행위이다.
- 자원과 시간의 소비가 요구되는 스포츠에 참여하는 것은 계급 표식행위이다.
- 고가의 스포츠용품, 골프 회원권 등의 과시적 소비 양상이 나타난다.

① 갈등이론
② 구조기능이론
③ 비판이론
④ 상징적 상호작용론

>**TIP** 〈보기〉의 내용이 사회학 이론에 해당되지 않아 모두정답이다.

※ 스포츠 사회학의 주요이론
  ㉠ 구조기능주의 이론 : 사회를 이루는 정치, 경제, 종교, 교육, 스포츠 등이 각각 기능을 가지고 있고, 유기체처럼 서로 연결되어 있다고 본다. 스포츠가 사회에 어떤 기능을 하는지 관심을 둔다.
  ㉡ 갈등이론 : 마르크스의 사상에 근거한 이론으로, 경제적 이해관계가 대립되는 집단이나 개인들 간의 경쟁 갈등이 사회의 본질이라고 본다. 스포츠는 권력을 지닌 집단이 대중을 통제하는 수단이라고 주장한다.
  ㉢ 비판이론 : 스포츠가 사회를 구성하는데 직접 관여한다고 보고, 스포츠를 통한 사회 변화의 기능성에 관심을 둔다.
  ㉣ 상징적 상호작용 이론 : 인간은 상황을 주관적으로 해석하고 능동적으로 행동하는 존재이기 때문에 사회구조보다 개인의 역량이 중요하다고 본다.

Answer 20.①②③④

1 〈보기〉에서 설명하는 스포츠 교육 평가의 신뢰도 검사 방법은?

보기

- 동일한 검사에 대해 시간 차이를 두고 2회 측정해서 측정값을 비교해 차이가 작으면 신뢰도가 높고, 크면 신뢰도가 낮은 것으로 판단한다.
- 첫 번째와 두 번째 측정 사이의 시간 차이가 너무 길거나 짧으면 신뢰도가 낮게 나올 수 있다.
---

① 검사 – 재검사
② 동형 검사
③ 반분 신뢰도 검사
④ 내적 일관성 검사

>TIP 동일한 검사를 동일한 집단에게 2번 실시하는 신뢰도 검사 방법이다.
  ※ 신뢰도 검사방법의 종류
    ㉠ 검사 – 재검사 : 동일한 검사를 동일한 집단에게 두 번 실시하여 두 검사 점수 간 상관으로 신뢰도를 추정하는 방법으로 안정성 계수라고도 한다.
    ㉡ 동형검사 : 두 개의 동형검사를 만들어 동일한 집단에게 두 검사를 시행하고 두 검사를 시행하고 두 검사점수 간 상관계수로 신뢰도를 추정하는 방법이다.
    ㉢ 반분 신뢰도 검사 : 한 번 시행한 검사 점수를 두 개로 나누어 두 검사 점수의 상관계수로 추정하는 신뢰도이다.
    ㉣ 내적 일관성 검사 : 문항 하나하나를 검사로 간주하여 문항간의 유사성과 일치성을 추정하는 방법이다.

2 로젠샤인(B. Rosenshine)과 퍼스트(N. Furst)가 제시한 학습성취와 관련된 지도자 변인에 해당하지 않는 것은?

① 지도자의 경력
② 명확한 과제제시
③ 지도자의 열의
④ 프로그램의 다양화

>TIP 지도자 경력은 해당되지 않으며, 보기외에 과제지향적/능률적 지도 행동과 프로그램 내용의 적절성이 있다.

Answer 1.① 2.①

3 〈보기〉의 수업 장면에서 활용한 모스턴(M. Mosston)의 교수 스타일에 관한 설명으로 적절하지 않은 것은?

보기

신체활동	축구
학습목표	인프런트킥으로 상대방 수비수를 넘겨 동료에게 패스할 수 있다.

수업 장면
지도자 : 네 앞에 상대방 수비수가 있을 때, 수비수를 넘겨 동료에게 패스하려면 어떻게 공을 차야 할까?
학습자 : 상대방 수비수를 넘길 수 있을 정도의 높이로 공을 띄워야 해요.
지도자 : 그럼, 발의 어느 부분으로 공의 밑 부분을 차면 수비수를 넘길 수 있을까?
학습자 : 발등과 발 안쪽의 중간 지점이요. (손가락으로 엄지발가락을 가리킨다)
지도자 : 좋은 대답이야. 그럼, 우리 한 번 상대방 수비수를 넘기는 킥을 연습해볼까?

---

① 지도자는 논리적이며 계열적인 질문을 설계해야 한다.

② 지도자는 질문에 대한 학습자의 해답을 검토하고 확인한다.

③ 지도자는 학습자에게 예정된 해답을 즉시 알려준다.

④ 지도자는 학습자와 지속적으로 상호작용하며 의사결정을 한다.

> **TIP** 수렴발견형 스타일로 즉각적인 해답을 제시하기보다 교사는 질문을 계획하여 한 번에 학습자에게 제공하고, 학습자는 자신이 가지고 있는 지식을 활용하여 한 가지 질문에 대한 명확한 한 개의 답을 찾아내야 한다.

4 링크(J. Rink)가 제시한 교수 전략(teaching strategy) 중 한 명의 지도자가 수업에서 공간을 나누어 두 가지 이상의 과제를 동시에 진행하는 것은?

① 자기 교수(self teaching)

② 팀 티칭(team teaching)

③ 상호 교수(interactive teaching)

④ 스테이션 교수(station teaching)

> **TIP** ④ 스테이션 수업은 공간을 구분하여 두 가지 이상의 과제를 동시에 진행하는 방법으로 학습자의 능동적 참여가 필요하다.

Answer 3.③ 4.④

5 〈보기〉는 국민체육진흥법(시행 2022.8.11.) 제18조의3 '스포츠윤리센터의 설립'에 관한 내용이다. ⊙, ⓒ에 들어갈 용어가 바르게 연결된 것은?

보기

• 체육의 (⊙) 확보와 체육인의 (ⓒ)를 위하여 스포츠윤리센터를 설립한다.

	⊙	ⓒ
①	정당성	권리 강화
②	정당성	인권 보호
③	공정성	권리 강화
④	공정성	인권 보호

▷**TIP** 스포츠윤리센터의 설립〈국민체육진흥법 제18조의3 제1항〉 … 체육의 공정성 확보와 체육인의 인권보호를 위하여 스포츠윤리센터를 설립한다.

6 스포츠 교육 프로그램의 지도 원리에 관한 설명이 적절하지 않은 것은?

① 개별성의 원리 : 개인차를 고려한 다양한 수준별 지도
② 효율성의 원리 : 학습자 스스로 내용을 파악하고 문제해결
③ 적합성의 원리 : 지도자의 창의적인 지도 활동의 선정과 활용
④ 통합성의 원리 : 교수 · 학습 내용의 다양화와 신체활동의 총체적 체험

▷**TIP** ② 효율성을 위해서는 학습자 스스로 파악하기보다 교수자가 문제해결방법을 제시하는 것이다.

7 직접교수모형에 관한 설명으로 적절하지 않은 것은?

① 학습 영역의 우선순위는 심동적 영역이다.
② 스키너(B. Skinner)의 조작적 조건화 이론에 근거한다.
③ 지도자 중심으로 의사결정이 이루어져 학습자의 과제참여 비율이 감소한다.
④ 수업의 단계는 전시과제 복습, 새 과제 제시, 초기과제 연습, 피드백과 교정, 독자적 연습, 본시 복습의 순으로 진행된다.

▷**TIP** 직접교수모형에서 교사는 수업 내용, 수업 운영, 학생 관리, 학생의 참여에 대한 모든 의사결정의 주도자이며, 모든 것을 교사가 주도하기 때문에 학생들에게 높은 비율의 학습 참여 기회와 피드백을 제공할 수 있다.

Answer 5.④ 6.② 7.③

8 스포츠기본법(시행 2022.6.16.) 제7조 '스포츠 정책 수립 · 시행의 기본원칙' 중 국가와 지방자치단체의 스포츠 정책에 관한 고려사항에 해당하지 않는 것은?

① 스포츠 활동을 존중하고 사회 전반에 확산되도록 할 것

② 스포츠 대회 참가 목적을 국위선양에 두어 지원할 것

③ 스포츠 활동 참여와 스포츠 교육의 기회가 확대되도록 할 것

④ 스포츠의 가치를 존중하고 스포츠의 역동성을 높일 수 있을 것

> **TIP** 스포츠 정책 수립 · 시행의 기본원칙〈스포츠기본법 제7조〉 … 국가와 지방자치단체는 스포츠에 관한 정책을 수립하고 시행할 때에는 다음 각 호의 사항을 충분히 고려하여야 한다.
> 1. 스포츠권을 보장할 것
> 2. 스포츠 활동을 존중하고 사회전반에 확산되도록 할 것
> 3. 국민과 국가의 스포츠 역량을 높이기 위한 여건을 조성하고 지원할 것
> 4. 스포츠 활동 참여와 스포츠 교육의 기회가 확대되도록 할 것
> 5. 스포츠의 가치를 존중하고 스포츠의 역동성을 높일 수 있을 것
> 6. 스포츠 활동과 관련한 안전사고를 방지할 것
> 7. 스포츠의 국제 교류 · 협력을 증진할 것

9 모스턴(M. Mosston)의 포괄형(inclusion) 교수 스타일에 관한 설명으로 적절하지 않은 것은?

① 지도자는 발견 역치(discovery threshold)를 넘어 창조의 단계로 학습자를 유도한다.

② 지도자는 기술 수준이 다양한 학습자들의 개인차를 수용한다.

③ 학습자가 성취 가능한 과제를 선택하고 자신의 수행을 점검한다.

④ 과제 활동 전, 중, 후 의사결정의 주체는 각각 지도자, 학습자, 학습자 순서이다.

> **TIP** ① 모스턴의 유도발견형 스타일에 대한 설명이다.
> ※ 유도발견형 스타일
> ㉠ 지도자는 논리적이며 계열적인 질문을 설계해야 함
> ㉡ 지도자는 질문(단서)에 대한 학습자의 해답(반응)을 검토하고 확인
> ㉢ 지도자와 학습자가 지속적으로 상호작용하며 의사 결정을 내림
> ㉣ 참여자는 지도자가 묻는 질문에 답하면서 한 가지 개념적 아이디어를 찾아냄

Answer 8.② 9.①

10 〈보기〉에서 설명하는 링크(J. Rink)의 학습 과제 연습 방법은?

───── 보기 ─────

- 복잡한 운동 기술의 경우, 기술의 주요 동작이나 마지막 동작을 초기 동작보다 먼저 연습하게 한다.
- 테니스 서브 과제에서 공을 토스하는 동작을 연습하기 전에 공을 라켓에 맞추는 동작을 먼저 연습한다.

① 규칙 변형

② 역순 연쇄

③ 반응 확대

④ 운동수행의 목적 전환

> **TIP** ② 동작의 순서에 따른 연습이 아닌 최종동작부터 먼저 가르치는 방법은 역순 연쇄 방법이다.

11 〈보기〉에 해당하는 쿠닌(J. Kounin)의 교수 기능은?

───── 보기 ─────

- 지도자가 자신의 머리 뒤에도 눈이 있다는 듯이 학습자들의 행동을 파악하는 것
- 지도자가 학습자들 간에 발생하는 사건을 인지하는 것

① 접근통제(proximity control)

② 긴장 완화(tension release)

③ 상황이해(with-it-ness)

④ 타임아웃(time-out)

> **TIP** ③ 교수자가 수업과 관련된 모든 상황에 대해 알고 있는 것처럼 행동하는 것
> ※ 쿠닌의 예방적 관리 관련 교수기능
> ㉠ 상황 파악:교사가 학생들이 무엇을 하고 있는지 항상 알고 있다는 사실을 학생들에게 전달하는 것
> ㉡ 동시 처리:교사가 동시에 2가지 일을 처리
> ㉢ 유연한 수업 전개:교사가 수업 활동의 흐름을 중단하지 않고 부드럽게 이끌어 가는 것
> ㉣ 여세 유지:교사가 수업 진행을 늦추거나 학생의 학습 활동을 중단시키지 않고 계속해서 활력있는 수업을 전개
> ㉤ 집단 경각:교사가 모든 학생들을 과제에 몰두하도록 지도
> ㉥ 학생의 책무성:교사가 학생에게 수업 중 과제 수행에 대한 책임감을 부여

Answer 10.② 11.③

12 〈보기〉에서 활용된 스포츠 지도 행동의 관찰기법은?

보기

- 지도자 : 강 감독
- 수업내용 : 농구 수비전략
- 관찰자 : 김 코치
- 시간 : 19:00 ~ 19:50 피드백의 유형 표기(빈도) 비율

	피드백 유형	표기(별도)		비율
대상	전체	∨∨∨∨∨	(5회)	50%
	소집단	∨∨∨	(3회)	30%
	개인	∨∨	(2회)	20%
성격	긍정	∨∨∨∨∨∨∨∨	(8회)	80%
	부정	∨∨	(2회)	20%
구체성	일반적	∨∨∨	(3회)	30%
	구체적	∨∨∨∨∨∨∨	(7회)	70%

① 사건 기록법(event recording)
② 평정 척도법(rating scale)
③ 일화 기록법(anecdotal recording)
④ 지속시간 기록법(duration recording)

> **TIP** ② 질적인 가치를 지닌 정보를 양적 정보로 기록
> ③ 수업관찰 후 교사가 서술한 상황을 작성
> ④ 특정 행동이 지속되어지는 시간을 기록

13 배구 수업에서 운동기능이 낮은 학습자의 참여 증진을 위한 스포츠지도 방법으로 적절하지 않은 것은?

① 네트 높이를 낮춘다.
② 소프트한 배구공을 사용한다.
③ 서비스 라인을 네트와 가깝게 위치시킨다.
④ 정식 게임(full-sided game)으로 운영한다.

> **TIP** ④ 학습자 흥미 유발을 위해 난이도 조절을 해야 하는데 정식 게임을 운영하게 되면 운동기능이 낮은 학습자는 참여 동기
> 가 더욱 낮아지므로 변형된 게임을 진행하는 것이 옳다.

Answer 12.① 13.④

14 메이거(R. Mager)가 제시한 학습 목표 설정의 요소가 아닌 것은?

① 설정된 운동수행 기준
② 운동수행에 필요한 상황과 조건
③ 학습자에게 기대되는 성취행위
④ 목표 달성이 불가능할 경우의 대처방안

> **TIP** 메이거의 학습목표 진술 요소
> ㉠ 운동수행에 필요한 상황과 조건
> ㉡ 성취행동이 평가되는 설정된 운동수행 기준
> ㉢ 학습자에게 기대되는 성취행동

15 〈보기〉에서 메츨러(M. Metzler)의 탐구수업모형에 관한 설명으로 옳은 것을 모두 고른 것은?

┌────────────────── 보기 ──────────────────┐

㉠ 모형의 주제는 '문제해결자로서의 학습자'이다.
㉡ 학습 영역의 우선순위는 심동적, 인지적, 정의적 순이다.
㉢ 지도자는 학습자가 '생각하고 움직이기'를 할 수 있도록 과제를 제시한다.
㉣ 지도자의 질문에 학습자가 바로 대답하지 못하는 경우 즉시 답을 알려준다.

└───┘

① ㉠, ㉢
② ㉡, ㉢
③ ㉠, ㉡, ㉢
④ ㉠, ㉡, ㉣

> **TIP** 탐구수업모형의 학습영역 우선순위는 인지적, 심동적, 정의적 순이며, 학습자가 스스로 정답을 찾아갈 수 있도록 단서나 피드백을 제공한다.
> ※ 탐구수업모형
> ㉠ 교사의 질문이 지도 방식의 핵심
> ㉡ 학생의 사고력, 문제 해결력, 탐구력 등을 증진 시키는데 활용
> ㉢ 학생이 단원과 수업에서 배울 모든 내용은 교사가 결정
> ㉣ 학습의 우선순위는 인지적 – 심동적 – 정의적 순이다.

Answer 14.④ 15.①

16 스포츠 참여자 평가에서 심동적(psychomotor) 영역에 해당하는 것은?

① 몰입

② 심폐지구력

③ 협동심

④ 경기 규칙 이해

> **TIP** 심동적 영역은 신체활동에 대한 영역이다.

17 〈보기〉에 해당하는 운동기능의 학습 전이(transfer) 유형은?

───── 보기 ─────

• 야구에서 배운 오버핸드 공 던지기가 핸드볼에서 오버핸드 공 던지기 기능으로 전이되는 경우이다.

① 대칭적 전이

② 과제 내 전이

③ 과제 간 전이

④ 일상으로의 전이

> **TIP** 야구라는 과제가 핸드볼이라는 다른 과제 수행에 영향을 미치고 있다.

18 스포츠 교육 프로그램의 구성요소에 관한 설명으로 적절하지 않은 것은?

① 평가 : 프로그램을 개선하는 데 도움을 준다.

② 내용 : 스포츠 지도의 철학, 이념 또는 비전이다.

③ 지도법 : 프로그램을 체계적으로 전달하는 방법이다.

④ 목적 및 목표 : 일반적인 목표와 구체적인 목표로 구분할 수 있다.

> **TIP** 메츨러의 교수 학습과정안 작성 요소
> ㉠ 수업 맥락의 간단한 기술 : 학습자의 특성, 시간, 장소 등 총체적인 수업 맥락에 대한 설명이 포함 되어야 함
> ㉡ 학습목표 : 학습목표를 수업 전 구체적으로 제시
> ㉢ 시간과 공간 배정 : 수업 시간, 환경 설정, 관리 방법을 고려하여 시간 추정하고 활동시간을 배정
> ㉣ 학습활동 목록 : 학습자 수행과세 순서로 학습 활동 목록 작성
> ㉤ 과제 제시와 과제 구조 : 흥미유발 질문, 이해도 점검, 난이도 선정
> ㉥ 평가 : 평가 시기나 관리 및 절차상 고려사항 제시

Answer 16.② 17.③ 18.②

19 메츨러(M. Metzler)의 개별화지도모형의 주제로 적절한 것은?

① 지도자가 수업 리더 역할을 한다.

② 나는 너를, 너는 나를 가르친다.

③ 유능하고, 박식하며, 열정적인 스포츠인으로 성장한다.

④ 학습자가 가능한 한 빨리, 필요한 만큼 천천히 학습 속도를 조절한다.

> **TIP** ① 직접교수모형, ② 동료교수모형, ③ 스포츠교육모형

20 학교체육진흥법 시행령(시행 2021.4.21.) 제3조 '학교운동부지도자의 자격기준 등'에서 제시한 학교운동부지도자 재임용의 평가 내용이 아닌 것은?

① 복무 태도

② 학교운동부 운영 성과

③ 인권교육 연 1회 이상 이수 여부

④ 학생선수의 학습권 및 인권 침해 여부

> **TIP** 학교운동부지도자의 자격기준 등〈학교체육진흥법 시행령 제3조 제4항〉 … 학교의 장은 학교운동부지도자를 재임용할 때에는 다음 각 호의 사항을 평가한 후 그 결과에 따라 재임용 여부를 결정해야 한다.
> 1. 직무수행 실적
> 2. 복무 태도
> 3. 학교운동부 운영 성과
> 4. 학생선수의 학습권 및 인권 침해 여부

Answer 19.④ 20.③

3 스포츠심리학

1 스포츠심리학의 주된 연구의 동향과 영역에 포함되지 않는 것은?

① 인지적 접근과 현장 연구
② 경험주의에 기초한 성격 연구
③ 생리학적 항상성에 관한 연구
④ 사회적 촉진 및 각성과 운동수행의 관계 연구

> **TIP** 생리학적 항상성에 관한 연구는 운동생리학에서 연구되는 영역이다.

2 데시(E. Deci)와 라이언(R. Ryan)이 제시한 자기결정이론(self-determination theory)에서 외적동기 유형으로 분류되지 않는 것은?

① 무동기(amotivation)
② 확인규제(identified regulation)
③ 통합규제(integrated regulation)
④ 의무감규제(introjected regulation)

> **TIP** 무동기는 동기가 없는 상태, 즉 행동을 하려는 의도가 없는 상태이다. 운동 상황에서 무동기란 운동을 실천할 능력이 없다고, 생각하거나 운동에 가치를 전혀 두지 않는 것을 의미한다. 내적동기와 무동기 사이에 외적동기(exteinsic motivation)가 위치하며 확인규제-의무감규제-외적규제 세 가지 유형으로 구분된다.

Answer 1.③ 2.①

3 〈보기〉에서 설명하는 개념은?

보기

체육관에서 관중의 함성과 응원 소리에도 불구하고, 작전타임에서 코치와 선수는 서로 의사소통이 가능하다.

① 스트룹 효과(Stroop effect)
② 지각협소화(perceptual narrowing)
③ 무주의 맹시(inattention blindness)
④ 칵테일파티 효과(cocktail party effect)

> **TIP** 칵테일 파티 현상(선택적 주의)
> 선택적 주의란 자신의 수행과 전혀 상관없는 정보를 무시하거나 배제시킬 수 있는 인간의 능력을 말한다. 칵테일 파티에서 어느 사람과 대화를 하고 있는 중에 누군가가 자신의 이름을 부를 때, 자신이 반응하는 것을 생각해 보면 쉽게 알 수 있는 것은 상황에 따라서 무시할 수 없는 정보도 존재하기 때문이다.

4 〈표〉는 젠타일(A. Gentile)의 이차원적 운동기술분류이다. 야구 유격수가 타구된 공을 잡아서 1루로 송구하는 움직임이 해당하는 곳은?

구분			동작의 요구(기능)			
			신체 이동 없음 (신체의 안정성)		신체 이동 있음 (신체의 불안정성)	
			물체 조작 없음	물체 조작 있음	물체 조작 없음	물체 조작 있음
환경적 맥락	안정적인 조절 조건	동작 시도 간 환경 변이성 없음				
		동작 시도 간 환경 변이성				
	비안정적 조절 조건	동작 시도 간 환경 변이성 없음	①		③	
		동작 시도 간 환경 변이성		②		④

> **TIP** 1루로 송구하는 동작에 신체 이동 있고 물체 조작이 있으며, 상대팀도 빠르게 1루로 뛰고 있으므로 환경 변이성이 있다고 볼 수 있다. 젠타일은 움직임의 개념 습득 단계 – 고정화 및 다양화 단계로 운동 학습이 이루어진다.

Answer 3.④ 4.④

5 뉴웰(K. Newell)이 제시한 움직임 제한(constraints) 요소의 유형이 다른 것은?

① 운동능력이 움직임을 제한한다.

② 인지, 동기, 정서상태가 움직임을 제한한다.

③ 신장, 몸무게, 근육형태가 움직임을 제한한다.

④ 과제목표와 특성, 규칙, 장비가 움직임을 제한한다.

> **TIP** Newell(1986)은 환경(온도, 습도 같은 물리환경적 요소와 성별, 인종 같은 사회문화적 요소), 유기체(체격, 체력, 형태, 심리적 요인 등), 과제(과제의 구조와 유형, 목표, 규칙, 장비) 자체의 특성에 의해서 발생하는 제한 요소를 인간의 운동행동을 제한하는 요소로 간주하고, 이러한 제한요소간의 상호작용 속에서 인간은 적절한 운동을 생성하게 된다고 하였다. ④는 과제 유형에 해당된다.

6 〈보기〉에서 설명하는 게셀(A. Gesell)과 에임스(L. Ames)의 운동발달의 원리가 아닌 것은?

보기

- 머리에서 발 방향으로 발달한다.
- 운동발달은 일련의 방향성을 갖는다.
- 운동협응의 발달순서가 있다.
  양측 : 상지 혹은 하지의 양측을 동시에 움직이는 형태를 보인다.
  동측 : 상하지를 동시에 움직이는 형태를 보인다.
  교차 : 상하지를 동시에 움직이는 형태를 보인다.
- 운동기술의 습득 과정에서 몸통이나 어깨 근육을 조절하는 능력을 먼저 갖추고, 이후에 팔, 손목, 손, 그리고 손가락 근육을 조절하는 능력을 갖춘다.

① 머리-꼬리 원리(cephalocaudal principle)

② 중앙-말초 원리(proximodistal principle)

③ 개체발생적 발달 원리(ontogenetic development principle)

④ 양측-동측-교차 운동협응의 원리(bilateral-unilateral(ipsilateral)-crosslateral principle)

> **TIP** Gesell은 태아가 모체에서 하나의 개체로 자리잡은 후 10개월 동안 외부로부터의 영향(환경)보다는 내적인 힘에 의해 성장한다는 발달의 예정론을 주장하였다. 보기는 발달방향의 원리에 대해 설명하고 있다.

Answer 5.④ 6.③

7 스포츠를 통한 인성 발달 전략에 대한 설명으로 옳지 않은 것은?

① 상황에 맞는 바람직한 행동을 설명한다.

② 도덕적으로 적절한 행동에 대하여 설명한다.

③ 바람직한 행동을 강화하고, 적대적 공격행동은 처벌한다.

④ 격한 상황에서 자신의 감정을 공격적으로 표출하도록 격려한다.

> **TIP** 상식적인 수준의 문제이다. 스포츠를 통해 스포츠맨십을 배우고 상황에 맞는 바람직한 행동과 도덕적인 행동을 설명할 수 있으며 적대적인 공격은 지양하고 바람직한 행동을 강화시킬 수 있다. ④번처럼 격한 상황에서 자신의 감정을 공격적으로 표출한다면 그건 폭력이다.

8 〈보기〉에서 설명하는 목표의 유형은?

───── 보기 ─────

• 운동기술을 잘 수행하기 위해서 필요한 핵심 행동에 중점을 둔다.

• 자기효능감과 자신감을 높이고 인지 불안을 낮추는 데 도움이 된다.

• 자신의 운동수행에 대한 목표를 달성하는데 중점을 두는 목표로 달성의 기준점이 자신의 과거 기록이 된다.

① 과정목표와 결과목표

② 수행목표와 과정목표

③ 수행목표와 객관적목표

④ 객관적목표와 주관적목표

> **TIP** 수행목표는 자기 자신의 과거 수행과 비교하여 달성하고자 하는 기준이나 목표를 의미한다. 자신의 수행이 기준이 되며, 상당 수준까지 자신이 통제할 수 있고, 융통성이 있다. 결과목표는 시합에서 승리를 한다거나 획득하는 것 같이 시합의 결과에 중점을 둔 목표이다. 보기는 수행목표와 과정목표에 대한 유형이다.

Answer   7.④ 8.②

9 스미스(R. Smith)와 스몰(F. Smol)이 개발한 유소년 지도자 훈련 프로그램인 CET(Coach Effectiveness Training)의 핵심 원칙이 아닌 것은?

① 자기관찰

② 운동도식

③ 상호지원

④ 발달모델

> **TIP** 스미스 교수와 연구진은 스포츠 지도자가 긍정적인 코칭을 많이 할수록 선수와 참가자의 자존감과 동기가 좋아진다는 연구를 바탕으로 지도자 연수 프로그램인 CET(Coach effectiveness training)를 개발한다. CET 연수에서는 지도자에게 권장하는 행동과 금지할 행동을 구분해서 교육했다. 자기관찰, 상호지원, 발달모델을 핵심 가치로 두고 연수에서 지도자가 배워가야 할 원칙은 다음의 5가지로 요약된다.
> • 유소년이라면 승리보다는 노력을 중시할 것
> • 격려와 칭찬의 긍정적인 접근을 할 것
> • 선수들 스스로 협력하게 하고 팀의 단결을 촉진시킬 것
> • 의사 결정에 선수를 참여시켜 의견을 반영할 것
> • 지도자 스스로 자신의 코칭행동을 관찰, 반성할 것
> CET 연수를 받은 지도자는 팀으로 돌아가서 격려와 칭찬을 더 많이 하는 코칭 스타일로 변한 것으로 밝혀졌다. CET 연수를 수료한 지도자에게 배운 선수들은 지도자를 더 좋아하게 되었고, 종목에 대한 지식과 지도 실력이 더 뛰어나다는 평가를 해줬다. 또 시즌이 지나면서 이들 지도자에게서 배운 선수들은 운동이 더 재미있어졌고, 자존감이 향상되었다.

10 균형유지와 사지협응 및 자세제어에 주된 역할을 하는 뇌 구조(영역)는?

① 소뇌(cerebellum)

② 중심고랑(central sulcus)

③ 대뇌피질의 후두엽(occipital lobe of cerebrum)

④ 대뇌피질의 측두엽(temporal lobe of cerebrum)

> **TIP** ① 소뇌의 주요한 기능은 자세와 균형의 유지, 근육긴장의 유지, 자발적 운동의 조절이라고 할 수 있다.

Answer 9.② 10.①

11 골프 퍼팅 과제를 100회 연습한 뒤, 24시간 후에 동일 과제에 대해 수행하는 검사는?

① 속도검사(speed test)

② 파지검사(retention test)

③ 전이검사(transfer test)

④ 지능검사(intelligence test)

> **TIP** 파지의 개념은 정보처리 관점과 다이나믹 관점으로 설명된다.
> • 정보처리 관점: 기억의 부호화와 인출이라는 측면에서 설명하고 있다. 움직임과 동작에 대한 기억 체계에서의 표상이 운동기술의 파지와 밀접한 관련이 있다고 보고 있으며, 동작을 재생할 수 있는 능력의 상실은 표상의 재생과 인출 과정에서의 문제로 간주하게 된다.
> • 다이나믹 관점: 운동기술을 수행하는데 필요한 필수요소의 획득이라는 측면에서 운동기술의 파지를 설명하고 있다. 운동기술의 학습 과정에서 과제를 구성하고 있는 핵심적인 기술의 요소에 대한 학습이 이루어진 경우, 시간이 경과한 뒤에도 운동 과제를 손쉽게 다시 수행할 수 있지만, 그렇지 않은 경우에는 시간이 경과함에 따라 수행력이 저하되거나 잘못된 움직임으로 나타날 수 있다. 운동기술의 기억을 복잡한 자유도의 문제와 관련하여 과제와 환경, 그리고 유기체간의 밀접한 상호관련 속에서 운동기술의 학습에 필수적인 요소의 특성을 파악하고 학습하는 과정이라고 보았다.

12 〈보기〉에서 구스리(E. Guthrie)가 제시한 '운동기술 학습으로 인한 변화'에 관한 설명으로 옳은 것을 모두 고른 것은?

보기

ㄱ 최대의 확실성(maximum certainty)으로 운동과제를 수행할 수 있다.

ㄴ 최소의 인지적 노력(minimum cognitive effect)으로 운동과제를 수행할 수 있다.

ㄷ 최소의 움직임 시간(minimum movement time)으로 운동과제를 수행할 수 있다.

ㄹ 최소의 에너지 소비(minimum energy expenditure)로 운동과제를 수행할 수 있다.

① ㄱ, ㄴ, ㄷ

② ㄱ, ㄷ, ㄹ

③ ㄴ, ㄷ, ㄹ

④ ㄱ, ㄴ, ㄷ, ㄹ

> **TIP** 구스리(Guthrie, 1952)는 운동기술의 개념을 최소한의 시간과 에너지를 소비하여 최대의 확실성을 갖고 목표를 달성할 수 있는 능력으로 정의 하였다.

Answer 11.② 12.②

13 〈보기〉에서 설명하는 일반화된 운동프로그램(generalized motor program)의 불변 특성(invariant feature) 개념은?

보기

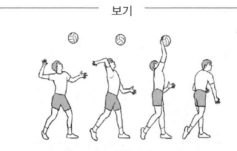

A 움직임 시간(movement time)=500ms			
하위 움직임 1 = 25%	하위 움직임 2 = 25%	하위 움직임 3 = 25%	하위 움직임 4 = 25%

B 움직임 시간(movement time)=900ms			
하위 움직임 1 = 25%	하위 움직임 2 = 25%	하위 움직임 3 = 25%	하위 움직임 4 = 25%

• A 움직임 시간은 500ms, B 움직임 시간은 900ms로 서로 다르다
• 4개의 하위 움직임 구간의 시간적 구조 비율은 변하지 않는다.
• 단, A와 B 움직임은 모두 동일인이 수행한 동작이며, 하위움직임 구성도 4개로 동일함

① 어트랙터(attractor)
② 동작유도성(affordance)
③ 상대적 타이밍(relative timing)
④ 절대적 타이밍(absolute timing)

> **TIP** 도식이론인 일반화된 운동프로그램은 폐쇄이론과 개방이론이 합쳐진 것이다. 불변 매개변수는 동작이나 반응순서, 근수축 시간, 힘의 양을 각 근육에 나눈 것이고 가변 매개변수는 매 동작이 일정하지 않은 움직임을 나타낸다. 즉 각 운동프로그램이 저장하지 않고 동작마다 다르게 나타난다. 보기는 상대적 타이밍에 대한 불변매개 변수이다.

Answer 13.③

14 〈보기〉에 제시된 공격성에 관한 설명과 이론(가설)이 바르게 연결된 것은?

보기

- (㉠) 환경에서 관찰과 강화로 공격행위를 학습한다.
- (㉡) 인간의 내부에는 공격성을 유발하는 에너지가 존재한다.
- (㉢) 좌절(예, 목표를 추구하는 행위가 방해받는 경험)이 공격 행동을 유발한다.
- (㉣) 좌절이 무조건 공격행동을 유발하지 않고, 공격행동이 적절하다는 외부적 단서가 있을 때 나타난다.

	㉠	㉡	㉢	㉣
①	사회학습이론	본능이론	좌절-공격 가설	수정된 좌절-공격 가설
②	사회학습이론	본능이론	수정된 좌절-공격 가설	좌절-공격 가설
③	본능이론	사회학습이론	좌절-공격 가설	수정된 좌절-공격 가설
④	본능이론	사회학습이론	수정된 좌절-공격 가설	좌절-공격 가설

> **TIP** 공격성 이론
> ① 생물학적본능 이론(Lorenz) : 본능적으로 분출되어 나오는 공격 에너지가 공격행동을 일으킨다는 것이다. 이 이론에 의하면 스포츠는 공격 에너지를 사회가 인정하는 방법으로 분출하는 밸브 역할을 한다고 했다.
> ② 좌절-공격 가설(Dollard)
> ㉠ 공격행위는 언제나 좌절의 결과로 일어나고 좌절은 언제나 공격행위를 초래한다고 가정. 목표를 추구하는 행위가 방해를 받을 때 경험하는 좌절이 공격 행동을 한다.
> ㉡ 이 때 공격행위가 성공하면 청정효과가 있고, 실패하면 보다 큰 좌절을 경험함으로써 공격 욕구를 증가시킨다는 것이다.
> ㉢ 그러나 좌절만이 반드시 공격의 원인이 될 수 있고, 좌절이 반드시 공격 행위를 일으키는 것도 아니다. 예컨대 권태로움이나 고통도 공격행위를 일으킬 수 있고, 좌절한 사람이 공격 행위를 하지 않고 냉담해지거나 포기하거나 우울증에 빠지는 경우도 있다.
> ㉣ 좌절-공격 가설은, 좌절이란 공격 행위를 유발하는 여러 자극 중 하나이며, 공격 행위 또한 좌절을 일으키는 여러 가지 반응 중 하나라는 것을 인정하고 좌절-공격 가설을 수정하였다.
> ㉤ 수정된 좌절-공격 가설에 의하면 좌절은 공격 행위를 준비시킴으로써 공격 행위가 일어날 가능성을 높인다. 그리고 공격 행위는 좌절을 경험할 때 일어날 가능성이 가장 큰 지배적인 반응이다.
> ③ 사회학습 이론 : 공격행위를 환경 속에서 관찰과 강화에 의하여 학습한 것으로 설명. 즉 개인이 다른 사람의 공격 행위를 관찰하면 이를 모방하는 경향이 있다. 더구나 그 행위가 벌을 받지 않고 보상을 받으면 공격 행위는 강화되어 유사한 상황에서 공격 행위를 할 가능성이 커진다는 것이다.
> ④ 단서촉발이론
> ㉠ 공격행위는 내적인 욕구와 학습의 결과로 일어난다. 즉 목표를 성취하려는 행동이 방해받을 때 내적 욕구는 억압을 받으며 이로 인해 좌절을 느끼고 분노를 경험한다.
> ㉡ 그러나 분노는 곧바로 공격행위를 일으키는 것이 아니라 단지 공격 행위를 준비시킨다. 분노가 공격 행위를 일으키느냐 아니면 다른 행동으로 표출되느냐는 상황적 단서에 의해 좌우된다.
> ㉢ 상황적 단서가 공격적 행위를 연상시키면 좌절은 공격행위로 이어지고, 다른 행위를 연상시키면 그 행위가 일어난다는 것이다.

15 〈보기〉에서 하터(S. Harter)의 유능성 동기이론 모형에 관한 설명으로 옳은 것을 고른 것은?

보기

㉠ 심리적 요인과 관련된 단일차원의 구성개념이다.

㉡ 실패 경험은 부정적 정서를 갖게 하여 유능성 동기를 낮추고, 결국에는 운동을 중도 포기하게 한다.

㉢ 성공 경험은 자기효능감과 긍정적 정서를 갖게 하여 유능성 동기를 높이고, 숙달(mastery)을 경험하게 한다.

㉣ 스포츠 상황에서 성공하기 위한 능력이 있다는 확신의 정도나 신념으로 특성 스포츠 자신감과 상태 스포츠 자신감으로 구분한다.

① ㉠, ㉡

② ㉠, ㉣

③ ㉡, ㉢

④ ㉡, ㉣

> **TIP** 하터(Harter)의 유능성동기이론은 인간은 유능성동기를 지니고 있으며, 이러한 동기는 숙달행동을 시도함으로써 충족된다. 숙달행동의 시도에서 성공할 땐 기쁨과 같은 긍정적 정서를 경험하고, 능력동기가 유지되고 향상되어 유능성동기는 강화되고 과제에 더 많은 노력을 기울인다.
> 반면 실패시 부정적인 정서를 경험하고 자신에 대해 실망하고 유능성동기가 약화되어 과제를 포기한다. 이처럼 유능성은 후속되는 행동을 결정하는 가장 중요한 요인이다.

Answer 15.③

16 〈보기〉에서 설명하는 용어는?

보기

번스타인(N. Bernstein)은 움직임의 효율적 제어를 위해 중추신경계가 자유도를 개별적으로 제어하지 않고, 의미 있는 단위로 묶어서 조절한다고 설명하였다.

---

① 공동작용(synergy)
② 상변이(phase transition)
③ 임계요동(critical fluctuation)
④ 속도-정확성 상쇄 현상(speed-accuracy trade-off)

> **TIP** 보기의 기능적 단위를 번스타인의 다이나믹 시스템 이론에서는 협응구조라고 하는데 동작과 관련된 운동역학적 요인과 근육의 공동작용, 그리고 관절의 상호 움직임 등에 변화가 나타난다.
>
> ※ Bernstein의 단계
>   ㉠ 자유도 고정 단계(초보 단계)
>   ⓐ 학습자는 새로운 운동기술을 학습하고자 할 때, 처음에는 그 동작을 수행하는데 동원되는 신체의 자유도를 고정하게 된다.
>   ⓑ 자유도를 고정한다는 것은 자유도의 수를 줄이는 것을 의미한다.
>   ⓒ 다양한 환경적 변화에 적절하게 대처할 수 없다는 한계가 있다.
>   ㉡ 자유도 풀림 단계(향상 단계)
>   ⓐ 자유도 고정 단계가 지나면, 학습자는 고정했던 자유도를 다시 풀어서 사용 가능한 자유도의 수를 늘리게 된다.
>   ⓑ 이는 모든 자유도를 결합하여 동작을 위해서 필요한 하나의 기능적인 단위를 형성하기 위함이다.
>   ⓒ 이와 같은 기능적 단위를 다이나믹 시스템 이론에서는 협응구조라고 한다. 동작과 관련된 운동역학적 요인과 근육의 공동작용, 그리고 관절의 상호 움직임 등에 변화가 나타난다.
>   ⓓ 환경의 다양한 요구에 보다 쉽게 적응할 수 있는 것이며, 학습자가 이 단계에 이르게 되면, 환경과 과제의 특성에 따른 운동수행의 다양성을 이룰 수 있게 된다.
>   ㉢ 반작용의 활용 단계(숙련 단계)
>   ⓐ 운동기술을 수행하는데 있어서 수행자와 환경자간의 상호 작용으로 인하여 관성이나 마찰력과 같은 반작용 현상이 나타난다.
>   ⓑ 이와 같은 신체의 내·외적으로 발생하는 힘을 활용하여 보다 효율적인 동작을 형성하기 위해서는 자유도의 풀림보다 더 많은 여분의 자유도를 활용할 수 있어야 한다.
>   ⓒ 학습자는 지각과 동작의 역동적인 순환 관계를 끊임없이 수정해 가면서 변화하는 환경 상황에 대처하여 보다 숙련된 동작을 발현할 수 있게 된다.

Answer 16.①

17 〈보기〉에서 연구 결과를 통해 확인할 수 있는 목표설정에 관한 설명으로 옳은 것을 고른 것은?

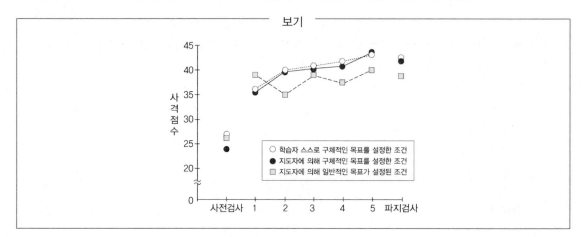

보기

─── 보기 ───

㉠ 목표설정이 운동의 수행과 학습에 효과적이다.
㉡ 학습자에게 어려운 목표를 설정하도록 조언해야 한다.
㉢ 구체적인 목표를 설정했던 집단에서 더 높은 학습 효과가 나타났다.
㉣ 구체적이고 도전적인 목표를 향해 전념하도록 격려하는 것은 운동의 수행과 학습의 효과를 감소시킨다.

① ㉠, ㉡
② ㉠, ㉢
③ ㉡, ㉢
④ ㉡, ㉣

▶ **TIP** ㉡ 어렵지만 실현 가능한 목표를 설정 하도록 해야한다.
　　　㉣ 구체적이며 도전적인 목표를 전념하도록 격려하는게 맞다.
　　　※ 목표설정의 원리
　　　　① 구체적인 목표를 설정하라.
　　　　② 어려우면서도 실현 가능한 목표를 설정한다.
　　　　③ 장기목표와 단기목표를 설정한다.
　　　　④ 수행목표를 설정한다.
　　　　⑤ 긍정적인 목표를 설정한다.
　　　　⑥ 목표를 기록한다.
　　　　⑦ 목표달성을 위한 "전략"을 개발한다.
　　　　⑧ 참가자의 성격을 고려한다.
　　　　⑨ 목표달성을 위한 지원책을 마련한다.
　　　　⑩ 목표달성여부를 평가한다.

Answer 17.②

18 〈보기〉에서 설명하는 피드백 유형은?

보기

높이뛰기 도약 스텝 기술을 연습하게 한 후에 지도자는 학습자의 정확한 도약 기술 습득을 위해 각 발의 스텝번호(지점)을 바닥에 표시해주었다.

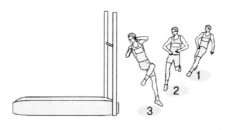

---

① 내적 피드백(intrinsic feedback)

② 부적 피드백(negative feedback)

③ 보강 피드백(augmented feedback)

④ 부적합 피드백(incongruent feedback)

> **TIP** ③ 보강 피드백은 학습자의 외부로부터 제공되는 보강 피드백으로, 학습자가 수행하면서 스스로 감지하여 받아들일 수 있는 자연스런 정보가 아닌, 코치나 감독 또는 동료들에 의해 제공되거나 영상매체 등을 통해 외부로부터 제공되는 정보를 의미한다.

Answer 18.③

19 〈보기〉는 칙센트미하이(M. Csikszentmihalyi)가 주장한 몰입의 개념이다. ㉠~㉣에 들어갈 개념이 바르게 연결된 것은?

보기

• (㉠)과 (㉡)이 균형을 이루는 상황에서 운동 수행에 완벽히 집중하는 것을 몰입(flow)이라 한다.
• (㉡)이 높고, (㉠)이 낮으면 (㉢)을 느낀다.
• (㉡)이 낮고, (㉠)이 높으면 (㉣)을 느낀다.

	㉠	㉡	㉢	㉣
①	기술	도전	불안	이완
②	도전	기술	각성	무관심
③	기술	도전	각성	불안
④	도전	기술	이완	지루함

▷**TIP** 칙센트미하이는 개인이 하고 있는 일에 빠지게 되는 심리상태를 플로우(Flow)라고 불렀다. 이러한 몰입의 경지는 어떤 외적인 보상을 바라는 것이 아닌 몰입 그 자체를 목적으로 하는 자기 목적성을 가지고 있다는 것이 특징이다. 능력(기술)과 과제(도전)의 균형을 이루는 상황에서 운동수행에 완벽히 집중하는 몰입이 발생한다. 하지만 능력에 비해 과제 수준이 높으면 불안감(불안)을 느끼고 이런 상태가 지속되면 결국 포기한다. 반대로 능력에 비해 과제 수준이 낮으면 권태감(이완)에 빠지게 된다. 이 경우 역시 이 상태가 지속되면 과제를 중단하게 된다.

20 학습된 무기력(learned helplessness) 상태에 있는 학습자에게 귀인 재훈련(attribution retraining)을 위한 적절한 전략은?

① 실패의 원인을 외적 요인에서 찾게 한다.
② 능력의 부족을 긍정적으로 받아들이게 한다.
③ 운이 따라 준다면 다음에 성공할 수 있다고 지도한다.
④ 실패의 원인을 노력 부족이나 전략의 미흡으로 받아들이게 한다.

▷**TIP** 학습된 무기력이 있는 대상자는 나쁜 결과가 나온 것에 대해 통제감을 상실한 것으로, 실패할 수밖에 없다고 믿는 것이다. 학습된 무기력을 갖고 있는 대상자를 성취 지향적으로 바꾸기는 쉽지 않다. 하지만 학습된 무기력에 빠진 대상자를 도와주는 가장 좋은 방법은 귀인이론에 근거하여 실패의 이유를 불안정적이며, 통제 가능한 것에서 찾도록 해야 한다. 즉 불안정적이며 통제 가능한 이유에는 노력, 전략, 연습, 기술 등 노력하면 바꿀 수 있는 모든 것이 포함된다. 귀인훈련이란 성공의 원인은 자신의 일관된 노력에서 찾고, 실패의 원인은 노력의 부족이나 전략의 미흡 때문이라고 믿도록 귀인을 바꾸는 것을 말한다.

1 체육사 연구에서 사관(史觀)에 관한 설명으로 적절하지 않은 것은?

① 유물사관, 관념사관, 진보사관, 순환사관 등이 있다.

② 체육 역사에 대한 견해, 해석, 관념, 사상 등을 의미한다.

③ 체육 역사가의 관점으로 다양한 과거의 역사적 사실을 해석한다.

④ 과거 체육과 관련된 사실을 담고 있는 역사 자료를 의미한다.

> **TIP** 체육사에서 사관은 역사를 바라보는 관점을 의미하는데 ④는 사료 (史料)를 의미한다. 사료는 과거를 연구하는 데 사용되는 역사적 자료이다.

2 〈보기〉의 ㉠~㉢에 들어갈 용어가 바르게 연결된 것은? (단, 시대구분은 나현성의 방식을 따름)

───── 보기 ─────

• (㉠) 이전은 무예를 중심으로 한 무사 체육 등의 (㉡) 체육을 강조하였다.

• (㉠) 이후는 「교육입국조서(敎育立國詔書)」를 통한 학교 교육에 기반을 둔 (㉢) 체육을 강조하였다.

	㉠	㉡	㉢
①	갑오경장(1894)	전통	근대
②	갑오경장(1894)	근대	전통
③	을사늑약(1905)	전통	근대
④	을사늑약(1905)	근대	전통

> **TIP** 한국체육사에서 갑오경장(1894)을 기점으로 전통체육과 근대체육으로 나누는 것이 일반화이다. 갑오경장은 1894년 7월부터 1896년 2월까지 약 19개월 동안 3차에 걸쳐 정치 · 경제 · 사회 등 여러 방면에서 진행된 근대화 개혁이다.

Answer 1.④ 2.①

3 〈보기〉에서 설명하는 민속놀이는?

보기

- 9사희(柶戲)라고도 불리었다.
- 부여의 사출도(四出道)라는 관직명에서 유래되었다.
- 남녀노소 누구나 즐길 수 있으며, 장소에 크게 구애받지 않은 놀이였다.

① 바둑
② 장기
③ 윷놀이
④ 주사위

> **TIP** ③ 정월 초하루부터 대보름까지 즐기며, 4개의 윷가락을 던지고 그 결과에 따라 말[馬]을 사용하여 승부를 겨루는 민속놀이다. 한자어로는 '사희(柶戲)'라고 한다. 2인이 대국(對局)하여 각각 4말을 가지고 29밭이 있는 윷판을 쓰는데, 말 길은 원근(遠近)과 지속(遲速)의 방법으로 승부를 가리는 것이다. 인원수가 많을 때에는 두 패 또는 세 패로 편을 나누어서 논다. 우리 나라 설날놀이의 하나로 정월 초하루에서부터 대보름날까지 하는 것이 관례로 되어 있다. 남녀노소 누구나 즐길 수 있고, 장소에 크게 구애받지 않는 유서 깊고 전통 있는 놀이이다.

4 화랑도에 관한 설명으로 옳지 않은 것은?

① 진흥왕 때에 조직이 체계화되었다.
② 세속오계는 도의교육(道義敎育)의 핵심이었다.
③ 신체미 숭배 사상, 국가주의 사상, 불국토 사상이 중시되었다.
④ 서민층만을 대상으로 한 청소년단체로서 문무겸전(文武兼全)을 추구 하였다.

> **TIP** 화랑도는 원시 사회의 청소년 집단에서 기원하였다. 이 조직은 귀족 자제 중에서 선발된 화랑을 지도자로 삼고, 귀족은 물론 평민까지 망라한 많은 낭도가 그를 따랐다. 여러 계층이 같은 조직 속에서 일체감을 가지고 활동함으로써 계층 간의 대립과 갈등을 조절, 완화하는 구실도 하였다.

Answer 3.③ 4.④

5 〈보기〉에서 설명하는 신체활동은?

보기

• 가죽 주머니로 공을 만들어 발로 차는 놀이였다.
• 한 명, 두 명, 열 명 등 다양한 형식으로 실시되었다.
• 〈삼국사기(三國史記)〉와 〈삼국유사(三國遺事)〉에 따르면 김유신과 김춘추가 이 신체활동을 하였다.

① 석전(石戰)
② 축국(蹴鞠)
③ 각저(角抵)
④ 도판희(跳板戲)

>TIP ② 축국은 가죽주머니에 겨를 넣거나 공기를 불어넣어 만든 공을 발로 차고 노는 게임이었다. 신라에서는 농주라 불리기도 했고, 기구라는 이름으로도 나온다. 삼국시대의 축국은 주로 상류층에서 즐기던 일종의 민속적 레저 스포츠였다.

6 〈보기〉에서 민속놀이와 주요 활동 계층이 바르게 연결된 것으로만 묶인 것은?

보기

㉠ 풍연(風鳶) – 귀족
㉡ 격구(擊毬) – 서민
㉢ 방응(放鷹) – 귀족
㉣ 추천(鞦韆) – 서민

① ㉠, ㉡
② ㉢, ㉣
③ ㉠, ㉣
④ ㉡, ㉢

>TIP 서민 놀이였던 연은 옛날 기록에 보통 지연(紙鳶) 또는 풍연(風鳶)으로 나오는데, 지연이 가장 널리 쓰인 용어이다. 격구는 말을 타고 공채로 공을 쳐 승부를 내는 경기였으며, 고려시대에는 군사 훈련의 수단이었고 귀족들의 오락 및 여가 활동이었다.

Answer 5.② 6.②

7 고려시대 수박(手搏)에 관한 설명으로 옳지 않은 것은?

① 관람형 무예 경기로 성행되었다.
② 응방도감(鷹坊都監)에서 관장하였다.
③ 무인 선발의 기준과 수단이 되었다.
④ 무예 수련과 군사훈련 등의 목적으로 활용되었다.

> **TIP** 고려사에 따르면, 의종이 보현원(普賢院)에서 무신들에게 오병(五兵)의 수박희를 하게 했다는 기록이 있다. 응방은 고려·조선시대에 매(鷹)의 사육과 사냥을 맡은 관서이다.

8 〈보기〉에서 조선시대의 훈련원에 관한 설명으로 옳은 것을 모두 고른 것은?

보기

㉠ 성리학 교육을 담당하였다.
㉡ 활쏘기, 마상무예 등의 훈련을 실시하였다.
㉢ 무인 양성과 관련된 공식적인 교육기관이었다.
㉣ 〈무경칠서(武經七書)〉, 〈병장설(兵將說)〉 등의 병서 습득을 장려하였다.

① ㉠, ㉡
② ㉢, ㉣
③ ㉡, ㉢, ㉣
④ ㉠, ㉡, ㉢, ㉣

> **TIP** 성리학의 이념으로 설립된 조선시대 교육기관은 서원이다.

9 조선시대 궁술(弓術)에 관한 설명으로 옳지 않은 것은?

① 육예(六藝) 중 어(御)에 해당하였다.
② 무관 선발을 위한 무과 시험의 한 과목이었다.
③ 대사례(大射禮), 향사례(鄕射禮) 등으로 행해졌다.
④ 왕, 무관, 유학자 등 다양한 계층에서 실시하였다.

> **TIP** 예, 악, 사, 어, 서, 수는 여섯 종류의 기술로 선비가 익혀야 할 기예(예), 음악(악), 궁술(사), 마술(어), 글씨(서), 수(수학)를 의미한다. 육예 중에 궁술은 사에 해당된다.

Answer 7.② 8.③ 9.①

10 〈보기〉에서 설명하는 조선시대의 무예서는?

───────────────────── 보기 ─────────────────────

- 24종류의 무예가 기록되어 있다.
- 정조의 명령하에 국가사업으로 간행되었다.
- 한국, 중국, 일본의 관련 문헌 145권이 참조되었다.

───

① 무예제보(武藝諸譜)

② 무예신보(武藝新譜)

③ 무예도보통지(武藝圖譜通志)

④ 무예제보번역속집(武藝諸譜翻譯續集)

>TIP ③ 〈무예도보통지〉는 정조의 명에 의해 규장각의 이덕무, 박제가와 장용영의 초관이었던 백동수기 장용영의 무사들과 함께 무예의 내용을 일일이 검토하여 만든 것이다. '무예(武藝)'는 무(武)에 관한 기예를 뜻한다. '도보(圖譜)'는 어떠한 사물을 실물 그림을 통하여 설명하고, 계통에 따라 분류한 것을 의미한다. '통지(通志)'는 모든 것을 망라한 종합서를 뜻한다.
　선조 31년(1598) 한교가 편찬한 6가지 무예로 구성된 〈무예제보〉와 영조 35년(1759)에 사도세자가 주도하여 편찬한 18가지 무예로 구성된 〈무예신보〉를 모체로 한, 중, 일 삼국의 서적 145종을 참고하여 1790년에 완성된 종합 무예서이다.

11 〈보기〉에서 설명하는 개화기 민족사립학교는?

───────────────────── 보기 ─────────────────────

- 1907년에 이승훈이 설립하였다.
- 대운동회를 매년 1회 실시하였다.
- 체육은 주로 군사훈련의 성격을 띠었다.

───

① 오산학교

② 대성학교

③ 원산학사

④ 숭실학교

>TIP ① 오산학교(五山學校)는 1907년 12월 남강(南崗) 이승훈(李昇薰)이 민족운동의 인재와 국민교육의 사표(師表)를 양성할 목적으로 평안북도 정주에 세운 학교이다.

Answer 10.③ 11.①

12 개화기의 체육사적 사실에 관한 설명으로 옳은 것은?

① 동래무예학교는 문예반 50명, 무예반 200명을 선발하였다.

② 개화기 최초의 운동회는 일본인 학교에서 주관한 화류회(花柳會)였다.

③ 양반들이 주도하여 배재학당, 이화학당, 경신학당 등 미션스쿨을 설립하였다.

④ 고종은 「교육입국조서(敎育立國詔書)」를 반포하고, 덕양, 체양, 지양을 강조하였다.

> **TIP** ① 원산학사에 대한 설명이다.
> ② 일본인 학교가 아니라 1896년 5월 2일에 영어학교(英語學校)에서 평양의 삼선평(三仙坪)으로 소풍을 가서 영국인 교사 허치슨(Hutchison)의 지도 아래 화류회(花柳會)라는 운동회를 열었던 것이 시초이다.
> ③ 미션스쿨은 선교사들이 주도하여 설립하였다.

13 개화기의 체육단체에 관한 설명으로 옳은 것은?

① 청강체육부 : 탁지부 관리들이 친목 도모를 위해 1902년에 조직하였고, 최초로 연식정구를 도입하였다.

② 회동구락부 : 최성희, 신완식 등이 1910년에 조직하였고, 정례적으로 축구 시합을 하였다.

③ 무도기계체육부 : 우리나라 최초 기계체조 단체로서 이희두와 윤치오가 1908년에 조직하였다.

④ 대동체육구락부 : 체조 교사인 조원희, 김성집, 이기동 등이 주축이 되어 보성중학교에서 1909년에 조직하였고, 병식체조를 강조하였다.

> **TIP** ① 회동구락부에 대한 설명이고 회동구락부는 1908년 2월에 탁지부의 조선인 고위 관료와 일본인 간에 조직된 사교 단체이다.
> ② 청강구락부에 대한 설명이다. 청강구락부는 청강구락부는 중동학교 재학생인 최성희, 신완식 등이 1910년 2월에 만든 단체이다.
> ④ 대동체육구락부는 1908년 8월 국민체육진흥을 목적으로 조직된 체육단체이며 보기 4번의 내용은 체조연구회에 대한 설명이다.

14 일제강점기 체육에 관한 사실로 옳지 않은 것은?

① 박승필은 1912년에 유각권구락부를 설립해 권투를 지도하였다.

② 조선체육협회는 1920년에 동아일보사 후원으로 설립되었다.

③ 서상천은 1926년에 일본체육회 체조학교를 졸업하고, 역도를 소개 하였다.

④ 손기정은 1936년에 베를린올림픽경기대회 마라톤 종목에서 우승 하였다.

> **TIP** ② 조선 강제병합 이후, 일제는 조선내 근대 스포츠를 보급하고 이를 관리하고자 하였는데, 이는 재조선 일본인들이 만든 체육단체를 중심으로 이루어졌다. 그중 1918년 조선에 있는 정구단이 모여 만들어진 "경성정구회"와 1919년 1월 만들어진 "경성야구협회"가, 1919년 2월 18일 통합하여 근대스포츠 단체를 만들었으니, 이것이 조선체육협회이다.
> ③ 서상천은 1923년에 일본 체조학교를 졸업하였다.

Answer 12.④ 13.③ 14.②③

15 〈보기〉에서 설명하는 단체는?

보기

• 외국인 선교사가 근대스포츠인 야구, 농구, 배구를 도입하였다.
• 1916년에 실내체육관을 준공하여, 다양한 실내스포츠를 활성화 하였다.

① 황성기독교청년회
② 대한체육구락부
③ 조선체육회
④ 조선체육협회

> **TIP** ① 황성기독교청년회는 오늘날 서울기독교청년회의 전신으로 헐버트 등 미국 선교사를 비롯하여 5개국 출신의 37명이 창립 회원으로 참여하여 1903년에 결성되었다. 종교 단체로 출발하였으나 계몽 운동가들의 참여로, 대한제국기에 청년들의 교육과 사회 활동에 기여하였다. 한일합방 이후 1913년에 일본 YMCA 산하가 되어 활동을 마감하였다.

16 〈보기〉에서 박정희 정부 때 실시한 체력장 제도에 관한 설명으로 옳은 것을 모두 고른 것은?

보기

㉠ 1971년부터 실시되었다.
㉡ 1973년부터는 대학입시에 체력장 평가가 포함되었다.
㉢ 국제체력검사표준회위원회에서 정한 기준과 종목을 대상으로 하였다.
㉣ 시행 종목에는 100m 달리기, 제자리멀리뛰기, 팔굽혀 매달리기(여자), 턱걸이(남자), 윗몸일으키기, 던지기가 있었다.

① ㉠, ㉡
② ㉢, ㉣
③ ㉠, ㉡, ㉢
④ ㉠, ㉡, ㉢, ㉣

> **TIP** 1966년 서울에서 개최된 전국체육대회에서 박정희대통령은 "강인한 체력은 바로 국력이다"라는 치사를 통해 '체력은 국력'이라는 말이 전국민에게 홍보됐다. 박정희 정부는 1971년 당시 문교부에서 초등학교 5학년부터 고등학교 3학년까지 전학년을 대상으로 체력장을 시행을 시작했고 이것은 1972년 상급학교 진학시험에 반영되기 시작했다. 초기 체력장의 내용은 유럽의 측정종목을 그대로 받아들였다.

Answer 15.① 16.④

17 〈보기〉에서 설명하는 스포츠 경기 종목은?

> ─────── 보기 ───────
>
> • 1988년 제24회 서울올림픽경기대회에서 시범 종목으로 채택되었다.
> • 2000년 제27회 시드니올림픽경기대회에서 정식 종목으로 채택되었다.
> • 2007년에 정부는 이 종목을 진흥하기 위한 법률을 제정하였다.

① 유도
② 복싱
③ 태권도
④ 레슬링

> **TIP** ③ 태권도는 1988년 하계 올림픽에서 시범 종목으로 채택되었고, 2000년 하계 올림픽부터 정식 종목으로 채택되었다.

18 1948년 제5회 동계올림픽경기대회에 관한 설명으로 옳지 않은 것은?

① 개최지는 스위스 생모리츠였다.
② 제2차세계대전을 일으킨 독일과 일본도 출전하였다.
③ 광복 이후 최초로 태극기를 단 선수단이 파견되었다.
④ 이효창, 문동성, 이종국 선수는 스피드스케이팅 종목에 출전하였다.

> **TIP** ③ 독일과 일본은 제2차 세계 대전을 이유로 참가가 거부되었고 칠레, 덴마크, 아이슬란드, 대한민국(대회 당시에는 미군정조선), 레바논 5개국이 처음으로 동계 올림픽에 참가했다. 대한민국은 원래 일장기를 달고 출전하다가 최초로 태극기를 달고 대한민국 유니폼을 입고 출전하였다.
> ④ 이효창은 원래는 감독으로 참가했으나, 문동성의 부상으로 대신 참가했다.

19 대한민국에서 개최된 하계아시아경기대회가 아닌 것은?

① 1986년 제10회 서울아시아경기대회
② 2002년 제14회 부산아시아경기대회
③ 2014년 제17회 인천아시아경기대회
④ 2018년 제18회 평창아시아경기대회

> **TIP** ④ 2018년 아시안 게임은 아시아 올림픽 평의회의 주관으로 2018년 8월 18일부터 9월 2일까지 인도네시아의 자카르타와 팔렘방에서 열렸던 제18회 하계 아시안 게임이다.

Answer 17.③ 18.②④ 19.④

20 1991년에 남한과 북한이 단일팀으로 탁구 종목에 참가한 국제경기 대회는?

① 제41회 지바세계선수권대회
② 제27회 시드니올림픽경기대회
③ 제28회 아테네올림픽경기대회
④ 제6회 포르투갈세계청소년선수권대회

> **TIP** ① 일본 지바에서 열리는 세계탁구선수권대회를 두 달 여를 앞둔 1991년 2월 12일, 판문점 평화의 집에서 열린 남북 체육 회담에서 남북 단일팀 구성이 확정됐다. 1990년 베이징 아시안게임에서 공동응원을 펼친데 이어 분단 이후 최초로 남북 단일팀 출전에 합의한 것이다. 탁구 단일팀의 명칭은 '코리아(Korea)', 선수단은 남북 각각 31명씩, 62명으로 구성됐다.

Answer 20.①

5 운동생리학

1 ATP를 합성하는데 사용되는 에너지원이 아닌 것은?

① 근중성지방

② 비타민C

③ 글루코스

④ 젖산

> **TIP** 에너지원은 탄수화물, 지방, 단백질의 대사과정을 통해 새로운 형태로 생성되는데 근중성지방, 글루코스, 젖산은 에너지원으로 활용되지만 비타민C는 외부 섭취를 통해 보충된다.

2 근수축에 필수적인 Ca^{2+} 이온을 저장, 분비하는 근육 세포 내 소기관은?

① 근형질세망(sarcoplasmic reticulum)

② 위성세포(satellite cell)

③ 미토콘드리아(mitochondria)

④ 근핵(myonuclear)

> **TIP** 근형질은 T세관과 근형질세망으로 구성되어 있다. 근형질세망의 소포에 칼슘이 저장되어 있다. 근형질은 신경 자극 전달 경로와 물질의 이동 경로의 역할을 하며 에너지원인 ATP – PC, 근글리코겐, 중성지방 등이 저장되어 있다.

3 운동 후 초과산소섭취량(EPOC)에 영향을 미치는 요인으로 적절하지 않은 것은?

① 운동 중 증가한 체온

② 운동 중 증가한 젖산

③ 운동 중 증가한 호르몬(에피네프린, 노르에피네프린)

④ 운동 중 증가한 크레아틴인산(phosphocreatine, PC)

> **TIP** EPOC는 운동 후 회복기 중에 산소 소비량이 증가하는 원인으로서, 운동 중 사용한 에너지 보충과 젖산의 제거, 체온의 증가, 환기 작용을 위한 산소 소비, 글리코겐의 재합성, 카테콜라민 효과(에피네프린, 노르에피네프린), 심장 작용을 위한 산소 소비 등 몇 가지 요인을 구체적으로 제시하는 이론이다.

Answer 1.② 2.① 3.④

4 수중 운동 시 체온유지를 위한 요인으로 옳지 않은 것은?

① 폐활량   ② 체지방량

③ 운동 강도   ④ 물의 온도

> **TIP** 운동 강도가 높을수록, 체지방량이 많을수록, 물의 온도가 높을수록 수중 운동 시 체온 유지를 원활하게 해주지만, 폐활량
> 은 체온 유지보다는 운동수행능력에 영향을 미치는 요인이다.

5 운동강도 증가에 따라 동원되는 근섬유 순서로 옳은 것은?

① Type Ⅱa섬유 → Type Ⅱx섬유 → Type Ⅰ섬유

② Type Ⅱx섬유 → Type Ⅱa섬유 → Type Ⅰ섬유

③ Type Ⅰ섬유 → Type Ⅱa섬유 → Type Ⅱx섬유

④ Type Ⅰ섬유 → Type Ⅱx섬유 → Type Ⅱa섬유

> **TIP** 지근(적근, ST, Type I), 속근 (백근, FT, Type II)로 분류되며 속근은 FTa와 FTb로 분류된다. 즉 Type IIa, Type IIx로
> 불리기도 하는데 구조적인 면에서 미토콘드리아의 밀도가 Type IIx보다 Type IIa가 높다. 운동 강동에 따라 동원되는 근
> 섬유는 저강도의 운동에서는 ST섬유, 중간 정도의 강도에서 ST와 FTa 섬유, 고강도 운동에서는 ST, FTa, FTb 섬유 모두
> 이용된다. (문제에 따라 지근, 적근, ST, Type I 여러 형태로 출제되고 있다.)

6 장기간 규칙적 유산소 훈련의 결과로 최대 운동 시 나타나는 심폐기능의 적응으로 옳은 것을 모두 고른 것은?

보기

㉠ 최대산소섭취량 증가
㉡ 심장용적과 심근수축력 증가
㉢ 심박출량 증가

① ㉠, ㉡

② ㉠, ㉢

③ ㉡, ㉢

④ ㉠, ㉡, ㉢

> **TIP** 규칙적인 유산소 운동의 결과로 최대 운동 시 최대산소섭취량의 증가, 심박출량의 증가, 1회 박출량의 증가, 젖산 생성량의
> 증가, 동정맥 산소차의 증가는 필수로 알고 있어야 한다. ㉡의 심장용적과 심근수축력 증가는 당연히 심장이 강화되면서
> 일어나는 변화이다.

Answer   4.①   5.③   6.④

7 항상성 유지를 위한 신체 조절 중 부적피드백(negative feedback)이 아닌 것은?

① 세포외액의 CO_2 조절

② 체온 상승에 따른 땀 분비 증가

③ 혈당 유지를 위한 호르몬 조절

④ 출산 시 자궁 수축 활성화 증가

> **TIP** 항상성이란 신체의 안정 시 정상적인 상태를 말하며, 항정상태는 운동상황에서 사람의 체온이 일정하게 유지되는 것과 같이 생리적 변인은 변하지 않으나 안정 시 체온과는 다른 상황을 의미한다. ①, ②, ③은 항상성 유지를 위한 신체 조절이지만 ④는 출산을 위한 호르몬 증가에 의해 나타난다.

8 운동 중 1회 박출량(stroke volume) 증가 원인으로 옳지 않은 것은?

① 대동맥압 증가에 따른 후부하(after load) 증가

② 호흡펌프작용에 의한 정맥회귀(venous return) 증가

③ 골격근 수축에 의한 근육펌프작용 증가

④ 교감신경 자극에 의한 심근 수축력 증가

> **TIP** 1회 박출량 = 확장 말기량 − 수축 말기량으로, 확장 말기량이 크거나 수축 말기량이 작을 경우 1회 박출량이 커진다. 그리고 수축 말기량은 심실 수축력과 심장의 혈액을 뿜어내는 압력에 의해 좌우된다. ①은 대동맥압이 증가하면 1회 박출량은 감소한다. 1회 박출량의 증가 원인은 심실에 채워지는 혈액량의 증가, 심실 수축력 강화, 대동맥 및 폐동맥의 평균 입력 감소가 대표적이다.

Answer 7.④ 8.①

9 〈보기〉의 ㉠, ㉡에 들어갈 내용이 바르게 연결된 것은?

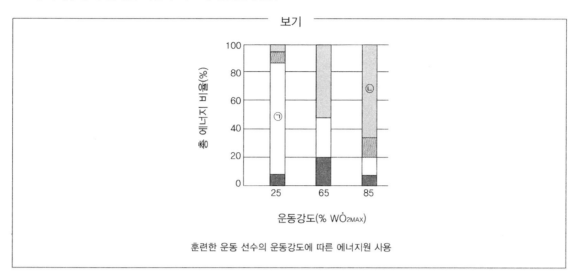

보기

훈련한 운동 선수의 운동강도에 따른 에너지원 사용

	㉠	㉡
①	혈중 포도당	근중성지방
②	혈중 유리지방산	근글리코겐
③	근글리코겐	혈중 포도당
④	근중성지방	혈중유리지방산

> **TIP** 운동강도에 따라 근중성지방(그래프의 검은색부분), 혈중 유리지방산(㉠), 혈중 포도당(그래프의 빗금부분), 근글리코겐(㉡)
> 이 에너지원으로 사용된다. 강도에 따라 활용 에너지원은 달라진다.

Answer 9.②

10 운동 중 소뇌의 기능에 대한 설명으로 옳은 것을 모두 고른 것은?

> 보기
>
> ㉠ 골격근 운동 조절의 최종 단계 역할
> ㉡ 빠른 동작의 정확한 수행을 위한 통합 조절
> ㉢ 고유수용기로부터 유입되는 정보를 활용하여 동작 수정

① ㉠, ㉡
② ㉠, ㉢
③ ㉡, ㉢
④ ㉠, ㉡, ㉢

> **TIP** 소뇌에는 효과기로부터의 구심성 흥분과 대뇌피질로부터의 원심성 흥분을 실제 진행 상황에 대하여 비교·분석하게 된다. 이 결과는 다시 운동 중추와 전운동 영역에 보내지게 되는 중계자의 역할을 담당하게 된다. 소뇌는 신체 평형과 자세의 조정, 운동의 조절에 이바지하는 기관이다. 소뇌의 주요한 기능은 자세와 균형의 유지, 근육긴장의 유지, 자발적 운동의 조절이라고 할 수 있다. ㉠은 대뇌의 전두엽에 해당된다.

11 체중이 80kg인 사람이 10METs로 10분간 달리기 했을 때 소비 칼로리는? (단, 1MET = 3.5㎖ · kg^{-1} · min^{-1}, O$_2$ 1L 당 5Kcal 생성)

① 130Kcal
② 140Kcal
③ 150Kcal
④ 160Kcal

> **TIP** [METs x 3.5 x 체중(kg)] / 200 = kcal/min 이다.
> [10 x 3.5 x 80] / 200 = 14 kcal이며 10분간 달리기를 했기에 14 kcal x 10 = 140 kcal가 된다.

Answer 10.③ 11.②

12 운동에 따른 환기량의 변화로 옳은 것을 모두 고른 것은?

> ───────────────── 보기 ─────────────────
> ㉠ 운동 시작 직전에는 운동 수행에 대한 기대감으로 환기량이 증가할 수 있다.
> ㉡ 운동 초기 환기량 변화의 주된 요인은 경동맥에 위치한 화학수용기 반응이다.
> ㉢ 운동 강도가 증가하면 1회 호흡량은 감소하고 호흡수는 현저히 증가한다.
> ㉣ 회복기 환기량은 운동 중 생성된 체내 수소이온 및 이산화탄소 농도와 관련 있다.

① ㉠, ㉡

② ㉠, ㉢

③ ㉠, ㉣

④ ㉡, ㉢, ㉣

>**TIP** ㉡은 신경요소로 빠른증가로 인한 관절에서의 자극과 관련이 있고 ㉢은 운동강도가 증가하면 1회 호흡량도 증가하지만 폐활량의 65%수준까지만 한다. 그 이후는 호흡수의 더 큰 증가로 분당환기량이 증가한다.
>
>※ 운동 중 환기량
>
>　① 운동 전 변화
>
>　　㉠ 안정 시 환기량은 연수에 있는 내재적인 호흡신경에 의해 조절된다. 그러나 운동이 시작되기 바로 직전에는 분당 환기량이 비교적 조금 증가한다. 분명히 이 증가는 운동에 의해서 발생하는 것은 아니다.
>
>　　㉡ 운동 전 환기량의 증가는 연수에 있는 호흡조절 영역에 작용하는 상위의 뇌, 즉 대뇌피질의 수의적 자극에 의해 발생한다. 이러한 중추의 명령은, 곧 참여할 운동을 기대하거나 준비할 때 발생한다. 이것은 운동을 예상하여 대 뇌피질로부터의 자극이 뇌간의 연수에 있는 호흡 중추를 흥분시키기 때문이다.
>
>　② 운동 중 변화
>
>　　㉠ 빠른 증가(신경요소) : 활동근의 운동 결과로 일어나는 관절에서의 자극과 관련
>
>　　㉡ 느린 증가(체액요소)
>
>　　　ⓐ 최대하운동시 : 이 느린 증가는 중추 명령과 화학적 자극에 의해서 발생하는 것으로 화학적 자극은 미세조정 효과를 나타내는데 이것은 대뇌 척수액 혹은 동맥혈의 이산화탄소 분압과 수소이온 농도의 변화에 대한 반응 으로 작용하는 것이다. 대뇌척수액과 혈액의 화학적 변화는 연수 혹은 대동맥과 경동맥에 있는 화학 수용기를 자극하게 된다.
>
>　　　ⓑ 최대운동시 : 느린 증가는 나타나지 않으며, 운동이 끝날 때까지 분당환기량은 증가한다. 최대운동시 분당환기 량은 안정시에 비해 15~30배 정도 증가한다. 최대산소섭취량과 최대이산화탄소생성량이 낮은 선수의 경우에 는 최대 분당환기량도 낮다. 이것은 호흡의 효율도 낮다는 것을 의미한다. 분당환기량의 증가는 1회 호흡량과 호흡수 증가에 의해서 가능하다. 그러나 1회 호흡량은 폐활량의 65% 수준에서 더 이상 증가하지 않는 경향이 있어 호흡수의 증가에 의해 분당환기량은 증가한다.
>
>　③ 회복기의 변화
>
>　　㉠ 빠른 감소 : 운동이 끝나자마자 환기량은 갑자기 감소한다. 이것은 상위 뇌영역에서의 중추 명령이 감소한 결과이다.
>
>　　㉡ 느린 감소
>
>　　　ⓐ 환기량의 갑작스런 감소 후 안정시 값에 이를 때까지 점진적이고 느린 감소가 이어진다.
>
>　　　ⓑ 운동이 힘들수록 안정시 수준으로 회복하기까지 더 많은 시간이 소요된다. 이것은 대뇌 척수액과 혈액의 이산화탄 소 분압과 pH 수준이 운동 전 수준으로 되돌아감에 따라 수용기의 자극이 감소에 비례하여 발생하는 것이다.

Answer 12.③

13 〈보기〉의 ⊙, ⓒ에 들어갈 내용이 바르게 연결된 것은?

보기

1개의 포도당 분해에 따른 유산소성 ATP 생성

대사적 과정	고에너지 생산	ATP 누계
해당작용	1 ATP	2
	2 NADH	7
피루브산에서 아세틸조효소A까지	2 NADH	12
⊙	2 ATP	14
	6 NADH	29
	2 FADH2	ⓒ
합계		ⓒ ATP

	⊙	ⓒ
①	크랩스회로	32
②	β 산화	32
③	크랩스회로	35
④	β 산화	35

>TIP 유산소성 해당과정에서 형성된 초성 포도산은 미토콘드리아를 지나 크랩스 회로에서 일련의 반응으로 분해된다. 크랩스 회로에서 가장 큰 특징은 이산화탄소가 이탈하고 수소 이온과 전자가 분리되는 것이다. 1FADH는 2ATP(1.5ATP) 분자를 형성할 수 있는 충분한 에너지가 만들어진다. ⊙은 크랩스회로, ⓒ은 3개가 더해져 32개가 답이 된다.

14 근력 결정요인으로 옳지 않은 것은?

① 근육 횡단면적 ② 근절의 적정 길이
③ 근섬유 구성비 ④ 근섬유막 두께

>TIP 근육을 결정하는 대표적인 요인은 근 단면적, 근섬유의 종류, 관절의 각도, 근의 길이 등이며 근섬유막은 근섬유를 둘러 싸고 있는 근막이기에 근력 결정요인과는 거리가 멀다.

Answer 13.① 14.④

15 〈보기〉는 신경 세포의 안정 시 막전위에 영향을 주는 Na+과 K+에 대한 그림이다. ㉠~㉣에 들어갈 내용이 바르게 연결된 것은?

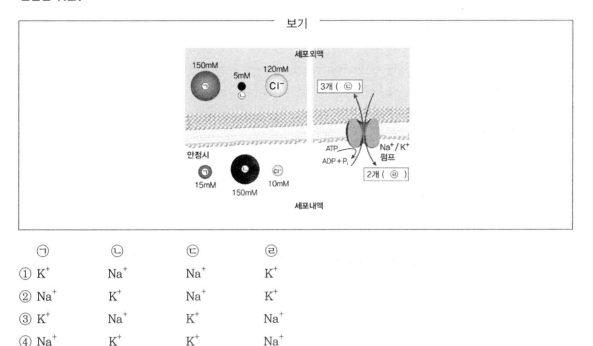

	㉠	㉡	㉢	㉣
①	K^+	Na^+	Na^+	K^+
②	Na^+	K^+	Na^+	K^+
③	K^+	Na^+	K^+	Na^+
④	Na^+	K^+	K^+	Na^+

⫸TIP 확산으로 인해서 나트륨은 세포내로 이동, 칼륨은 세포밖으로 빠지게 된다. 전해질 불균형을 막기 위해서 나트륨, 칼륨 펌프가 균형을 유지 시키는데, 펌프가 작동하려면 ATP를 ADP로 변환하면서 에너지를 방출해야 하기 때문에 이 작동 과정은 능동수송이다. 세포막에 존재하는 막 단백질을 지칭하며 ATP 에너지를 이용해 세포 내외의 이온 농도를 조절(능동수송) 세포의 전해질 농도를 유지하는 역할을 한다. 세포 내의 나트륨(Na^+)을 바깥으로 내보내고 세포 외의 칼륨(K)을 세포 내로 이동시킨다. 경로과정을 보면 첫째, ATP가 나트륨-칼륨 펌프에 붙어 나트륨 이온 3개를 끌어당긴다. 둘째, ATP가 가수분해하여 ADP가 떨어져 나오게되고 P만 펌프에 붙고 나트륨-칼륨 펌프는 나트륨을 세포밖으로 가지고 나간다. 셋째, 세포밖으로 나트륨 3개가 떨어져 나가고 칼슘 이온 2개가 나트륨-칼슘 펌프에 붙는다. 넷째, 펌프에 붙어있던 P가 떨어져 나가면서 나트륨-칼슘 펌프가 이전 모양으로 되돌아가 칼륨 이온을 세포 안으로 가져온다.

Answer 15.②

16 〈보기〉의 최대산소섭취량 공식에서 장기간 지구성 훈련에 의해 증가되는 요소를 모두 고른 것은?

―――――――――― 보기 ――――――――――

최대산소섭취량 = ㉠ 최대1회박출량 × ㉡ 최대심박수 × ㉢ 최대동정맥산소차

① ㉠

② ㉠, ㉡

③ ㉠, ㉢

④ ㉡, ㉢

> **TIP** 심박출량이 높을수록 최대 유산소 능력도 높으며, 최대 유산소 능력이 높을수록 심박출량도 높다고 할 수 있다. (최대산소
> 섭취량 = 최대 심박출량 × 최대 동정맥 산소차) 잘 훈련된 지구력 운동선수는 강도높은 점증 부하 운동 중 심실로의 정맥
> 회귀혈류량이 증가하기 때문에 1회 박출량이 고원현상 없이 계속 증가 할 수 있다. 이렇게 회귀혈이 증가하면 심실의 확장
> 기말 혈액량의 증가로 심실의 수축력을 높여(프랭크 스탈링의 법칙)1회 박출량을 증가 시킨다. 최대심박수 = 220-나이
> (age) 공식으로 구한다.

17 〈보기〉의 내용이 모두 증가되었을 때 향상되는 건강체력 요소는?

―――――――――― 보기 ――――――――――

• 모세혈관의 밀도
• 미토콘드리아의 수와 크기
• 동정맥 산소차(arterial-venous oxygen difference)

① 유연성

② 순발력

③ 심폐지구력

④ 근력

> **TIP** ③ 심폐지구력이 향상되면 모세혈관 밀도가 높아지고 미토콘드리아의 수와 크기가 증가하며 동정맥 산소차가 커진다.

18 1시간 이내의 중강도 운동 시 시간 경과에 따라 혈중 농도가 점차 감소하는 호르몬은?

① 에피네프린(epinephrine)

② 인슐린(insulin)

③ 성장호르몬(growth hormone)

④ 코르티솔(cortisol)

> **TIP** 인슐린의 감소와 다른 모든 호르몬의 증가는 포도당 섭취를 억제하는 대신, 간으로부터 포도당 동원과 지방조직으로부터의
> 유리지방산, 간에서 당신생합성을 촉진한다. 이러한 결합된 역할은 혈장 포도당 농도에 대한 항상성을 유지시켜서 중추신
> 경계와 근육이 필요한 대사연료를 가질 수 있도록 한다. 운동 중에 혈장 글루카곤, 성장호르몬, 코티졸, 에피네프린과 노르
> 에피네프린은 증가하고 인슐린은 감소한다. 이들 호르몬 변화는 탄수화물을 보존하고, 혈장 포도당 농도를 유지하는 것을
> 돕기 위해 지방 조직으로부터의 유리지방산의 동원을 조력한다.

Answer 16.③ 17.③ 18.②

19 〈보기〉에서 설명하는 고유수용기는?

보기

- 감각 및 운동신경의 말단이 연결되어 있다.
- 감마운동뉴런을 통해 조절된다.
- 근육의 길이 정보를 중추신경계로 보낸다.

① 근방추(muscle spindle)　　　　　② 골지건기관(Golgi tendon organ)
③ 자유신경종말(free nerve ending)　④ 파치니안 소체(Pacinian corpuscle)

> **TIP** ㉠ 근방추의 구조
> - 추내근 섬유는 모양이 다른 몇 개의 근섬유가 캡슐 안에 있는 모양으로 중앙부는 감각신경이 둘러 있다.
> - 감마 운동신경은 추내근을 지배하고, 알파 운동신경은 추외근을 지배한다.
> - 수축성이 있는 추내근 섬유의 양끝에 감마 운동 뉴런이 있고, 감마 뉴런은 척수에 이르는 추체로 신경 연결을 통하여 뇌의 대뇌피질에 있는 운동 중추로부터 직접 자극을 받을 수 있다.
> - 추내근 섬유의 중앙 부위는 액틴과 마이오신 필라멘트가 없기 때문에 수축할 수 없다.
> ㉡ 근방추의 기능
> - 근육의 신전에 관한 정보를 전달한다.
> - 근이 신전되어 감각신경이 자극을 받으면 감각신경을 통해 중추신경계로 전달되며 중추신경계는 추외근 섬유의 알파 운동 신경을 자극해 근을 수축시킨다.

20 상완이두근의 움직임에 대한 근육 수축 형태로 옳지 않은 것은?

① 자세를 유지할 때 – 등척성 수축
② 턱걸이 올라갈 때 – 단축성 수축
③ 턱걸이 내려갈 때 – 신장성 수축
④ 공을 던질 때 – 등속성 수축

> **TIP** 이두근 운동에서 근육의 길이가 짧아지며 근육이 수축하는 것을 단축성 수축(구심성 수축 : concentric contraction)이라 하고, 반대로 근육의 길이가 늘어나며 근수축을 하는 것은 신장성 수축(원심성 수축 : eccentric contraction)이라고 한다. 공을 던질 때는 원심성(신장성)수축이다.

Answer　19.①　20.④

6 운동역학

1 운동역학(sports biomechanics)의 내용으로 적절한 것은?

① 스포츠 현상을 사회학적 연구 이론과 방법으로 설명하는 학문이다.

② 운동에 의한 생리적·기능적 변화를 기술하고 설명하는 학문이다.

③ 스포츠 수행에 영향을 주는 심리적 요인을 설명하는 학문이다.

④ 스포츠 상황에서 인체에 발생하는 힘과 그 효과를 설명하는 학문이다.

>**TIP** ① 사회학, ② 생리학, ③ 심리학적 요인들에 대한 설명이다.

2 근육의 신장(원심)성 수축(eccentric contraction)이 아닌 것은?

① 스쿼트의 다리를 굽히는 동작에서 큰볼기근(대둔근, gluteus maximus)의 수축

② 팔굽혀펴기의 팔을 펴는 동작에서 위팔세갈래근(상완삼두근, triceps brachii)의 수축

③ 턱걸이의 팔을 펴는 동작에서 넓은등근(광배근, latissimus dorsi)의 수축

④ 윗몸일으키기의 뒤로 몸통을 펴는 동작에서 배곧은근(복직근, rectus abdominis)의 수축

>**TIP** 근수축의 유형

근수축의 유형		특징	근육의 길이	장력
등장성 수축	단축성 수축	수축하는 동안 근이 짧아진다(벤치프레스에서 바벨을 들어 올릴 때 대흉근의 작용).	변한다.	변하지 않는다.
	신장성 수축	장력이 발생하는 동안 근의 길이가 길어진다(팔굽혀 펴기에서 팔을 굽힐 때 상완삼두근의 작용).		
등속성 수축		근이 짧아질 때 근에서 발생하는 장력이 운동의 전 범위에 걸쳐서 모든 관절각에 최대이다.	변한다.	변한다.
등척성 수축		근의 외부 길이의 변화 없이 장력이 발생하는 수축이다.	거의 변하지 않는다.	변한다.

Answer 1.④ 2.②

3 단위 시간당 이동한 변위(displacement)를 나타내는 벡터량은?

① 속도(velocity)

② 거리(distance)

③ 가속도(acceleration)

④ 각속도(angular velocity)

> **TIP** 변위는 시작점과 도착점의 최단거리이며, 변위를 시간으로 나눈 것은 속도이다.

4 지면반력기(force plate)를 통해 얻을 수 있는 변인이 아닌 것은?

① 걷기 동작에서 디딤발에 가해지는 힘의 방향

② 외발서기 동작에서 디딤발 압력중심(center of pressure)의 이동거리

③ 서전트 점프 동작에서 발로 지면에 힘을 가한 시간

④ 달리기 동작의 체공기(non-supporting phase)에서 발에 작용하는 힘의 크기

> **TIP** 체공기는 지면에 닿지 않은 상태로써 지면반력기의 기본적 힘의 방향인 반작용력을 확인할 수 없다.

5 인체의 시상(전후)면(sagittal plane)에서 수행되는 움직임이 아닌 것은?

① 인체의 수직축(종축)을 중심으로 회전하는 피겨스케이팅 선수의 몸통분절 움직임

② 페달링하는 사이클 선수의 무릎관절 굴곡/신전 움직임

③ 100m 달리기를 하는 육상 선수의 발목관절 저측/배측굴곡 움직임

④ 앞구르기를 하는 체조 선수의 몸통분절 움직임

> **TIP** 시상면에서 수행되는 움직임은 관상축(좌우축)을 중심으로 한다.

6 〈보기〉에서 복합운동(general motion)에 해당하는 것을 모두 고른 것은?

보기

㉠ 커브볼로 던져진 야구공의 움직임
㉡ 페달링하면서 직선구간을 질주하는 사이클 선수의 대퇴(넙다리)분절 움직임
㉢ 공중회전하면서 낙하하는 다이빙 선수의 몸통 움직임

① ㉠ ② ㉠, ㉢

③ ㉡, ㉢ ④ ㉠, ㉡, ㉢

> **TIP** 복합운동은 병진운동과 회전운동을 모두 포함한 움직임으로 신체 운동의 대부분이 해당되며 보기의 내용 모두 포함된다.

7 인체 무게중심에 대한 설명으로 옳은 것은? (단, 공기저항은 무시함)

① 무게중심은 항상 신체 내부에 위치한다.
② 체조 선수는 공중회전하는 동안 무게중심을 지나는 축을 중심으로 회전하게 된다.
③ 지면에 선 상태로 팔을 위로 올리면 무게중심은 아래로 이동한다.
④ 서전트 점프 이지(take-off) 후, 공중에서 팔을 위로 올리면 무게중심은 위로 이동한다.

> **TIP** ① 무게중심은 신체 외부에도 존재한다.
> ② 팔을 위로 올리면 무게중심도 함께 올라간다.
> ④ 서전트 점프 이지(take-off) 후는 공중동작이므로 영향을 주지 못한다.

8 농구 자유투에서 투사된 농구공의 운동에 대한 설명으로 옳은 것은?(단, 공기저항은 무시함)

① 농구공 질량중심의 수직속도는 일정하다.
② 최고점에서 농구공 질량중심의 수평속도는 0m/s가 된다.
③ 최고점에서 농구공 질량중심은 수평방향으로 등속도 운동을 한다.
④ 최고점에서 농구공 질량중심은 수직방향으로 등속도 운동을 한다.

> **TIP** ① 수직방향은 중력에 의해 등가속도 운동
> ② 수직속도는 0m/s이다.

Answer 6.④ 7.② 8.③

9 〈그림〉과 같이 공이 지면(수평 고정면)에 충돌하는 상황에 관한 설명으로 옳은 것은? (단, 공의 충돌 전 수평속도 및 수직속도는 같음)

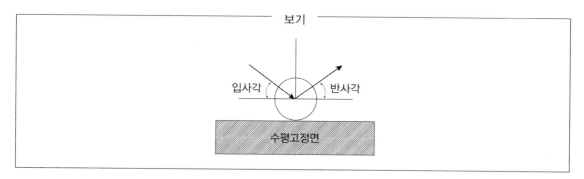

① 충돌 후, 무회전에 비해 백스핀된 공의 수평속도가 크다.
② 충돌 후, 무회전에 비해 톱스핀된 공의 수직속도가 크다.
③ 충돌 후, 무회전에 비해 톱스핀된 공의 반사각이 크다.
④ 충돌 후, 무회전된 공과 백스핀된 공의 리바운드 높이는 같다.

> **TIP** 수평면 운동으로 탄성계수가 동일하여 리바운드 높이가 일정하다.

10 역학적 일(work)을 하지 않은 것은?

① 역도 선수가 바닥에 있던 100kg의 바벨을 1m 높이로 들어 올렸다.
② 레슬링 선수가 상대방을 굴려서 1m 옆으로 이동시켰다.
③ 체조 선수가 철봉에 매달려 10초 동안 정지해 있었다.
④ 육상 선수가 달려서 100m를 이동했다.

> **TIP** 일 = 힘×이동변위인데 10초 동안 정지하고 있다면 변위값이 "0"이 되어 일을 하지 않은 것과 같게 된다.

Answer 9.④ 10.③

11 〈그림〉에서 달리기 선수의 질량은 60kg이며 오른발 착지 시 무게중심의 수평속도는 2m/s이다. A와 B의 면적이 각각 80N·s와 20N·s일 때, 오른발 이지(take-off) 순간 무게중심의 수평속도는?

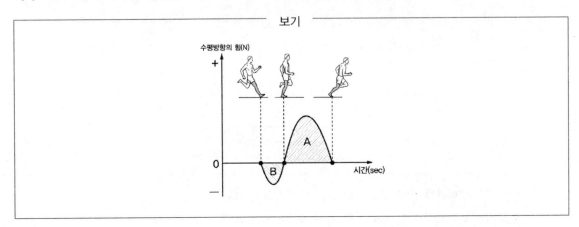

① 3m/s

② 4m/s

③ 5m/s

④ 6m/s

> **TIP** M(운동량)=m(질량)×v(속도) ∴ 60kg × 2m/s = 120kg·m/s
> 충격량은 운동량의 변화량이므로 충돌 후 운동량 - 충돌 전 운동량이 된다.
> ∴ 80N·s - 20N·s = 60N·s
> → 180kg·m/s = 60N·s × x
> x = 3m/s

12 〈보기〉의 ㉠, ㉡에 들어갈 용어가 바르게 연결한 것은?

보기

농구선수는 양손 체스트패스 캐치 동작에서 공을 몸쪽으로 당겨 받는다. 그 과정에서 공을 받는 (㉠)은 늘리고 (㉡)은 줄일 수 있다.

	㉠	㉡
①	시간	충격력(impact force)
②	충격력	시간
③	충격량(impulse)	시간
④	충격력	충격량

> **TIP** 충격량 = 충격력(힘) × 작용시간이다.
> 공을 몸쪽으로 당겨 받으면서 시간은 늘리고 충격력은 그만큼 줄일 수 있다.

Answer 11.① 12.①

13 마그누스 효과(Magnus effect)에 관한 내용이 아닌 것은?

① 레인에서 회전하는 볼링공의 경로가 휘어지는 현상

② 커브볼로 투구된 야구공의 경로가 휘어지는 현상

③ 사이드스핀이 가해진 탁구공의 경로가 휘어지는 현상

④ 회전(탑스핀)이 걸린 테니스공이 아래로 빠르게 떨어지는 현상

> **TIP** 마그누스 효과는 물체가 회전하거나 형태에 따라 생기는 기압의 차이로 움직임의 방향에 수직인 힘을 생성하는 것을 말하는데 볼링은 수평방향의 회전으로 마그누스 효과가 아니다.

14 스키점프 동작의 역학적 에너지에 대한 설명으로 옳지 않은 것은?(단, 공기저항은 무시함)

① 운동에너지는 지면 착지 직전에 가장 크다.

② 위치에너지는 수직 최고점에서 가장 크다.

③ 운동에너지는 스키점프대 이륙 직후부터 지면 착지 직전까지 동일하다.

④ 역학적 에너지는 스키점프대 이륙 직후부터 지면 착지 직전까지 보존된다.

> **TIP** 운동에너지는 동일하지 않고 위치에너지가 운동에너지로 변환이 되면서 증가한다.

Answer 13.① 14.③

15 〈보기〉의 그림에 제시된 덤벨 컬(dumbbell curl) 운동에서 팔꿈치관절 각도(θ)와 팔꿈치관절에 발생되는 회전력 (torque)의 관계를 옳게 나타낸 그래프는? (단, 덤벨 컬 운동은 등각속도 운동임)

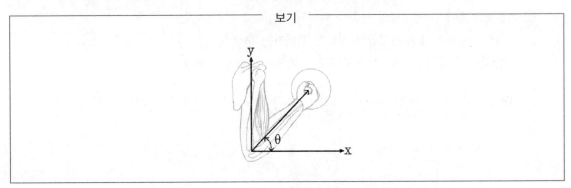

① 회전력(N · m)

팔꿈치 각도(θ)
0   30° 60° 90°

② 회전력(N · m)

팔꿈치 각도(θ)
0   30° 60° 90°

③ 회전력(N · m)

팔꿈치 각도(θ)
0   30° 60° 90°

④ 회전력(N · m)

팔꿈치 각도(θ)
0   30° 60° 90°

> **TIP** $T = F \times d$
> T : 토크, F : 편심력, d : 모멘트 팔
> 암컬 동작 시에는 모멘트팔의 길이에 따라 토크가 달라진다. 모멘트팔의 거리가 짧으면 토크가 감소한다.

Answer 15.②

16 인체 지레에 대한 설명 중 옳은 것은?

① 지레에서 저항팔이 힘팔보다 긴 경우에는 힘에 있어서 이득이 있다.

② 1종지레는 저항점이 받침점과 힘점 사이에 있는 형태로, 팔굽혀펴기 동작이 이에 속한다.

③ 2종지레는 받침점이 힘점과 저항점 사이에 있는 형태로, 힘에 있어서 이득이 있다.

④ 3종지레는 힘점이 받침점과 저항점 사이에 있는 형태로, 운동의 범위와 속도에 있어서 이득이 있다.

> **TIP** ① 저항팔이 긴 경우 저항이 높다.
> ② 2종지레에 대한 설명이다.
> ③ 1종지레에 대한 설명이다.

17 〈보기〉의 ㉠~㉣에 들어갈 내용을 바르게 연결한 것은?

보기

다이빙 선수의 공중회전 동작에서는 다이빙 플랫폼 이지(take-off) 직후에 다리와 팔을 회전축 가까이 위치시켜 관성모멘트를 (㉠)시킴으로써 각속도를 (㉡)시켜야 한다. 입수 동작에서는 팔과 다리를 최대한 펴서 관성모멘트를 (㉢)시킴으로써 각속도를 (㉣)시켜야 한다.

	㉠	㉡	㉢	㉣
①	증가	감소	증가	감소
②	감소	증가	증가	감소
③	감소	감소	증가	증가
④	증가	증가	감소	감소

> **TIP** 관성모멘트는 질량분포가 회전축에 가까울수록 작고 멀어질수록 커진다.
> 다이빙 공중 동작에서 자세에 따른 관성모멘트의 변화를 보면 이지 직후 몸을 웅크리는 동작에서는 질량분포가 회전축에서 가까워 관성모멘트가 감소하고 각속도는 증가하여 빠른 회전이 가능하다. 한편 입수 시 몸을 펴는 동작에서는 질량분포가 회전축에서 멀어져 관성모멘트가 증가하고 각속도는 감소하여 빠른 회전이 불가능하다.

18 30m/s의 수평투사속도로 야구공을 던질 때, 야구공의 체공시간이 2초라면 투사거리는? (단, 공기저항은 무시함)

① 15m
② 30m
③ 60m
④ 90m

> **TIP** $V = \dfrac{D}{t}$ V: 속도, D: 변위, t = 시간
>
> $30m/s = \dfrac{x}{2s}$ $\therefore$ x = 60m

19 일률(power)의 단위가 아닌 것은?

① N · m/s
② kg · m/s^2
③ Joule/s
④ Watt

> **TIP** ② N은 힘의 단위이다.

20 〈보기〉의 ㉠~㉢에 들어갈 내용을 바르게 연결한 것은?

─── 보기 ───

신체의 정적 안정성을 높이기 위해서는 기저면(base of support)을 (㉠), 무게중심을 (㉡), 수직 무게중심선을 기저면의 중앙과 (㉢) 위치시키는 것이 효과적이다.

	㉠	㉡	㉢
①	좁히고	높이고	가깝게
②	좁히고	높이고	멀게
③	넓히고	낮추고	가깝게
④	넓히고	낮추고	멀게

> **TIP** 기저면의 크기가 넓을수록, 무게중심의 높이가 낮을수록, 중심선의 위치가 중앙 쪽일수록, 질량은 클수록, 마찰력이 클수록 안정성은 높아진다.

Answer 18.③ 19.② 20.③

1 스포츠맨십(sportsmanship) 행위가 아닌 것은?

① 패자에게 승리의 우월성 과시

② 악의없는 순수한 경쟁

③ 패배에 대한 겸허한 수용

④ 승자에 대한 아낌없는 박수

> **TIP** 스포츠맨십은 스포츠인이 마땅히 지켜야 할 준칙과 갖추어야 할 태도를 말한다.(일반적이고 포괄적인 윤리규범)

2 〈보기〉에서 스포츠에 관한 결과론적 윤리관에 해당하는 것으로만 고른 것은?

보기

㉠ 경기에서 지더라도 경기규칙은 반드시 준수해야 한다.

㉡ 개인의 최우수선수상 수상보다 팀의 우승이 더 중요하다.

㉢ 운동선수는 훈련과정보다 경기에서 승리하는 것이 더 중요하다.

㉣ 스포츠 경기는 페어플레이를 중시하기 때문에 승리를 위한 불공정한 행위를 해서는 안된다.

① ㉠, ㉢   ② ㉠, ㉣

③ ㉡, ㉢   ④ ㉢, ㉣

> **TIP** ㉠, ㉣은 결과보다 과정을 중시한다.
>
> ※ 윤리체계
> - 결과론적 윤리체계 : 어떤 행위에 대해서 그 결과의 가치나 효과 등을 기준으로 하여 옳고 그름, 선하고 악함 따위를 판정함
> - 의무론적 윤리체계 : 인간이 언제 어디서나 지켜야 할 행위, 즉 보편타당성의 근본 원칙에 주목함(절대론적)
> - 목적론적 윤리체계 : 쾌락, 행복의 양을 늘리는 것을 윤리의 목적으로 여기고, 그 실현을 윤리적 행위하로 봄(공리주의)
> - 덕윤리 : 도덕적 행위와 의미를 행위자에 기초해 해석하고 판단하려는 시도로 행위자가 도덕적 의무를 준수했는지가 판단기준이다.

Answer   1.① 2.③

3 스포츠에서 나타나는 인종차별에 관한 설명으로 적절하지 않은 것은?

① 경기실적 향상을 위해 우수한 외국 선수를 귀화시키기도 한다.

② 개인의 운동기량을 인종 전체로 일반화시켜 편견과 차별이 심화되기도 한다.

③ 스포츠미디어는 인종에 대한 편견과 차별을 재생산하기도 한다.

④ 일부 관중들은 노골적으로 특정 인종을 비하하는 모욕 행위를 표출하기도 한다.

> **TIP** 인종차별적 관점에서만 본다면 긍정적 변화라 볼 수 있으나 스포츠맨십에 의한 기준에서는 긍정적 해석이라 보기 어렵다.

4 스포츠윤리 이론 중 덕윤리의 특징으로 적절하지 않은 것은?

① 스포츠 상황에서의 행위의 정당성보다 개인의 인성을 강조한다.

② 비윤리적 행위는 궁극적으로 스포츠인의 올바르지 못한 품성에서 비롯된다.

③ '어떠한 행위를 하는 선수가 되어야 하는가'보다 '무엇이 올바른 행위인지'를 판단하는 데 더 주목한다.

④ 스포츠인의 미덕을 드러내는 행동은 옳은 것이며, 악덕을 드러내는 행동은 그릇된 것으로 간주한다.

> **TIP** 덕윤리는 도덕적 행위와 의미를 행위자에 기초해 해석하고 판단하려는 시도로 행위자가 도덕적 의무를 준수했는지가 판단
> 기준이다.

5 〈보기〉에서 스포츠윤리의 역할로 적절한 것으로만 고른 것은?

보기

㉠ 스포츠 상황에서 행동의 옳고 그름을 판단할 수 있는 원리 탐구
㉡ 스포츠 현상을 사실적으로 기술하는 방법 탐구
㉢ 스포츠 현상의 미학적 탐구
㉣ 윤리적 원리와 도덕적 덕목에 기초하여 스포츠인에게 요구되는 행위 탐구

① ㉠, ㉡

② ㉠, ㉣

③ ㉡, ㉢

④ ㉡, ㉣

> **TIP** 스포츠윤리는 스포츠 상황에 대한 옳고 그름과 윤리적 원리와 도덕적 덕목을 요구하는 행위의 탐구이다.

Answer 3.① 4.③ 5.②

6 〈보기〉의 괄호 안에 공통으로 들어갈 용어는?

보기

- 칸트(I. Kant)에게 도덕성의 기준은 (   )이다.
- 칸트에 의하면, 페어플레이도 (   )이/가 없으면 도덕적이라 볼 수 없다.
- (   )은/는 도덕적인 선수가 갖추어야 할 내적인 태도이자 도덕적 행위의 필요충분 조건이다.

① 행복
② 선의지
③ 가언명령
④ 실천

> **TIP** 선의지는 칸트 윤리학의 핵심 개념으로 일반적으로 '선한 의도' 혹은 '선을 행하려는 뜻'을 의미한다. 그러나 칸트가 말하는 선의지는 단순한 생각이나 의도가 아니라 어떤 행위가 다만 옳다는 이유만으로 행하는 것을 말한다. 칸트는 선의지만이 도덕적 행위의 유일한 것이라고 말했다.

7 〈보기〉에서 스포츠 선수의 유전자 도핑을 반대해야 하는 이유로 적절한 것을 모두 고른 것은?

보기

- ㉠ 선수의 신체를 실험 대상화하여 기계나 물질로 이해하도록 만들기 때문
- ㉡ 유전자조작 인간과 자연적 인간 사이에 갈등을 초래하기 때문
- ㉢ 생명체로서 인간의 본질을 훼손하고 존엄성을 부정하기 때문
- ㉣ 선수를 우생학적 개량의 대상으로 만들기 때문

① ㉠, ㉢
② ㉡, ㉢
③ ㉠, ㉡, ㉣
④ ㉠, ㉡, ㉢, ㉣

> **TIP** 유전자 도핑은 이외에도 공정성을 훼손하고 선수의 생명에도 부정적 영향을 미친다.

Answer 6.② 7.④

8 〈보기〉의 괄호 안에 들어갈 정의(justice)의 유형은?

─── 보기 ───

운동선수의 신체는 훈련으로 만들어지기도 하지만 유전적 요인으로 결정되는 경우가 많다. 농구와 배구선수의 키는 타고난 우연성에 해당한다. 일반적으로 스포츠 경기에서는 이러한 불평등 문제에 (　) 정의를 적용하지 않는다. 왜냐하면 스포츠는 전적으로 개인의 자발적인 선택의 문제이기 때문이다.

① 자연적
② 절차적
③ 분배적
④ 평균적

> **TIP** 유전적 요인은 불평등 문제에 대한 평균적(=평등적)정의로써의 차이에 대해 공평할 것을 요구하지 않는다.
> • 평균적 정의 : 모든 사람이 동등한 권리를 가지는 절대적 평균을 말한다. 스포츠 경기 내에서의 평균적 정의는 규칙의 동일한 적용, 참가의 동등한 조건 등으로 경쟁에 임하는 모든 선주의 조건을 평등하게 만드는 것을 의미한다.
> • 절차적 정의 : 예측 불가능한 자연적 현상은 모든 선수에게 동일하게 적용된다는 가정 하에 추첨 등에 의한 절차적 정의를 확보하는 것을 말한다.
> • 분배적 정의 : 다른 것은 다르게의 원칙을 유지하는 것으로 기술의 난이도에 따라 차등적으로 점수를 받는 것을 말한다.

9 〈보기〉에서 A선수의 판단 근거가 되는 윤리이론의 난점에 관한 설명으로 적절한 것은?

─── 보기 ───

농구경기 4쿼터 종료 3분 전, 감독에게 의도적 파울을 지시받은 A선수는 의도적 파울이 팀 승리에 기여할 수 있지만, 상대 선수에게 위협을 가하거나 자칫 부상을 입힐 수 있기 때문에 도덕적으로 옳지 않다고 판단했다.

① 사회 전체의 이익을 고려하지 않는 경우가 발생한다.
② 상식적이고 보편적인 도덕직관과 충돌하는 판단을 내릴 수 있다.
③ 행위의 결과를 즉각 산출하기 어려울 경우에 명료한 지침을 제시하지 못할 수 있다.
④ 도덕을 수단적으로 인식한다는 점에서 근본적인 도덕개념들과 양립하기 어렵다.

> **TIP** 의무론적 윤리체계의 한계점이며, ②와 ④는 결과론적 한계점, ③은 덕윤리적 관점의 한계점이다.

Answer 8.④ 9.①

10 〈보기〉의 괄호 안에 공통으로 들어갈 용어는?

─── 보기 ───

예진 : 스포츠에는 규칙으로 통제된 (　　)이 존재해. 대표적으로 복싱과 태권도와 같은 투기종목은 최소한의 안전장치가 마련되고, 그 속에서 힘의 우열이 가려지는 것이지. 따라서 스포츠 내에서 폭력은 용인된 폭력과 그렇지 않은 폭력으로 구분할 수 있어!

승현 : 아니, 내 생각은 달라! 스포츠 내에서의 폭력과 일상 생활에서의 폭력은 본질적으로 동일하지. 그래서 (　　)은 존재할 수 없어.

① 합법적 폭력

② 부당한 폭력

③ 비목적적 폭력

④ 반사회적 폭력

> **TIP** 규칙에 의해 통제된 합법적 폭력에 대한 설명이며, 〈보기〉는 스포츠 경기화 되어진 폭력에 대한 윤리적 논쟁 시점이다.

11 〈보기〉에서 국제수영연맹(FINA)이 기술도핑을 금지한 이유는?

─── 보기 ───

2008년 베이징올림픽 수영종목에서는 25개의 세계신기록이 쏟아져 나왔다. 주목할만한 것이 23개의 세계신기록이 소위 최첨단 수영복이라 불리는 엘지알 레이서(LZR Racer)를 착용한 선수들에 의해 수립되었다는 것이다. 그러나 이 같은 수영복을 하나의 기술도핑으로 간주한 국제수영연맹은 2010년부터 최첨단 수영복의 착용을 금지하였다.

① 효율성 추구

② 유희성 추구

③ 공정성 추구

④ 도전성 추구

> **TIP** 기술도핑으로 인한 공정성 훼손으로 정당한 경쟁이라 인정할 수 없다.

Answer 10.① 11.③

12 〈보기〉에서 나타난 현준과 수연의 공정시합에 관한 관점이 바르게 연결된 것은?

보기

현준 : 승부조작은 경쟁적 스포츠의 본래적 가치를 훼손시키는 행위지만, 경기규칙을 위반하지 않았다면 윤리적으로 문제없는 것이 아닌가?

수연 : 나는 경기규칙을 위반하지 않았다 하더라도, 스포츠의 역사적·사회적 보편성과 정당성 속에서 형성되고 공유된 에토스(shared ethos)에 충실해야 한다고 생각해! 그래서 스포츠의 가치를 근본적으로 훼손시키는 승부조작은 추구해서도, 용인되어서도 절대 안돼! 현준 수연

	현준	수연
①	물질만능주의	인간중심주의
②	형식주의	비형식주의
③	비형식주의	형식주의
④	인간중심주의	물질만능주의

>**TIP** 현준은 규칙위반을 하지 않은 것을 강조했으며, 수연은 도덕적 요소를 강조하고 있다.
　※ 규칙에 대한 관점
　　㉠ 형식주의 : 경기규칙에 명시되어 있는 것만을 규칙으로 보는 견해
　　㉡ 비형식주의 : 규칙뿐만 아니라 관습이라고 하는 윤리적인 면도 규칙에 포함시키려는 견해

13 〈보기〉의 ㉠, ㉡과 관련된 맹자(孟子)의 사상이 바르게 연결된 것은?

보기

㉠ 농구 경기에서 자신과 부딪쳐서 부상을 당해 병원으로 이송되는 상대 선수를 걱정해 주는 마음
㉡ 배구 경기에서 자신의 손에 맞고 터치 아웃된 공을 심판이 보지 못해서 자기 팀이 득점을 했을 때 스스로 부끄러워하는 마음

	㉠	㉡
①	수오지심(羞惡之心)	측은지심(惻隱之心)
②	측은지심(惻隱之心)	수오지심(羞惡之心)
③	사양지심(辭讓之心)	시비지심(是非之心)
④	측은지심(惻隱之心)	사양지심(辭讓之心)

>**TIP** • 측은지심 : 남을 불쌍히 여김
　• 수오지심 : 옳지 못함을 부끄러워함
　• 사양지심 : 겸손하여 남에게 사양함
　• 시비지심 : 옳고 그름을 가릴 줄 앎

Answer 12.② 13.②

14 장애인의 스포츠 참여를 지원하는 방법으로 적절하지 않은 것은?

① 장애인이 접근 가능한 장소의 확보

② 활동에 필요한 장비 및 기구의 안정적 지원

③ 비장애인과의 통합수업보다 분리수업 지향

④ 일회성 체험이 아닌 지속적인 클럽활동 보장

> **TIP** 장애인 차별 금지 4가지 요건은 분리 및 제한, 배제, 거부이다.
> ※ 장애차별 없는 스포츠의 조건
> ㉠ 기회제공
> ㉡ 재정지원
> ㉢ 계속적인 활동
> ㉣ 선택의 기회
> ㉤ 다양한 사람과의 만남

15 스포츠의 지속 가능한 발전에 관한 설명으로 적절하지 않은 것은?

① 새로운 스포츠 시설의 개발 금지

② 스포츠 시설의 개발과 자연환경의 공존

③ 건강한 인간과 건강한 자연환경의 공존

④ 스포츠만의 환경 운동이 아닌 국가적, 국제적 협력과 공조

> **TIP** 지속가능한 발전 … 미래 세대가 그들 스스로의 필요를 총족시킬수 있도록 하는 능력을 저해하지 않으면서 현재 세대의 필요를 충족시키는 발전 또는 자원의 이용, 투자의 방향, 기술의 발전 그리고 제도의 변화가 서로 조화를 이루며 현재와 미래세대의 필요와 욕구를 증진시키는 변화의 과정으로 환경의 존중과 개발의 의미를 동시에 포함하며 자연 환경 보전에 노력하면서 현 세대의 스포츠 욕구와 미래세대의 스포츠 참여를 동시에 충족

Answer 14.③ 15.①

16 〈그림〉은 스포츠윤리규범의 구조이다. ㉠~㉢에 해당하는 용어가 바르게 연결된 것은?

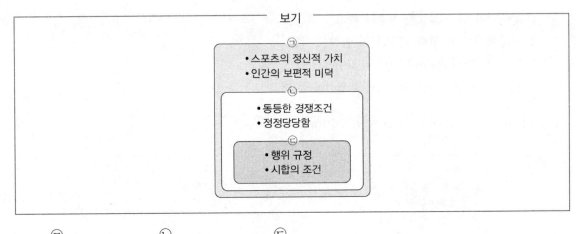

㉠	㉡	㉢
① 규칙준수	스포츠맨십	페어플레이
② 스포츠맨십	페어플레이	규칙준수
③ 페어플레이	규칙준수	스포츠맨십
④ 스포츠맨십	규칙준수	페어플레이

>·TIP • 스포츠맨십 : 스포츠인이 마땅히 지켜야 할 일반적이고 보편적인 준칙과 태도
　　　• 페어플레이 : 스포츠인이 지켜야 할 정정당당한 행위
　　　• 규칙준수 : 행위적 규정과 조건을 지키는 것

Answer 16.②

17 국민체육진흥법(시행 2022.8.11.) 제18조의3 '스포츠윤리센터의 설립'에 관한 사항으로 옳지 않은 것은?

① 스포츠윤리센터는 문화체육관광부 장관이 감독한다.

② 스포츠윤리센터의 정관에 기재할 사항은 국무총리령으로 정한다.

③ 스포츠윤리센터가 아닌 자는 스포츠윤리센터 또는 이와 비슷한 명칭을 사용하지 못한다.

④ 스포츠윤리센터의 장은 문화체육관광부 장관의 승인을 받아 관계 행정 기관 소속 임직원의 파견 또는 지원을 요청할 수 있다.

> **TIP** ② 국민체육진흥법 제18조의3 제4항 … 스포츠윤리센터의 운영, 이사회의 구성 및 권한, 임원의 선임, 감독 등 스포츠윤리센터의 정관에 기재할 사항은 대통령령으로 정한다.
> ① 국민체육진흥법 제18조의3 제7항 … 스포츠윤리센터는 문화체육관광부장관이 감독한다. 이 경우 문화체육관광부장관은 스포츠윤리센터가 사업을 독립적으로 수행할 수 있도록 필요한 시책을 강구하고 보장하여야 한다.
> ③ 국민체육진흥법 제18조의3 제6항 … 스포츠윤리센터가 아닌 자는 스포츠윤리센터 또는 이와 비슷한 명칭을 사용하지 못한다.
> ④ 국민체육진흥법 제18조의3 제5항 … 스포츠윤리센터의 장은 업무 수행에 필요하다고 인정될 때에는 문화체육관광부장관의 승인을 받아 관계 행정기관 소속 공무원이나 관계 기관·단체 소속 임직원의 스포츠윤리센터 파견 또는 지원을 요청할 수 있다.

18 〈보기〉에서 국제육상경기연맹(IFFA)이 출전금지를 판단한 이유는?

보기

2011년 대구세계육상선수권대회에서 남아프리카공화국의 의족 스프린터 피스토리우스(O. Pistorius)는 비장애인육상경기에 참가 신청을 했으나, 국제육상경기연맹은 경기에 사용되는 의족의 탄성이 피스토리우스에게 유리하다는 이유로 출전을 허용하지 않았다고 한다.

① 인종적 불공정

② 성(性)적 불공정

③ 기술적 불공정

④ 계급적 불공정

> **TIP** 신체가 아닌 기구나 장비에 의존하여 기술도핑이 우려되는 불공정 때문이다.

Answer 17.② 18.③

19 스포츠에서 나타나는 성차별의 원인이 아닌 것은?

① 사회적 성 역할의 고착화

② 차이를 차별로 정당화하는 논리

③ 신체구조와 운동능력에 대한 편견

④ 여성성을 해치는 스포츠에의 여성 참가 옹호

> **TIP** 여성들의 참가를 옹호하고 있어 성차별 극복 사례이다.
> ※ 스포츠에서의 성차별 원인
> ㉠ 사회적 성 역할의 고착화
> ㉡ 여성의 신체조건에 대한 편견
> ㉢ 여성의 신체활동에 대한 문화적, 사회적 편견
> ㉣ 현대사회의 상업화 기조

20 스포츠에서 심판윤리에 관한 설명으로 옳지 않은 것은?

① 심판의 사회윤리는 협회나 종목단체의 도덕성과 밀접한 관련이 있다.

② 심판은 공정하고 엄격한 도덕적 원칙을 적용해야 한다.

③ 심판의 개인윤리는 청렴성, 투명성 등의 인격적 도덕성을 의미한다.

④ 심판은 '이익동등 고려의 원칙에 따라 전력이 약한 팀에게 유리한 판정을 할 수 있다.

> **TIP** 심판은 공정성, 청렴성, 독립성, 협동성 등을 바탕으로 한 심판의 윤리에 따라 소신있는 판정 수행을 해야 한다.

Answer 19.④ 20.④

1 스포츠사회학

1 〈보기〉에서 훌리한(B. Houlihan)이 제시한 '정부(정치)의 스포츠 개입 목적'에 관한 사례인 것을 모두 고른 것은?

보기

㉠ 시민들의 건강 및 체력유지를 위해 체육단체에 재원을 지원한다.
㉡ 체육을 포함한 교육 현장의 양성 평등을 위해 Title IX을 제정했다.
㉢ 공공질서를 보호하기 위해 공원에서 스케이트보드 금지, 헬멧 착용 등의 도시 조례가 제정되었다.

① ㉠
② ㉠, ㉢
③ ㉡, ㉢
④ ㉠, ㉡, ㉢

>TIP 훌리안은 정치, 경제, 사회, 문화적으로 이데올로기의 우월성을 표현하기 위한 것을 개입 목적으로 나타내고 있으며, 보기의 내용은 모두 포함하고 있다.

2 스포츠클럽법(시행 2022.6.16.)의 내용으로 옳지 않은 것은?

① 지정스포츠클럽은 전문선수 육성 프로그램을 운영할 수 없다.
② 스포츠클럽의 지원과 진흥에 필요한 사항을 규정하고 있다.
③ 국민체육진흥과 스포츠 복지 향상 및 지역사회 체육발전에 기여함을 목적으로 한다.
④ 국가 및 지방자치 단체는 스포츠클럽의 지원 및 진흥에 필요한 시책을 수립·시행하여야 한다.

>TIP 스포츠클럽의 궁극적인 목적은 전문선수의 육성을 엘리트화 시키는 것이 아닌 생활체육의 기반에서 전문체육의 활성화를 위한 것이다.

Answer 1.④ 2.①

3 〈보기〉에서 스티븐슨(C. Stevenson)과 닉슨(J. Nixon)이 구조기능주의 관점으로 설명한 스포츠의 사회적 기능 중 옳은 것만을 모두 고른 것은?

보기

㉠ 사회 · 정서적 기능
㉡ 사회갈등 유발 기능
㉢ 사회 통합 기능
㉣ 사회계층 이동 기능

① ㉠, ㉡
② ㉠, ㉢
③ ㉡, ㉣
④ ㉠, ㉢, ㉣

> **TIP** 구조기능주의 이론은 스포츠의 긍정적 효과와 측면을 강조하고 있는 특성이 있다.

4 〈보기〉의 ㉠~㉢에 해당하는 스포츠 육성 정책 모형이 바르게 제시된 것은?

보기

㉠ 학생들의 스포츠 참여 저변이 확대되면, 이를 기반으로 기량이 좋은 학생선수가 배출된다.
㉡ 우수한 학생선수들을 육성하면 그들의 영향으로 학생들의 스포츠 참여가 확대된다.
㉢ 스포츠 선수들의 우수한 성과는 청소년의 스포츠 참여를 촉진하고, 이를 통해 형성된 스포츠 참여 저변 위에서 우수한 스포츠 선수들이 성장한다.

	㉠	㉡	㉢
①	선순환 모형	낙수효과 모형	피라미드 모형
②	피라미드 모형	선순환 모형	낙수효과 모형
③	피라미드 모형	낙수효과 모형	선순환 모형
④	낙수효과 모형	피라미드 모형	선순환 모형

> **TIP** 스포츠 육성 정책 모형 중 ㉠의 저변 확대는 우수한 선수 배출에 영향을 주는 것은 피라미드모형의 대표성이며, ㉡은 우수 선수들의 영향에 따라 낙수효과로 다양한 형태로 스포츠 참여가 확대되는 것이다. ㉢은 이상적으로 추구하고 있는 선순환의 정책 모형이다.

Answer 3.④ 4.③

5 〈보기〉에서 스포츠 세계화의 동인으로 옳은 것만을 모두 고른 것은?

보기

㉠ 민족주의
㉡ 제국주의 확대
㉢ 종교 전파
㉣ 과학기술의 발전
㉤ 인종차별의 심화

---

① ㉠, ㉡, ㉢
② ㉡, ㉢, ㉤
③ ㉠, ㉡, ㉢, ㉣
④ ㉠, ㉢, ㉣, ㉤

> **TIP** ㉤은 세계화를 저해하는 대표적 요인이다.

6 투민(M. Tumin)이 제시한 사회계층의 특성을 스포츠에 적용한 설명으로 옳은 것은?

① 보편성 : 대부분의 스포츠 현상에는 계층 불평등이 나타난다.
② 역사성 : 현대 스포츠에서 계층은 종목 내, 종목 간에서 나타난다.
③ 영향성 : 스포츠에서 계층 불평등은 역사발전 과정을 거치며 변천해 왔다.
④ 다양성 : 스포츠 참여에서 나타나는 사회적 불평등은 일상생활에도 유사하게 나타난다.

> **TIP** 역사성(고래성)은 사회계층의 역사적 발전과정의 변화되는 것을 의미한다.
> 영향성은 사회계층이 일반적 생활양식(기회)등의 변화를 의미한다.
> 다양성은 사회계층이 다양하게 존재하는 것을 의미한다.

7 스포츠에서 나타나는 사회계층 이동에 대한 설명으로 옳지 않은 것은?

① 스포츠는 계층 이동을 위한 수단으로 활용된다.
② 사회계층의 이동은 사회적 상황과 개인적 상황을 반영한다.
③ 사회 지위나 보상 체계에 차이가 뚜렷하게 발생하는 계층 이동은 '수직 이동'이다.
④ 사회계층의 이동 유형은 이동 방향에 따라 '세대 내 이동', '세대 간 이동'으로 구분한다.

> **TIP** 사회계층의 이동은 수직이동과 수평이동으로 구분된다.

Answer 5.③ 6.① 7.④

8 〈보기〉에서 설명하는 스포츠 일탈과 관련된 이론은?

┌─────────────────────── 보기 ───────────────────────┐
│   │
│ • 스포츠 일탈을 상호작용론 관점으로 설명한다.   │
│ • 일탈 규범을 내면화하는 사회화 과정이 존재한다.   │
│ • 다른 사람과 상호작용을 통해 스포츠 일탈 행동을 학습한다. │
│   │
└──┘

① 문화규범 이론   ② 차별교제 이론

③ 개인차 이론   ④ 아노미 이론

> **TIP** 문화규범 이론과 개인차 이론은 개인의 일탈이 아닌 대중적 관점에서 변화되어지는 것을 나타내는 이론이다.

9 스미스(M. Smith)가 제시한 경기장 내 신체 폭력 유형 중 〈보기〉의 설명에 해당하는 것은?

┌─────────────────────── 보기 ───────────────────────┐
│   │
│ • 경기의 규칙을 위반하는 행위지만, 대부분의 선수나 지도자들이 용인하는 폭력 행위 유형이다. │
│ • 이 폭력 유형은 경기 전략의 하나로 활용되며, 상대방의 보복 행위를 유발할 수 있다. │
│   │
└──┘

① 경계 폭력   ② 범죄 폭력

③ 유사 범죄 폭력   ④ 격렬한 신체 접촉

> **TIP** 경기 전략으로써 활용되어지지만 경기규칙은 위반하는 폭력행위로써 다른 이론보다는 강도가 약하지만 전략적 폭력으로 잘못 해석되어 일반화 되어서는 안된다.

10 코클리(J. Coakley)가 제시한 상업주의와 관련된 스포츠 규칙 변화에 따른 결과로 옳지 않은 것은?

① 극적인 요소가 늘어났다.

② 득점이 감소하게 되었다.

③ 상업 광고 시간이 늘어났다.

④ 경기의 진행 속도가 빨라졌다.

> **TIP** 상업주의 요소에서는 득점이 증가하여 경기관람자에게 흥미를 증가시키는데 있다.

Answer   8.②   9.①   10.②

11 파슨즈(T. Parsons)의 AGIL이론에 관한 설명으로 옳지 않은 것은?

① 상징적 상호작용론 관점의 이론이다.

② 스포츠는 체제 유지 및 긴장 처리 기능을 한다.

③ 스포츠는 사회구성원을 통합시키는 기능을 한다.

④ 스포츠는 사회구성원이 사회체제에 적응하게 하는 기능을 한다.

>**TIP** 파슨즈는 구조기능주의적 관점의 이론이다.

12 에티즌(D. Eitzen)과 세이지(G. Sage)가 제시한 스포츠의 정치적 속성 중 〈보기〉의 설명에 해당하는 것은?

─────── 보기 ───────

• 국가대표 선수는 스포츠를 통해 국위를 선양하고 국가는 선수에게 혜택을 준다.
• 국가대표 선수가 올림픽에 출전하여 메달을 획득하면 군복무 면제의 혜택을 준다.

① 보수성

② 대표성

③ 상호의존성

④ 권력투쟁

>**TIP** 스포츠의 대표적 정치적 속성으로 선수들은 국위선양을 하고 국가는 선수들에게 정치적 보상을 통해 혜택을 제시하는 것이다.

13 〈보기〉의 ⑦~②에 들어갈 스트랭크(A. Strenk)의 '국제정치 관계에서 스포츠 기능'을 바르게 제시한 것은?

보기

- (⑦) : 1936년 베를린 올림픽
- (ⓒ) : 1971년 미국 탁구팀의 중화인민공화국 방문
- (ⓒ) : 1972년 뮌헨올림픽에서의 검은구월단 사건
- (②) : 남아프리카공화국의 아파르트헤이트에 대한 국제사회의 대응

	⑦	ⓒ	ⓒ	②
①	외교적 도구	외교적 항의	정치이념 선전	갈등 및 적대감의 표출
②	정치이념 선전	외교적 도구	갈등 및 적대감의 표출	외교적 항의
③	갈등 및 적대감의 표출	정치이념 선전	외교적 항의	외교적 도구
④	외교적 항의	갈등 및 적대감의 표출	외교적 도구	정치이념 선전

> **TIP** ① 베를린 올림픽은 나치의 정치적 이념을 선전하기 위한 용도였다.
> ② 대표적 핑퐁외교이다.
> ③ 팔레스타인 테러단체가 이스라엘 선수를 살해한 사건이다.
> ④ 인종차별에 대한 외교적 항의이다.

14 베일(J.Bale)이 제시한 스포츠 세계화의 특징에 관한 설명으로 옳지 않은 것은?

① IOC, FIFA 등 국제스포츠 기구가 성장하였다.
② 다국적 기업의 국제적 스폰서십 및 마케팅이 증가하였다.
③ 글로벌 미디어 기업의 스포츠에 관한 개입이 증가하였다.
④ 외국인 선수 증가로 팀, 스폰서보다 국가의 정체성이 강화되었다.

> **TIP** 스포츠 세계화는 국가의 정체성을 약화시키고 시장을 확대시켰다.

Answer 13.② 14.④

15 스포츠의 교육적 역기능에 해당하는 것은?

① 정서 순화

② 사회 선도

③ 사회화 촉진

④ 승리지상주의

> **TIP** ①, ②, ③은 교육의 순기능이다.

16 스포츠미디어가 생산하는 성차별 이데올로기에 관한 설명으로 옳지 않은 것은?

① 경기의 내용보다는 성(性)적인 측면을 강조한다.

② 여성 선수를 불안하고 취약한 존재로 묘사한다.

③ 여성들이 참여하는 경기를 '여성 경기'로 부른다.

④ 여성성보다 그들의 성과에 더 많은 관심을 보인다.

> **TIP** 성차별이 아닌 경기에만 집중하고 실력으로만 평가하는 형태이다.

17 〈보기〉의 사례에 관한 스포츠 일탈 유형과 휴즈(R. Hughes)와 코클리(J. Coakley)가 제시한 윤리 규범이 바르게 연결된 것은?

보기

• 2002년 한일월드컵 당시 황선홍 선수, 김태영 선수의 부상 투혼

• 2022년 카타르 월드컵에서 손흥민 선수의 마스크 투혼

	스포츠 일탈 유형	스포츠 윤리 규범
①	과소동조	한계를 이겨내고 끊임없이 도전해야 한다.
②	과소동조	경기에 헌신해야 한다.
③	과잉동조	위험을 감수하고 고통을 인내해야 한다.
④	과잉동조	탁월성을 추구해야 한다.

> **TIP** 무비판적으로 수용하는 과잉동조 형태이고 선수에게 고통에 대한 인내를 요구하고 있다.

Answer 15.④ 16.④ 17.③

18 레오나르드(W. Leonard)의 사회학습이론에서 〈보기〉의 설명과 관련된 사회화 기제는?

> ── 보기 ──
> • 새로운 운동기능과 반응이 학습된다.
> • 학습자에게 동기를 부여할 수 있게 된다.
> • 지도자가 적합하다고 생각하는 새로운 지식을 알게 된다.

① 강화
② 코칭
③ 보상
④ 관찰학습

> **>TIP** 사회학습이론은 개인이 사회적 행동을 습득하고 수행하는 것으로써 지도자는 이론을 분석 적용해야 한다.

19 스포츠로부터의 탈사회화에 관한 설명으로 옳은 것은?

① 부상, 방출 등의 자발적 은퇴로 탈사회화를 경험한다.
② 스포츠 참여를 통한 행동의 변화를 스포츠로부터의 탈사회화라고 한다.
③ 개인의 심리상태, 태도에 의해 참여가 제한되는 것을 내재적 제약이라고 한다.
④ 재정, 시간, 환경적 상황에 의해 참여가 제한되는 것을 대인적 제약이라고 한다.

> **>TIP** 탈사회화는 북한의 구분되어지며 개인의 내재적 제한과 환경에 대해 외재적 제약으로 구분한다.

20 과학기술의 발전에 따른 스포츠의 변화에 관한 설명으로 옳지 않은 것은?

① IoT, 웨어러블 디바이스 발전으로 경기력 측정의 혁신을 가져왔다.
② 프로야구 경기에서 VAR 시스템 적용은 인간심판의 역할을 강화 시켰다.
③ 4차 산업혁명에 따른 초지능, 초연결은 스포츠 빅데이터의 활용을 확대시켰다.
④ VR, XR 디바이스의 발전으로 가상현실 공간을 활용한 트레이닝이 가능해졌다.

> **>TIP** 인간심판의 역할이 축소되고 영상판독 등의 과학적 판독으로 객관성을 향상시켰다.

Answer 18.② 19.①③ 20.②

1 슐만(L. Shulman)의 '교사 지식 유형' 중 가르칠 교과목 내용에 관한 지식에 해당하는 것은?

① 내용 지식(content knowledge)

② 내용교수법 지식(pedagogical content knowledge)

③ 교육환경 지식(knowledge of educational contexts)

④ 학습자와 학습자 특성 지식(knowledge of learners and their characteristics)

>**TIP** 슐만의 내용지식은 교과에 관련된 지식을 가르치는 것이다.

2 동료 평가(peer assessment)에 관한 설명으로 적절하지 않은 것은?

① 학생들의 비평 능력이 향상될 수 있다.

② 교사는 학생에게 평가의 정확한 방법을 숙지시킨다.

③ 학생은 교사에게 받은 점검표를 통해 서로 평가한다.

④ 교사와 학생 간 대화를 통해 심층적인 정보를 수집한다.

>**TIP** 동료평가는 교사가 학생에게 점검표를 제공해서 평가를 실시하는 방식으로 기준을 교사가 제시하는 형태이고 교사와 학생 간 심층적 정보 수집은 인터뷰 방법이다.

3 〈보기〉에서 설명하는 박 코치의 '스포츠 지도 활동'에 해당하는 용어는?

보기

박 코치는 관리시간을 줄이기 위해서 다음과 같이 지도 활동을 반복한다. 출석 점검은 수업 전에 회원들이 스스로 출석부에 표시하게 한다. 이후 건강에 이상이 있는 회원들을 파악한다. 수업 중에는 대기시간을 최소화하기 위해 모둠별로 학습 활동 구역을 미리 지정한다. 수업 후에는 일지를 회수한다.

① 성찰적 활동   ② 적극적 활동

③ 상규적 활동   ④ 잠재적 활동

>**TIP** 상규적 활동은 일반적이고 규정화 되어져 있는 수업습관을 의미하고 상규적 활동이 줄어드는 것은 실제학습시간(ALT-PE)이 증가하는 효과가 있다

Answer 1.① 2.④ 3.③

4 글로버(D, Glover)와 앤더슨(L. Anderson)이 인성을 강조한 수업 모형 중 〈보기〉의 ㉠, ㉡에 해당하는 것을 바르게 제시한 것은?

보기

㉠ '서로를 위해 서로 함께 배우기'를 통해 팀원 간 긍정적 상호의존, 개인의 책임감 수준 증가, 인간관계 기술 및 팀 반성 등을 강조한 수업

㉡ '통합, 전이, 권한 위임, 교사와 학생의 관계'를 통해 타인의 권리와 감정 존중, 자기 목표 설정 가능, 훌륭한 역할 본보기 되기 등을 강조한 수업

	㉠	㉡
①	스포츠교육 모형	협동학습 모형
②	협동학습 모형	개인적·사회적 책임감 지도 모형
③	협동학습 모형	스포츠교육 모형
④	개인적·사회적 책임감 지도 모형	협동학습 모형

▷TIP 정답과 같이 협동학습모형과 개인적, 사회적 책임감지도모형의 주제이며, 보기의 스포츠교육모형은 '유능하고 박식하며 열정적인 스포츠인으로 성장하기'가 주제이다.

5 〈보기〉의 ㉠∼㉢에 들어갈 교사 행동에 관한 용어가 바르게 제시된 것은?

보기

• (㉠)은 안전한 학습 환경, 피드백 제공
• (㉡)은 학습 지도 중에 소방 연습과 전달 방송 실시
• (㉢)은 학생의 부상, 용변과 물 마시는 활동의 관리

	㉠	㉡	㉢
①	직접기여 행동	간접기여 행동	비기여 행동
②	직접기여 행동	비기여 행동	간접기여 행동
③	비기여 행동	직접기여 행동	간접기여 행동
④	간접기여 행동	비기여 행동	직접기여 행동

▷TIP 직집기여는 직접 가르치는 행동의 중요역할이고, 간접기여는 수업과는 연관성이 높지만 직접적으로 수업내용에는 직접기여하지 않은 행동이다. 비기여는 수업에 부정적 역할을 의미한다.

Answer 4.② 5.②

6 〈보기〉의 ㉠ ~ ㉢에 들어갈 기본 움직임 기술을 바르게 제시한 것은?

보기

기본 움직임	예시
(㉠)	걷기, 달리기, 뛰기, 피하기 등
(㉡)	서기, 앉기, 구부리가, 비틀기 등
(㉢)	치기, 잡기, 배팅하기 등

	㉠	㉡	㉢
①	이동 움직임	비이동 움직임	표현 움직임
②	전략적 움직임	이동 움직임	표현 움직임
③	전략적 움직임	이동 움직임	조작 움직임
④	이동 움직임	비이동 움직임	조작 움직임

≻TIP 이동 움직임은 공간의 움직임은 있으나 물체나 도구를 사용하지 않은 것이고 비이동 움직임은 공간과 물체도 움직이지 않는 것이다. 조작움직임은 물체조작과 도구조작으로 구분되고 ㉢의 보기는 도구조작에 해당된다.

7 학교체육진흥법(시행 2024.3.24.) 제10조 '학교스포츠클럽 운영'의 내용에 해당하지 않은 것은?

① 학교스포츠클럽을 운영하는 경우 전담교사를 지정해야 한다.

② 전담교사에게 학교 예산의 범위에서 소정의 지도수당을 지급한다.

③ 활동 내용은 학교생활기록부에 기록하지만, 상급학교 진학자료로 활용할 수 없다.

④ 학교의 장은 학교스포츠클럽을 운영하여 학생들의 체육활동 참여 기회를 확대해야 한다.

≻TIP 학교의 장은 학교스포츠클럽 활동내용을 학교생활기록부에 기록하여 상급학교 진학자료로 활용할 수 있도록 하여야 한다 〈학교체육진흥법 제10조 제4항〉.

Answer 6.④ 7.③

8 다음 중 모스턴(M. Moston) '상호학습형 교수 스타일'에 관한 설명으로 적절하지 않은 것은?

① 학습자는 교과내용을 선정한다.

② 학습자는 수행자나 관찰자의 역할을 수행한다.

③ 관찰자는 지도자가 제시한 수행 기준에 따라 피드백을 제공한다.

④ 지도자는 관찰자의 질문에 답하고, 관찰자에게 피드백을 제공한다.

> **TIP** 상호학습형 교수 스타일은 모든교과의 내용과 기준, 운영절차를 교수자가 결정하고 학습자는 주어진 과제를 수행하고 관찰자는 지속적 피드백을 제공한다.

9 〈보기〉에서 '학교체육 전문인 자질'로 ㉠~㉢에 들어갈 용어를 바르게 제시한 것은?

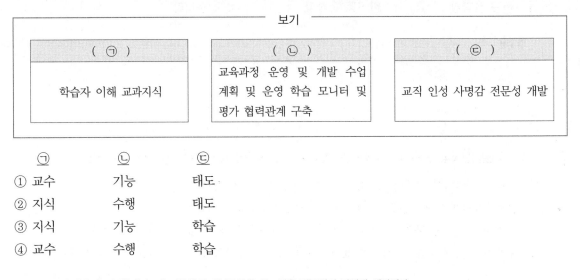

보기

(㉠)	(㉡)	(㉢)
학습자 이해 교과지식	교육과정 운영 및 개발 수업 계획 및 운영 학습 모니터 및 평가 협력관계 구축	교직 인성 사명감 전문성 개발

	㉠	㉡	㉢
①	교수	기능	태도
②	지식	수행	태도
③	지식	기능	학습
④	교수	수행	학습

> **TIP** 지식(인지), 수행(기능), 태도(인성)의 세부요인은 학교체육 전문인의 자질에 해당된다.

Answer 8.① 9.②

10 〈보기〉에서 설명하는 모스턴(M. Moston)의 교수 스타일의 '인지(사고) 과정' 단계는?

보기

- 학습자가 해답을 찾고자 하는 욕구가 있는 단계이다.
- 학습자에 대한 자극(질문)이 흥미, 욕구, 지식 수준과 적합할 때 이 단계가 발생한다.
- 학습자에게 알고자 하는 욕구를 실행에 옮기도록 동기화 시키는 단계이다.

① 자극(stimulus)
② 반응(response)
③ 사색(mediation)
④ 인지적 불일치(dissonance)

> **TIP** 모스턴의 인지과정 단계는 〈자극 – 인지적 불일치 – 사색 – 반응〉으로 구분되어 이루어진다고 주장했다.

---

11 〈보기〉에서 국민체육진흥법(시행 2024.3.15.) 제11조의 '스포츠윤리 교육 과정'에 관한 내용으로 옳은 것만을 모두 고른 것은?

보기

- ㉠ 도핑 방지 교육
- ㉡ 성폭력 등 폭력 예방 교육
- ㉢ 교육부장관령으로 정하는 교육
- ㉣ 스포츠 비리 및 체육계 인권침해 방지를 위한 예방 교육

① ㉠, ㉡
② ㉡, ㉢, ㉣
③ ㉠, ㉡, ㉣
④ ㉠, ㉡, ㉢, ㉣

> **TIP** 연수과정에는 다음의 사항으로 구성된 스포츠윤리교육 과정이 포함되어야 한다〈국민체육진흥법 제11조 제3항〉.
> 1. 성폭력 등 폭력 예방교육
> 2. 스포츠비리 및 체육계 인권침해 방지를 위한 예방교육
> 3. 도핑 방지 교육
> 4. 그 밖에 체육의 공정성 확보와 체육인의 인권보호를 위하여 문화체육관광부령으로 정하는 교육

Answer 10.④ 11.③

12 〈보기〉의 '수업 주도성 프로파일'에 해당하는 체육수업 모형은?

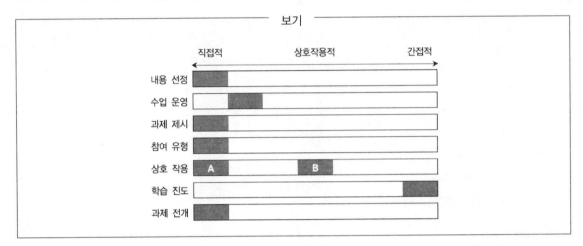

① 동료교수 모형
② 직접교수 모형
③ 개별화지도 모형
④ 협동학습 모형

> **TIP** 내용 선정, 과제 제시, 참여 유형, 과제 전개를 교수자가 제공하고 학습진도는 학습자가 진해하며 상호작용은 교수자와 관찰자를 통해 이루어지는 동료교수모형의 프로파일이다.

13 〈보기〉에서 설명하는 시덴탑(D. Siedentop) 의 교수(teaching) 기능 연습법에 해당하는 용어는?

─────── 보기 ───────

김 교사는 교수 기능의 향상을 위해 다음과 같은 절차로 연습을 했다.
• 학생 6 ~ 8명의 소집단을 대상으로 학습 목표와 평가 방법을 설명한 후, 수업을 진행한다.
• 수업에 참여한 학생들의 질문지 자료를 토대로 김 교사와 학생, 다른 관찰자들이 모여 김 교사의 교수법에 대해 '토의'를 한다.
• 객관적인 자료를 근거로 교수 기능 효과를 살핀다.

① 동료 교수
② 축소 수업
③ 실제 교수
④ 반성적 교수

> **TIP** 반성적 수업은 교사에 대한 평가를 이용해 반성의 자료를 제공하는 방법이다.

Answer 12.① 13.④

14 스포츠강사의 자격조건에 관한 설명으로 옳은 것은?

① 「초·중등교육법」 제2조 제2호에 따른 초등학교에 스포츠강사를 배치할 수 없다.

② 「국민체육진흥법」 제2조 제6호에 따른 체육지도자 중에서 스포츠 강사를 임용할 수 있다.

③ 「학교체육진흥법」 제2조 제6항 학교에 소속되어 학교운동부를 지도·감독하는 사람을 말한다.

④ 「학교체육진흥법」 제4조 재임용 여부는 강사로서의 자질, 복무 태도, 학생의 만족도, 경기 결과에 따라 결정하여야 한다.

> **TIP** "체육지도자"란 학교·직장·지역사회 또는 체육단체 등에서 체육을 지도할 수 있도록 이 법에 따라 다음의 어느 하나에 해당하는 자격을 취득한 사람을 말한다〈국민체육진흥법 제2조 제6호〉.
> 가. 스포츠지도사
> 나. 건강운동관리사
> 다. 장애인스포츠지도사
> 라. 유소년스포츠지도사
> 마. 노인스포츠지도사

15 메츨러(M. Metzler)가 제시한 '체육학습 활동' 중 정식 게임을 단순화 하고 몇 가지 기능에 초점을 두며 진행하는 것은?

① 역할 수행 (role-playing)
② 스크리미지 (scrimmage)
③ 리드-업 게임(lead-up game)
④ 학습 센터 (learning centers)

> **TIP** 체육학습 활동 유형 중 리드-업 게임은 정식게임을 단순한 형태로 변형시킨 게임에서 주요한 요인 한두가지를 적용시켜 게임을 진행하는 것이다.

16 〈보기〉에서 설명하는 체육수업 연구 방법으로 적절한 것은?

보기

- 연구의 특징은 집단적(협동적), 역동적, 연속적으로 이루어짐
- 연구의 절차는 문제 파악 – 개선계획 – 실행 – 관찰 – 반성 등으로 순환하는 과정임
- 연구의 주체는 지도자가 동료나 연구자의 도움을 받아 자신의 수업을 탐구함

① 문헌(literature) 연구
② 실험(experiment) 연구
③ 현장 개선(action) 연구
④ 근거 이론(grounded theory) 연구

> **TIP** 현장 개선 연구는 지도자가 동료나 연구자의 도움을 받아 자신의 수업을 탐구하는 것이다.

Answer 14.② 15.③ 16.③

17 〈보기〉는 시덴탑(D. Siedentop)이 제시한 '스포츠 교육 모형'의 특징을 설명한 것이다. ㉠~㉢에 들어갈 용어가 바르게 제시된 것은?

┌─────────────── 보기 ───────────────┐
• 이 모형의 주제 중에 (㉠)은 스포츠를 참여하는 태도와 관련된 정의적 영역이다.
• 시즌 중 심판으로서 역할을 할 때 학습영역 중 우선하는 것은 (㉡) 영역이다.
• 학습자 수준에 적합하게 경기방식을 (㉢)해서 참여를 유도한다.
└──────────────────────────────────┘

	㉠	㉡	㉢
①	박식	정의적	고정
②	열정	인지적	변형
③	열정	정의적	변형
④	박식	인지적	고정

>**TIP** 스포츠교육모형 주제에서 열정은 정의적 측면을 의미하며, 심판은 게임의 규칙을 이해해야 하므로 인지적 영역이다. 학습자 수준에 맞추어 경기방식을 변형하여 참여를 유도하는 것이다.

18 학습자 비과제 행동을 예방하고 과제 지향적인 수업을 유지하기 위한 교수 기능 중 쿠닌(J, Kounin)이 제시한 '동시처리(overlapping)'에 해당 하는 것은?

① 수업의 흐름을 유지하면서 수업 이탈 행동 학생을 제지하는 것이다.
② 학생들의 행동을 항상 인지하고 있다는 것을 알리는 것이다.
③ 학생의 학습 활동을 중단시키고 잠시 퇴장 시키는 것이다.
④ 모든 학생에게 과제에 몰입하도록 경각심을 주는 것이다.

>**TIP** 쿠닌은 수업을 유지하면서 방해되고 수업 이탈 행동 학생들을 제지하는 것을 지향하고 동시처리에 해당된다.

Answer 17.② 18.①

19 〈그림〉은 '국민체력 100'의 운영 체계이다. 체력인증센터가 이용자에게 제공하는 서비스가 아닌 것은?

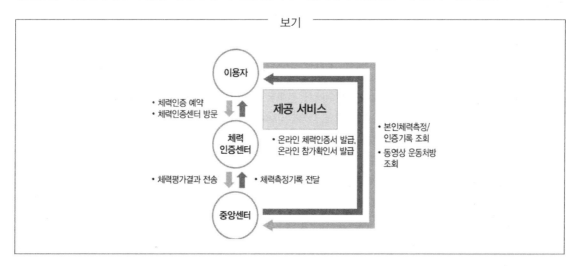

① 체력측정 서비스

② 맞춤형 운동처방

③ 국민 체력 인증서 발급

④ 스포츠클럽 등록 및 운영지원

> **TIP** 스포츠클럽 등록 및 운영지원은 국민체력100 사업의 제공서비스가 아니다.

20 〈보기〉에서 해당하는 평가기법으로 적절한 것은?

┌─────────────── 보기 ───────────────┐
• 운동 수행을 평가하는 데 자주 사용하는 평가 방법이다.
• 운동 수행의 질적인 면을 파악하여 수준이나 숫자를 부여하는 평가 방법이다.
└──────────────────────────────────┘

① 평정척도

② 사건기록법

③ 학생저널

④ 체크리스트

> **TIP** 평정척도는 질적 가치를 양적으로 수치화 하여 기록하는 것으로 운동 수행 평가에 자주 사용된다.

Answer 19.④ 20.①

3 스포츠심리학

1 〈보기〉가 설명하는 성격 이론은?

보기

자기가 좋아하는 국가대표선수가 무더위에서 진행된 올림픽 마라톤 경기에서 불굴의 정신력으로 완주하는 모습을 보고, 자기도 포기하지 않는 정신력으로 10km 마라톤을 완주하였다.

① 특성이론
② 사회학습이론
③ 욕구위계이론
④ 정신역동이론

> **TIP** 격행위를 관찰하면 이를 모방하는 경향이 있고, 더구나 그 행위가 벌을 받지 않고 보상을 받으면 공격행위는 강화되어 유사한 상황에서 공격행위를 할 가능성이 커진다는 것이다. 보기와 같이 다른 사람의 행동을 관찰한 결과와 유사하게 행동하는(관찰학습)이론이 사회학습 이론이다.

2 개방운동기술(open motor skills)에 해당하지 않는 것은?

① 농구 경기에서 자유투하기
② 야구 경기에서 투수가 던진 공을 타격하기
③ 자동차 경주에서 드라이버가 경쟁하면서 운전하기
④ 미식축구 경기에서 쿼터백이 같은 팀 선수에게 패스하기

> **TIP** 개방 운동기술에서는 운동기술 수행의 다양화가 필요하며, 다양하게 변하는 환경과 동작의 요구에 맞도록 움직임을 적응시키는 것에 중점을 두고 연습해야 한다. 보기 1번은 폐쇄운동 기술에 해당된다.

Answer 1.② 2.①

3 〈보기〉의 ⑦ ~ ㉢에 들어갈 개념을 바르게 나열한 것은?

보기

- (⑦) : 노력의 방향과 강도로 설명된다.
- (㉡) : 스포츠 자체가 좋아서 참여한다.
- (㉢) : 보상을 받거나 처벌을 피하고자 스포츠에 참여한다.

	⑦	㉡	㉢
①	동기	외적 동기	내적 동기
②	동기	내적 동기	외적 동기
③	귀인	내적 동기	외적 동기
④	귀인	외적 동기	내적 동기

> **TIP** 동기란 의사결정이나 특정행동을 일으키는 직접적인 원인이나 계기를 말하는 것으로서, 어떤 목표를 향해서 어떤 행동을
> 시작하도록 만들고 그것을 지속적으로 유지하도록 하는 정신 현상을 의미하는 것이다. 동기는 "노력의 방향과 강도"라고
> 할 수 있다.(Sage) 보기 ㉡은 스포츠가 주는 내적인 즐거움을 참가의 원동력으로 인식하는 내적 동기, ㉢은 외적 동기 중
> 외적규제에 해당된다.

4 〈보기〉의 ⑦, ㉡에 들어갈 정보처리 단계를 바르게 나열한 것은?

보기

- (⑦) : 테니스 선수가 상대 코트에서 넘어오는 공의 궤적, 방향, 속도에 관한 환경정보를 탐지한다.
- (㉡) : 환경정보를 토대로 어떤 종류의 기술로 어떻게 받아쳐야 할지 결정한다.

	⑦	㉡
①	반응 선택	자극 확인
②	자극 확인	반응 선택
③	반응/운동 프로그래밍	반응 선택
④	반응/운동 프로그래밍	자극 확인

> **TIP** ⑦의 감각 지각 단계인 자극 확인은 환경으로부터 많은 정보가 인간의 감각 시스템을 통해 유입되어 병렬적으로 동시에
> 처리될 수 있다. ㉡의 반응선택 단계는 자극에 대한 확인이 완료된 후, 자극에 대하여 어떻게 반응해야 할지를 결정하는
> 단계이다.

Answer 3.② 4.②

5 〈보기〉에서 설명하는 심리기술훈련 기법은?

보기

• 멀리뛰기의 도움닫기에서 파울을 할 것 같은 부정적인 생각이 든다.
• 부정적인 생각은 그만하고 연습한 대로 구름판을 강하게 밟자고 생각한다.
• 스스로 통제할 수 있는 것에 집중하자고 다짐한다.

① 명상
② 자생 훈련
③ 인지 재구성
④ 인지적 왜곡

>TIP 인지 재구성은 부정적인 생각을 긍정적인 생각으로 대체하는 방법이 인지 재구성이다. 부정적인 생각이 머리에 떠오를 때, 할 수 있는 최선의 방법은 긍정적인 생각으로 이를 대체하는 것이다.

6 운동발달의 단계가 순서대로 바르게 제시된 것은?

① 반사단계 → 기초단계 → 기본움직임단계 → 성장과 세련단계 → 스포츠기술단계 → 최고수행단계 → 퇴보단계

② 기초단계 → 기본움직임단계 → 반사단계 → 스포츠기술단계 → 성장과 세련단계 → 최고수행단계 → 퇴보단계

③ 반사단계 → 기초단계 → 기본움직임단계 → 스포츠기술단계 → 성장과 세련단계 → 최고수행단계 → 퇴보단계

④ 기초단계 → 기본움직임단계 → 반사단계 → 성장과 세련단계 → 스포츠기술단계 → 최고수행단계 → 퇴보단계

>TIP 태아기부터 노년기까지 운동발달 단계는 반사-기초(초보)-기본-스포츠기술-성장과 세련-최고수행-퇴보 순서로 이어진다.

Answer 5.③ 6.③

7 반두라(A, Bandura)가 제시한 4가지 정보원에서 자기효능감에 가장 큰 영향력을 미치는 것은?

① 대리경험

② 성취경험

③ 언어적 설득

④ 정서적/신체적 상태

> **TIP** 자기효능감에 가장 큰 영향력을 미치는 순서는 성취경험 > 간접(대리)경험 > 언어적 설득 > 정서적/신체적 상태이다.

8 〈보기〉에서 연습방법에 관한 설명으로 옳은 것만을 모두 고른 것은?

———————————————— 보기 ————————————————

㉠ 집중연습은 연습구간 사이의 휴식시간이 연습시간보다 짧게 이루어진 연습방법이다.
㉡ 무선연습은 선택된 연습과제들을 순서에 상관없이 무작위로 연습하는 방법이다.
㉢ 분산연습은 특정 운동기술과제를 여러 개의 하위 단위로 나누어 연습하는 방법이다.
㉣ 전습법은 한 가지 운동기술과제를 구분 동작 없이 전체적으로 연습하는 방법이다.

① ㉠, ㉡

② ㉢, ㉣

③ ㉠, ㉡, ㉣

④ ㉠, ㉢, ㉣

> **TIP** 분산연습(distributed practice) : 연습시간 사이의 휴식시간이 비교적 긴 연습 스케줄(연습시간≤휴식시간)을 말한다. ㉢의 설명은 분습법이다.

9 미국 응용스포츠심리학회(AAASP)의 스포츠심리상담 윤리 규정이 아닌 것은?

① 스포츠에 참여하는 모든 사람과 전문적인 상담을 진행한다.

② 직무수행상 자신의 한계를 인식하고 한계를 넘는 주장과 행동은 하지 않는다.

③ 회원 스스로 윤리적인 행동을 실천하고 남에게 윤리적 행동을 하도록 적극적으로 권장한다.

④ 다른 전문가에 의한 서비스 수행 촉진, 책무성 확보, 기관이나 법적의무 완수 등의 목적을 위해 상담이나 연구 결과를 기록으로 남긴다.

> **TIP** 스포츠에 참여하는 모든 사람과 전문적인 상담을 진행하는 것은 아니다. 상황은 여러 가지겠지만 팀단위 혹은 개인이 원할 때 상담이 이루어진다.

Answer 7.② 8.③ 9.①

10 〈보기〉가 설명하는 기억의 유형은?

보기

- 학창 시절 자전거를 타고 학교에 등하교 했던 A는 오랜 기간 자전거를 타지 않았음에도 불구하고 여전히 자전거를 탈 수 있다.
- 어린 시절 축구선수로 활동했던 B는 축구의 슛 기술을 어떻게 수행하는지 시범 보일 수 있다.

① 감각 기억(sensory memory)

② 일화적 기억(episodic memory)

③ 의미적 기억(semantic memory)

④ 절차적 기억(procedural memory)

> **TIP** 절차적 기억은 행하는 운동 과제가 어떤 순서나 절차에 의해서 진행될 때, 사용할 수 있는 정보를 저장하는 것을 말한다.

11 〈보기〉는 피들러(F. Fiedler)의 상황부합 리더십 모형이다. 〈보기〉의 ㉠, ㉡에 들어갈 내용을 바르게 나열한 것은?

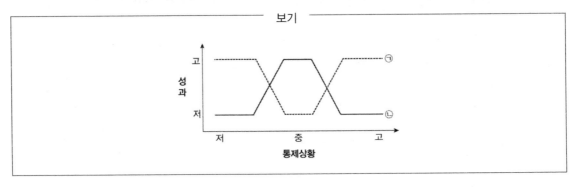

	㉠	㉡
①	관계지향리더	과제지향리더
②	과제지향리더	관계지향리더
③	관계지향리더	민주주의리더
④	과제지향리더	권위주의리더

> **TIP** 상황부합이론은 조식상황에 맞게 본인이 변화를 해야하는데 과제지향리더는 통제상황이 높고 낮을 때 최저선호동료척도점수(LPC)가 감소하고 관제지향리더는 통제상황이 중간일 때 최저선호동료척도점수(LPC)가 증가한다. 따라서 ㉠은 과제지향리더, ㉡은 관계지향리더를 뜻한다.

Answer 10.④ 11.②

12 운동학습에 의한 인지역량의 변화에 관한 설명으로 옳지 않은 것은?

① 정보를 처리하는 속도가 빨라진다.

② 주의집중 역량을 활용하는 주의 체계의 역량이 좋아진다.

③ 운동과제 수행의 수준과 환경의 요구에 대한 근골격계의 기능이 효율적으로 좋아진다.

④ 새로운 정보와 기존의 정보를 연결하여 정보를 쉽게 보유할 수 있는 기억체계 역량이 좋아진다.

> **TIP** 근골격계의 기능이 효율적으로 좋아지는 것은 신체역량이 상승하는 것이지 운동학습에 의한 인지역량 향상과는 거리가 멀다.

13 〈보기〉는 아이젠(I. Ajzen)의 계획행동이론이다. 〈보기〉의 ㉠～㉣에 들어갈 개념을 바르게 나열한 것은?

보기

(㉠)는 행동을 수행하는 것에 대한 개인의 정서적이고 평가적인 요소를 반영한다. (㉡)은/는 어떤 행동을 할 것인지 또는 안 할 것인지에 대해 개인이 느끼는 사회적 압력을 말한다. 어떠한 행동은 개인의 (㉢)에 따라 그 행동 여부가 결정된다. (㉣)은/는 어떤 행동을 하기가 쉽거나 어려운 정도에 대한 인식 정도를 의미한다.

	㉠	㉡	㉢	㉣
①	태도	의도	주관적 규범	행동통제인식
②	의도	주관적 규범	행동통제인식	태도
③	태도	주관적 규범	의도	행동통제인식
④	의도	태도	행동통제인식	주관적 규범

> **TIP** 계획 행동 이론은 합리적 행동 이론의 주요 개념에 행동통제 인식이라는 개념이 추가되었다. 행동통제 인식은 개념적으로 자기효능감과 유사한 것으로 어떤 행동에 대해 개인이 얼마나 통제감을 느끼는가를 말한다. 태도, 주관적규범, 의도에 대한 개념도 중요하지만 행동통제인식에 대한 부분을 이해하는 것이 중요하다.

Answer 12.③ 13.③

14 〈보기〉에서 정보처리이론에 관한 설명으로 옳은 것만을 모두 고른 것은?

─── 보기 ───

㉠ 정보처리이론은 인간을 능동적인 정보처리자로 설명한다.
㉡ 도식이론은 기억흔적과 지각흔적의 작용으로 움직임을 생성하고 제어한다고 설명한다.
㉢ 개방회로이론은 대뇌피질에 저장된 운동프로그램을 통해 움직임을 생성하고 제어한다고 설명한다.
㉣ 폐쇄회로이론은 정확한 동작에 관한 기억을 수행 중인 움직임과 비교한 피드백 정보를 활용하여 움직임을 생성하고 제어한다고 설명한다.

① ㉠, ㉡
② ㉢, ㉣
③ ㉠, ㉡, ㉣
④ ㉠, ㉢, ㉣

>**TIP** 도식이론은 폐쇄회로 이론과 개방회로 이론의 장점만을 통합하여 "일반화된 운동 프로그램"을 근거로 한 도식 이론을 제안하였다. 빠른 움직임은 개방회로 이론으로, 느린 움직임은 폐쇄회로 이론으로 설명하고자 하는 것이다.

15 〈보기〉의 ㉠~㉢에 들어갈 개념을 바르게 나열한 것은?

─── 보기 ───

• (㉠) : 타인의 존재가 과제수행에 미치는 영향을 말한다.
• (㉡) : 타인의 존재만으로도 각성과 욕구가 생긴다.
• (㉢) : 타인의 존재가 운동과제에 대한 집중을 방해하기도 하지만, 수행자의 욕구 수준을 증가시키기도 한다.

	㉠	㉡	㉢
①	사회적 촉진	단순존재가설	주의 분산/갈등 가설
②	사회적 촉진	단순존재가설	평가우려가설
③	단순존재가설	관중효과	주의 분산/갈등 가설
④	단순존재가설	관중효과	평가우려가설

>**TIP** 보기의 개념들은 사회적촉진, 단순존재가설, 주의분산/갈등가설에 대한 설명이고 평가우려가설은 단순존재가설과 함께 사회적 촉진이론이다. 평가우려가설은 단순한 타인의 존재는 수행자의 각성을 일으키지 못하며 자신을 바라보는 타인의 전문성과 수행자 개인의 타인 지각 경험이 중요하다. 또한 타인의 전문성을 높게 평가할 경우 욕구가 상승하여 단순과제일 경우 수행이 향상되지만 복잡과제일 경우 수행은 저하된다.

Answer 14.④ 15.①

16 힉스(W. Hick)의 법칙에 관한 설명으로 옳은 것은?

① 자극-반응 대안의 수가 증가할수록 반응시간은 길어진다.

② 근수축을 통해 생성한 힘의 양에 따라 움직임의 정확성이 달라진다.

③ 두 개의 목표물 간의 거리와 목표물의 크기에 따라 움직임 시간이 달라진다.

④ 움직임의 속력이 증가하면 정확도가 떨어지는 속력-정확성 상쇄(speed-accuracy trade-off) 현상이 나타난다.

> **TIP** 힉스의 법칙은 사용자에게 주어진 선택 가능한 선택지의 숫자에 따라 사용자가 결정하는데 소용되는 시간이 결정된다는 법칙이다.

17 〈보기〉의 ㉠에 들어갈 용어는?

보기

• 복싱선수가 상대의 펀치를 맞고 실점하는 장면이 계속해서 떠오른다.

• 이 선수는 (㉠)을/를 높이는 훈련이 필요하다.

---

① 내적 심상

② 외적 심상

③ 심상 조절력

④ 심상 선명도

> **TIP** 심상을 할 때, 선명한 이미지를 떠올려야 하며 그 이미지를 원하는 대로 조절할 수 있어야 한다. 선명한 이미지를 떠올릴 수 있지만, 그것이 실수하는 장면이라면 도움이 안된다. 이미지를 원하는 대로 바꿀 수 있는 능력이 조절력이다.

18 〈보기〉의 ㉠, ㉡에 들어갈 운동 수행에 관한 개념이 바르게 제시된 것은?

┌─────────────────────────── 보기 ───────────────────────────┐

• 운동 기술 과제가 너무 쉬울 때 (　㉠　)가 나타난다.
• 운동 기술 과제가 너무 어려울 때 (　㉡　)가 나타난다.

└──┘

	㉠	㉡
①	학습 고원(learning plateau)	슬럼프(slump)
②	천장 효과(ceiling effect)	바닥 효과(floor effect)
③	웜업 감소(warm-up decrement)	수행 감소(performance decrement)
④	맥락 간섭 효과(contextual – interference effect)	부적 전이(negative transfer)

▶**TIP** 천장효과는 검사 난이도가 낮아서 검사에 대한 대상자들이 높은 점수를 얻는 것이고 바닥효과는 난이도가 높아서 측정이 어렵거나 수준을 구별하기 어려운 것이다.

19 〈보기〉에서 운동 실천을 위한 환경적 영향요인을 모두 고른 것은?

┌─────────────────────────── 보기 ───────────────────────────┐

㉠ 지도자
㉡ 교육수준
㉢ 운동집단
㉣ 사회적 지지

└──┘

① ㉠, ㉡
② ㉢, ㉣
③ ㉠, ㉡, ㉣
④ ㉠, ㉢, ㉣

▶**TIP** 운동실천 영향 요인 중에서 개인 요인은 연령, 성, 직업, 교육수준, 건강상태 등이 있다.

Answer 18.② 19.④

20 〈보기〉가 설명하는 개념은?

보기

농구 경기에서 수비수가 공격수의 첫 번째 페이크 슛 동작에 반응하면서, 바로 이어지는 두 번째 실제 슛 동작에 제대로 반응하지 못하는 현상이 발생한다.

① 스트룹 효과(Stroop effect)
② 무주의 맹시 (inattention blindness)
③ 지각 협소화(perceptual narrowing)
④ 심리적 불응기(psychological-refractory period)

> **TIP** 자극 간 시간차가 짧으면, 두 번째 자극이 제시되었을 때 첫 번째 자극에 대한 반응실행이 진행 중에 있으므로, 두 번째 자극에 대한 반응 실행이 지연되는 것이다. 이러한 현상을 "심리적 불응기"라고 한다.

Answer 20.④

4 한국체육사

1 〈보기〉에서 한국체육사에 관한 설명으로 옳은 것만을 모두 고른 것은?

┌─────────────────── 보기 ───────────────────┐

㉠ 한국 체육과 스포츠의 시대별 양상을 연구한다.

㉡ 한국 체육과 스포츠를 역사학적 방법으로 연구한다.

㉢ 한국 체육과 스포츠에 관한 역사 기술은 사실 확인보다 가치 평가가 우선한다.

㉣ 한국 체육과 스포츠의 과거를 살펴보고, 이를 통해 현재를 직시하고 미래를 조망한다.

└──┘

① ㉠, ㉡, ㉢

② ㉠, ㉡, ㉣

③ ㉠, ㉢, ㉣

④ ㉡, ㉢, ㉣

>TIP 한국 체육과 스포츠에 관한 역사 기술은 가치 평가보다 사실 확인이 우선한다.

2 〈보기〉에서 신체활동이 행해진 제천의식과 부족국가가 바르게 연결된 것만을 모두 고른 것은?

┌─────────────────── 보기 ───────────────────┐

㉠ 무천 – 신라

㉡ 가배 – 동예

㉢ 영고 – 부여

㉣ 동맹 – 고구려

└──┘

① ㉠, ㉡

② ㉢, ㉣

③ ㉠, ㉡, ㉣

④ ㉡, ㉢, ㉣

>TIP 대표적인 제천행사는 고구려의 동맹(10월), 부여의 영고(12월), 동예의 무천(10월), 신라의 가배(8월), 삼한의 단오(5월)와 상달(10월) 등이 있었다.

Answer 1.② 2.②

3 〈보기〉에 해당하는 부족국가시대 신체활동의 목적은?

┌─────────────── 보기 ───────────────┐

중국 역사 자료인 「위지·동이전 (魏志·東W傳」에 따르면,"나이 어리고 씩씩한 청년들의 등가죽을 뚫고 굵은 줄로 그곳을 꿰었다. 그리고 한 장(一丈) 남짓의 나무를 그곳에 매달고 온종일 소리를 지르며 일을 하는데도 아프다고 하지 않고, 착실하게 일을 한다. 이를 큰사람이라 부른다."

└─────────────────────────────────────┘

① 주술의식
② 농경의식
③ 성년의식
④ 제천의식

> **TIP** 정신적, 육체적인 고통을 참고 이겨야만 사회의 일원으로 인정하는 성년의식은 부족 국가 사회에는 어디든지 있는 하나의 의식이다.

4 〈보기〉에서 삼국시대의 무예에 관한 설명으로 옳은 것만을 모두 고른 것은?

┌─────────────── 보기 ───────────────┐

㉠ 신라 : 궁전법(弓箭法)을 통해 인재를 등용하였다.
㉡ 고구려 : 경당(扃堂)에서 활쏘기 교육이 이루어졌다.
㉢ 백제 : 훈련원(訓鍊院)에서 무예 시험과 훈련이 행해졌다.

└─────────────────────────────────────┘

① ㉠, ㉡　　　　　　　　　　　　　　② ㉠, ㉢
③ ㉡, ㉢　　　　　　　　　　　　　　④ ㉠, ㉡, ㉢

> **TIP** 훈련원은 무인 양성과 관련된 공식적인 교육 기관이다. 군사의 무재를 시험하고 무예를 연습하였으며, 병서 강습을 하기도 하였다. 병요, 무경칠서, 통감, 박의진법, 병장설 등을 습득시키고 활쏘기, 승마 등을 연습시켰다.

5 고려시대 최고 교육기관과 무학(武學) 교육이 바르게 연결된 것은?

① 성균관(成均館) - 대빙재(待將齋)　　　② 성균관(成均館) - 강예재(講藝齋)
③ 국자감(國子監) - 대빙재(待將齋)　　　④ 국자감(國子監) - 강예재(講藝齋)

> **TIP** 강예재는 고려 국자감의 칠재의 하나로 예종 4년(1109)에 무신을 양성하기 위하여 세운 것으로 강예재(講藝齋)라고도 불렀다.

Answer　3.③　4.①　5.④

6 고려시대의 신체활동에 관한 설명으로 옳지 않은 것은?

① 기격구(騎擊寇) : 서민층이 유희로 즐겼다.

② 궁술(弓術) : 국난을 대비하여 장려되었다.

③ 마술(馬術) : 무인의 덕목 중 하나로 장려되었다.

④ 수박(手搏) : 무관이나 무예 인재의 선발에 활용되었다.

> **TIP** 격구, 반응, 투호는 고려시대 귀족 사회의 민속 스포츠였다. 서민층의 민속 스포츠는 대표적으로 씨름, 추천, 석전, 연날리기 등이 있다.

7 석전(石戰)의 성격에 관한 설명으로 옳지 않은 것은?

① 관료 선발에 활용되었다.

② 명절에 종종 행해지던 민속놀이였다.

③ 전쟁에 대비한 군사훈련에 활용되었다.

④ 실전 부대인 석투군(石投軍)과 관련이 있었다.

> **TIP** 석전은 놀이의 성격과 전투 훈련으로서의 성격을 지니고 있었다.

8 조선시대 서민층이 주로 행했던 민속놀이와 설명으로 옳지 않은 것은?

① 추천(鞦韆) : 단오절이나 한가위에 즐겼다.

② 각저(角저), 각력(角力) : 마을 간의 겨룸이 있었는데, 풍년 기원의 의미도 있었다.

③ 종정도(從政圖), 승경도(勝景圖) : 관직 체계의 이해와 출세 동기 부여의 뜻이 담겨 있었다.

④ 삭전(索戰), 갈전(葛戰) : 농경사회의 대표적인 민속놀이로서 농사의 풍흉(豊凶)을 점치는 의미도 있었다.

> **TIP** 승경도는 관직도표로서, 말판에 관직명을 적어놓고 윤목을 던져 나온 숫자에 따라 하위직부터 차례로 승진하여 고위직으로 먼저 오르는 사람이 이기는 놀이이다. 서민층의 놀이는 아니고 주로 양반집 아이들이 즐기던 놀이이다.

Answer 6.① 7.① 8.③

9 조선시대의 무예서에 관한 설명으로 옳지 않은 것은?

① 「무예도보통지(武藝圖譜通志)」 : 정조의 명에 따라 24기의 무예가 수록, 간행되었다.

② 「무예신보(武藝新譜)」 : 사도세자의 주도 하에 18기의 무예가 수록, 간행되었다.

③ 「권보(拳譜)」 : 광해군의 명에 따라 「무예제보」에 수록되지 않은 4기의 무예가 수록, 간행되었다.

④ 「무예제보(武藝諸譜)」 : 선조의 명에 따라 전란 중에 긴급하게 필요 했던 단병기 6기가 수록, 간행되었다.

>**TIP** 조선시대 무예서 권보는 선조의 명에 따라 편찬되었다.

10 〈보기〉에서 조선시대의 궁술에 관한 설명으로 옳은 것만을 모두 고른 것은?

보기

㉠ 군사훈련의 수단이었다.

㉡ 무과(武科) 시험의 필수 과목이었다.

㉢ 심신 수련을 위한 학사사상(學射思想)이 강조되었다.

㉣ 불국토사상(佛國土思想)을 토대로 훈련이 이루어졌다.

① ㉠, ㉡

② ㉢, ㉣

③ ㉠, ㉡, ㉢

④ ㉡, ㉢, ㉣

>**TIP** 불국토사상은 삼국시대 화랑도이다.

11 고종(高宗)의 교육입국조서(敎育立國詔書)에서 삼양(三養)이 표기된 순서는?

① 덕양(德養), 체양(體養), 지양(智養)

② 덕양(德養), 지양(智養), 체양(體養)

③ 체양(體養), 지양(智養), 덕양(德養)

④ 체양(體養), 덕양(德養), 지양(智養)

>**TIP** 교육입국조서는 종래 유교 중심의 교육을 지양하고 덕양, 체양, 지양 즉 삼양에 힘쓰고 허명과 실용을 분별하여 실용적인 교육을 강화하도록 하였다.

Answer 9.③ 10.③ 11.①

12 〈보기〉에서 설명하는 개화기의 기독교계 학교는?

보기

- 헐벗(H.B. Hulbert)이 도수체조를 지도하였다.
- 1885년 아펜젤러(H.G. Appenzeller)가 설립하였다.
- 과외활동으로 야구, 축구, 농구 등의 스포츠를 실시하였다.

① 경신학당
② 이화학당
③ 숭실학교
④ 배재학당

> **TIP** 아펜젤러가 설립한 배재학당은 학칙에 체육이 정규 교과목으로 명시되지는 않았으나 과외활동을 통해 야구, 축구, 정구(테니스), 농구와 같은 서구 스포츠가 실시되었다.

13 개화기 학교 운동회에 관한 설명으로 옳지 않은 것은?

① 민족의식을 고취하는 역할을 하였다.
② 초기에는 구기 종목이 주로 이루어졌다.
③ 사회체육 발달의 촉진제 역할을 하였다.
④ 근대스포츠의 도입과 확산에 기여하였다.

> **TIP** 우리나라 최초의 운동회는 1896년 5월 삼선평에서 열린 영어학교의 화류회로 육상 경기 위주로 실시되었다. 그 후 이것이 학급 학교 연합 운동회로 발전하여 민족 단결의 장이 되자 1909년 12월 27일에 학교에 돈이 없다는 이유로 일제에 의해 중지 명령이 내려졌다.
> 개화기 학교 운동회의 특색은 운동회는 주민과 향촌의 축제 성격을 갖고 공동체 의식을 강화시키는 역할을 하였고 운동회는 민족주의 운동의 성격을 갖고 애국심을 고취시키는 역할을 하였다. 또한 스포츠 사회화 운동의 성격을 갖고 사회체육의 발달을 촉진하는 역할을 하였다.

Answer 12.④ 13.②

14 다음 중 개화기에 설립된 체육단체가 아닌 것은?

① 대한체육구락부

② 조선체육진흥회

③ 대동체육구락부

④ 황성기독교청년회운동부

> **TIP** 조선체육진흥회가 아닌 대한국민체육회(1907)가 개화기에 설립되었으며 조선체육진흥회는 1942년 일제가 결성하였다. 즉 개화기가 아닌 일제강점기때 생긴 단체이다.

15 〈보기〉의 활동을 주도한 체육사상가는?

보기

• 체조 강습회 개최

• 체육 활동의 저변 확대를 위해 대한국민체육회 창립

• 체육 활동을 통한 애국심 고취를 위해 광무학당 설립

① 서재필

② 문일평

③ 김종상

④ 노백린

> **TIP** 1907년 10월 병식체조의 개척자로서 우리나라 근대 체육의 선구자였던 노백린 등이 창립하였다. 노백린은 덕육 및 지육에 치우친 교육의 문제점과 병식체조 중심의 학교체육을 비판하며, 체육의 올바른 이념 정립과 체육 관련 정책의 개혁을 목표로 대한국민체육회를 창립하고 이끌었다.

16 일제강점기의 체육사적 사실에 관한 설명으로 옳지 않은 것은?

① 원산학사가 설립되었다.

② 체조교수서가 편찬되었다.

③ 학교에서 체조가 필수 과목이 되었다.

④ 황국신민체조가 학교체육에 포함되었다.

> **TIP** 1883년 최초의 근대적 학교 원산학사의 설립은 개화기 시기이다.

Answer 14.② 15.④ 16.①

17 〈보기〉에서 일제강점기의 조선체육회에 관한 설명으로 옳은 것만을 모두 고른 것은?

--- 보기 ---

㉠ '전조선축구대회'를 창설 하였다.
㉡ 조선체육협회에 강제로 흡수되었다.
㉢ 국내 운동가, 일본 유학 출신자 등이 설립하였다.
㉣ 종합체육대회 성격의 전조선종합경기대회를 개최하였다.

① ㉠, ㉡
② ㉢, ㉣
③ ㉡, ㉢, ㉣
④ ㉠, ㉡, ㉢, ㉣

> **TIP** 조선체육회(대한체육회의 전신)는 1920년 7월 13일 창립되었다. 일제 강점기 우리나라 사회 스포츠 운동을 주도하였고 일본은 1938년 조선체육회를 해산시키고 조선체육협회로 통합시켰다. 보기의 설명은 모두 옳은 내용들이다.

18 〈보기〉의 괄호 안에 들어갈 일제강점기의 체육사상가는?

--- 보기 ---

(   )은/는 '체육 조선의 건설'이라는 글에서 사회를 강하게 하는 것은 구성원의 힘을 강하게 하는 것이며,
그 방법은 교육이며, 여러 교육의 기초는 체육이라고 강조하였다.

① 박은식
② 조원희
③ 여운형
④ 이기

> **TIP** 여운형은 한반도의 독립유공자, 통일 운동가이며 체육인이었다. 3·1운동의 기획자로 일제강점기 시절 영향력 있는 입지를 가진 혁명가이자 정치인이다. 보기는 1935년 조선중앙일보에 기재된 체육 조선의 건설에 대한 설명이다.

Answer 17.④ 18.③

19 대한민국 정부의 체육정책 담당 부처의 변천 순서가 옳은 것은?

① 체육부 → 문화체육관광부 → 문화체육부

② 체육부 → 문화체육부 → 문화체육관광부

③ 문화체육부 → 체육부 → 문화체육관광부

④ 문화체육부 → 문화체육관광부 → 체육부

> **TIP** 1948년 공보처를 설치했고 공보실로 개편(1955), 1961년 공보국과 방송관리국을 통합하여 공보부를 설치하였다. 그 후로 출판, 저작권 기타 문화, 예술관한 사무를 이어갔으며 1982년 문교부로부터 체육에 관한 사무를 이관받아 체육부를 설치하였다. 1990년 체육청소년부로 개편되었고 1993년 문화부와 체육청소년부를 통합하여 문화체육부를 설치하였다. 2008년 문화관광부와 국정홍보처를 통합하여 문화체육관광부를 설치하였다.

20 〈보기〉는 국제대회에서 한국 여자 대표팀이 거둔 성과를 나타낸 것이다. 〈보기〉의 ㉠~㉢에 들어갈 종목이 바르게 제시된 것은?

보기

- (㉠) : 1973년 사라예보 세계선수권대회에서 단체전 우승 달성
- (㉡) : 1976년 몬트리올 올림픽대회에서 구기 종목 사상 최초의 동메달 획득
- (㉢) : 1988년 서울 올림픽대회에서 당시 최강국을 이기고 금메달 획득

	㉠	㉡	㉢
①	배구	핸드볼	농구
②	배구	농구	핸드볼
③	탁구	핸드볼	배구
④	탁구	배구	핸드볼

> **TIP** 1973년 보스니아 사라예보에서 열린 여자탁구선수권대회에서 중국과 결승전에서 만나 우승을 달성했으며 1976년 몬트리올 올림픽대회에서 여자 배구가 최초로 구기 동메달을 획득하였다. 서울에서 열린 1988년 올림픽에 핸드볼은 남자팀은 은메달, 여자팀은 금메달을 획득했는데 당시 여자 핸드볼 최강팀인 노르웨이를 이겨서 주목을 받았다.

Answer 19.② 20.④

5 운동생리학

1 지구성 훈련에 의한 지근섬유(Type I)의 생리적 변화로 옳지 않은 것은?

① 모세혈관 밀도 증가

② 마이오글로빈 함유량 감소

③ 미토콘드리아의 수와 크기 증가

④ 절대 운동강도에서의 젖산 농도 감소

> **TIP** 마이오글로빈은 세포막을 통과한 산소와 결합해 미토콘드리아로 전달해 주는 역할을 하는데 지근 섬유가 발달하면 마이오
> 글로빈 함유령이 감소되지 않고 증가한다.

2 유산소성 트레이닝을 통한 근육 내 미토콘드리아 변화와 관련된 설명으로 옳지 않은 것은?

① 근원섬유 사이의 미토콘드리아 밀도 증가

② 근육 내 젖산과 수소 이온(H^+) 생성 감소

③ 손상된 미토콘드리아 분해 및 제거율 감소

④ 근육 내 크레아틴인산(phosphocreatine) 소모량 감소

> **TIP** 유산소 트레닝을 하면 근육 내 미토콘드리아 밀도도 증가하지만 손상된 미토콘드리아 분해와 제거율 또한 증가한다.

3 운동 중 지방분해를 촉진하는 요인으로 옳지 않은 것은?

① 인슐린 증가

② 글루카곤 증가

③ 에피네프린 증가

④ 순환성(cyclic) AMP 증가

> **TIP** 지방분해를 촉진될 때는 인슐린은 억제된다. 운동 중 인슐린의 농도는 감소한다. 만일 운동이 인슐린의 증가를 가져올 경
> 우 혈장 포도당의 빠른 비율로 모든 조직으로 섭취되어 즉각적인 저혈당증을 유발할 것이다. 운동 중 낮은 인슐린 농도는
> 간으로부터의 포도당 동원과 지방조직으로부터 유리지방산의 동원을 선호하게 된다.

Answer 1.② 2.③ 3.①

4 운동에 대한 심혈관 반응에 관한 설명으로 옳은 것은?

① 점증 부하 운동 시 심근산소소비량 감소

② 고강도 운동 시 내장 기관으로의 혈류 분배 비율 증가

③ 일정한 부하의 장시간 운동 시 시간 경과에 따른 심박수 감소

④ 고강도 운동 시 활동근의 세동맥(arterioles) 확장을 통한 혈류량 증가

> **TIP** 점증 부하 운동 시 심근산소소비량은 증가하고 고강도 운동을 하면 표적 근육군에 혈류량이 증가하면서 내장 기관으로 가는 혈류 분배율은 감소한다. 장시간 운동 시 시간 경과에 따라 일정한 부하의 운동은 결국 심박수를 올린다.

5 〈보기〉의 ㉠, ㉡에 들어갈 용어가 바르게 나열된 것은?

─── 보기 ───

• 심장의 부담을 나타내는 심근산소소비량은 심박수와 (㉠)을 곱하여 산출한다.
• 산소섭취량이 동일한 운동 시 다리 운동이 팔 운동에 비해 심근산소소비량이 더 (㉡)나타난다.

	㉠	㉡
①	1회 박출량	높게
②	1회 박출량	낮게
③	수축기 혈압	높게
④	수축기 혈압	낮게

> **TIP** 심근산소소비량은 수축기 혈압에 심박수를 곱한 값이다. 혈압은 심박출량에 저항을 곱한 값이다. 상체는 하체보다 근육이 작고 혈관들의 저항이 크기 때문에 하체 다리 운동 보다는 상체 팔 운동이 심근 산소소비량이 더 높다.

Answer 4.④ 5.④

6 골격근의 수축 특성을 결정하는 요인에 대한 설명 중 〈보기〉의 ⊙, ⓒ에 들어갈 용어가 바르게 연결된 것은?

─────── 보기 ───────

• 특이장역 = 근력 / (⊙)
• 근파워 = 힘 × (ⓒ)

① 근횡단면적   수축속도
② 근횡단면적   수축시간
③ 근파워   수축속도
④ 근파워   수축시간

>TIP 지근섬유는 속근섬유보다 낮은 특이장력을 생산한다. 지근섬유가 속근섬유보다 단위면적당 적은 액틴과 미오신을 함유하고 있어서이다. 특이장력은 근력/근횡단면적인데 근횡단면적은 근력 증대의 트레이닝에 의해 증가하지만 그 이유가 근섬유가 굵어지기 때문이지 근섬유 수의 증가는 아니다. 근파워는 힘과 수축속도의 곱에 의해 결정된다.

7 〈보기〉의 ⊙ ~ ⓒ에 들어갈 용어가 바르게 나열된 것은?

─────── 보기 ───────

수용기	역할
근방추	(⊙) 정보 전달
골지건기관	(ⓒ) 정보 전달
근육의 화학수용기	(ⓒ) 정보 전달

     ⊙   ⓒ   ⓒ
① 근육의 길이   근육 대사량   힘 생성량
② 근육 대사량   힘 생성량   근육의 길이
③ 근육 대사량   근육의 길이   힘 생성량
④ 근육의 길이   힘 생성량   근육 대사량

>TIP 근방추의 기능은 근육의 길이와 관련하여 신전에 관한 정보를 전달한다. 골지건의 기능은 근의 수축에 관한 정보를 전달한다. 관절 수용기는 관절의 각도, 관절의 가속도, 그리고 압력에 의해서 변형된 정도에 관한 근육 대사량 정보를 중추신경계로 보낸다.

Answer   6.①   7.④

8 〈그림〉은 도피반사(withdrawal reflex)와 교차신전반사(crossed-extensor reflex)를 나타낸 것이다. 이에 관한 설명으로 옳지 않은 것은?

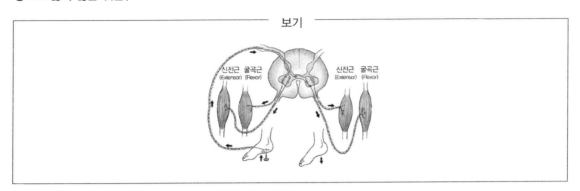

보기

① 반사궁 경로를 통해 통증 자극에 대한 빠른 반사가 일어난다.
② 통증 수용기로부터 활동전위가 발생하여 척수로 전달된다.
③ 신체 균형을 유지하기 위해 반대편 대퇴의 굴곡근 수축이 억제된다.
④ 통증을 회피하기 위해 통증 부위 대퇴의 굴곡근과 신전근이 동시에 수축된다.

▶**TIP** 압정을 누른 발은 굴곡을 일으키고 맞은 쪽의 발은 신체 균형을 위해 신전반사를 일으킨다. 즉 통증을 피하기 위해 굴곡근과 신전근이 동시에 수축되는것이 아니다.

9 〈보기〉에서 고온 환경의 장시간 최대하 운동 시 운동수행능력을 저하시키는 요인으로 옳은 것만을 모두 고른 것은? (단, 심각한 탈수 현상은 발생하지 않는 환경)

보기

ⓐ 글리코겐 고갈 가속
ⓑ 근혈류량 감소
ⓒ 1회 박출량 감소
ⓓ 운동단위 활성 감소

① ⓐ, ⓒ
② ⓐ, ⓑ, ⓓ
③ ⓑ, ⓒ, ⓓ
④ ⓐ, ⓑ, ⓒ, ⓓ

▶**TIP** 최대하 운동 중 1회 박출량은 증가한다. 1회 박출량의 증가는 트레이닝에 의해 촉진되는 심실강의 크기 증가와 밀접한 관계가 있다. 즉 심실에 혈액이 많이 들어오면 들어올수록 1회 박출량이 증가한다. 힘을 지속적으로 사용하기에 글리코겐은 고갈 가속이 붙고 근혈류량은 고온 환경이 아니라면 유지되지만 고온환경에서는 감소된다. 또한 장시간 운동수행시 근육 전환을 자주 사용한다 해도 시간이 지나면 운동단위 활성은 감소 될 수 밖에 없다.

Answer 8.④ 9.②

10 〈보기〉의 조건으로 트레드밀 운동 시 운동량은?

보기

- 체중 = 50kg
- 트레드밀 속도 = 12km/h
- 운동시간 = 10분
- 트레드밀 경사도 = 5%
  (단, 운동량(일) = 힘×거리)

① 300kpm
② 500kpm
③ 5,000kpm
④ 30,000kpm

> **TIP** 문제의 운동량은 체중 × 분당 이동거리 × 경사도로 구할 수 있다. 체중 50kg은 50kp이다. 경사도 5%를 백분위로 환산하면 5/100 = 0.05이며 트레드밀 속도 12km/h는 60분에 12,000m를 이동 한 것이니 1분으로 환산하면 분당 200m이다. 10분간 운동했으니 2,000m 이동거리가 나온다. 이 값들을 곱하면 운동량이 나온다.
> 50kp×2000m×0.05 = 5000kpm

11 에너지 대사 과정과 속도조절효소의 연결이 옳지 않은 것은?

에너지 대사 과정	속도조절효소
① ATP-PC 시스템	크레아틴 키나아제(creatine kinase)
② 해당작용	젖산 탈수소효소(lactate dehydrogenase)
③ 크랩스회로	이소시트르산탈수소효소(isocitrate dehydrogenase)
④ 전자전달체계	사이토크롬산화효소(cytochrome oxidase)

> **TIP** 해당과정에서 가장 중요한 효소 중의 하나는 포스포프락토키나아제(PFK)이지만, 포스포리파아제, 헥소키나아제, 피루브산 키나아제, 그리고 젖산탈수소효소라는 무산소성 해당과정의 다른 주요 조절효소가 있다.

Answer 10.③ 11.②

12 〈보기〉에서 근육의 힘, 파워, 속도의 관계에 대한 설명 중 옳은 것만을 모두 고른 것은?

———————————————— 보기 ————————————————

㉠ 단축성(concentric) 수축 시 수축 속도가 빨라짐에 따라 힘(장력)생성은 감소한다.
㉡ 신장성(eccentric) 수축 시 신장 속도가 빨라짐에 따라 힘(장력) 생성은 증가한다.
㉢ 근육이 발현할 수 있는 최대 근파워는 등척성(isometric) 수축 시에 나타난다.
㉣ 단축성 수축 속도가 동일할 때 속근섬유가 많을수록 큰 힘을 발휘한다.

① ㉠, ㉡, ㉢   ② ㉠, ㉡, ㉣
③ ㉠, ㉢, ㉣   ④ ㉡, ㉢, ㉣

>TIP 근육아 발현할 수 있는 최대 근파워는 신장성 수축 시에 나타난다.

13 카테콜라민에 대한 설명으로 옳지 않은 것은?

① 부신피질에서 분비
② 교감신경의 말단에서 분비
③ $\alpha 1$ 수용체 결합 시 기관지 수축
④ $\beta 1$ 수용체 결합 시 심박수 증가

>TIP 카테콜라민(에피네프린, 노르에피네프린) 은 부신수질의 교감신경계에 의해 자극되면 부신수질에서 에피네프린(80%), 노르에피네프린(20%)이 분비된다. 교감신경 말단에서는 노르에프네프린이 분비된다. 심장의 박동수와 수축력 증가, 혈압의 증가, 호흡량의 증가, 신진대사의 증가, 간과 근육의 글리코겐 분해, 혈액 속으로의 글루코스와 유리지방산 방출 증가, 골격근으로의 혈액 공급 증가에 작용한다. 보기 3번의 알파 수용체 결합 시 기관지 수축은 조금 애매하다. 알파2에서 기관지 수축을 일으키고 알파1과 알파2는 모두 혈관 수축을 일으킨다.

14 〈보기〉의 에너지 대사 과정에 관한 설명 중 옳은 것만을 모두 고른 것은?

보기

㉠ 해당과정 중 NADH는 생성되지 않는다.

㉡ 크랩스 회로와 베타산화는 미토콘드리아에서 관찰되는 에너지 대사 과정이다.

㉢ 포도당 한 분자의 해당과정의 최종산물은 ATP 2분자와 피루브산염 2분자(또는 젖산염 2분자)이다.

㉣ 낮은 운동강도(예 : VO_2max 40%)로 30분 이상 운동 시 점진적으로 호흡교환율이 감소하고 지방 대사 비중은 높아진다.

① ㉠, ㉡

② ㉠, ㉣

③ ㉡, ㉢

④ ㉡, ㉢, ㉣

> **TIP** 무산소 해당과정에서 NADH는 수소의 중요한 운반체로 산소가 부족할 때는 초성포도산에 H이온을 주어 젖산을 형성하고, 산소가 충분하면 미토콘드리아로 이동한다. 해당과정에서는 2개의 NADH가 생성된다.

15 운동 중 혈중 포도당 농도를 유지하기 위한 호르몬에 대한 설명으로 옳지 않은 것은?

① 성장호르몬 – 간에서 포도당신생합성 증가

② 코티솔 – 중성지방으로부터 유리지방산으로 분해 촉진

③ 노르에피네프린 – 골격근 조직 내 유리지방산 산화 억제

④ 에피네프린 – 간에서 글리코겐 분해 촉진 및 조직의 혈중 포도당 사용 억제

> **TIP** 카테콜라민인 노르에피네프린은 유리지방산 산화를 증가시킨다.

Answer 14.④ 15.③

16 운동 중 수분과 전해질 균형에 관한 설명으로 옳은 것만을 모두 고른 것은?

보기

㉠ 장시간의 중강도 운동 시 혈장량과 알도스테론 분비는 감소한다.

㉡ 땀 분비로 인한 혈장량 감소는 뇌하수체 후엽의 항이뇨호르몬 분비를 유도한다.

㉢ 충분한 수분 섭취 없이 장시간 운동 시 체내 수분 재흡수를 위해 레닌-안지오텐신 II 호르몬이 분비된다.

㉣ 운동에 의한 땀 분비는 수분 상실을 초래하며 혈중 삼투질 농도를 감소시킨다.

① ㉠, ㉢   ② ㉠, ㉣

③ ㉡, ㉢   ④ ㉡, ㉣

>TIP 알도스테론의 주요 전해질 코르티코이드로, 신장의 나트륨 재흡수를 증가시켜 인체가 더 많은 나트륨을 보유하도록 만들고 탈수 현상을 방지한다. 장시간의 중강도 운동시 레인-안지오텐신II와 혈장량과 알도스테론 분비는 직선적으로 증가한다. 또한 운동에 의한 땀 분비는 수분 상실을 초래하고 혈중 삼투압 농도를 증가 시킨다.

17 〈표〉는 참가자의 폐환기 검사 결과이다. 〈보기〉에서 옳은 것만을 모두 고른 것은?

참가자	1회 호흡량(mL)	호흡률(회/min)	분당환기량(mL/min)	사강량(mL)	폐포 환기량(mL/min)
주은	375	20	( )	150	( )
민재	500	15	( )	150	( )
다영	750	10	( )	150	( )

보기

㉠ 세 참가자의 분당환 기량은 동일하다.

㉡ 다영의 폐포 환기량은 분당 6L/min이다.

㉢ 주은의 폐포 환기량이 가장 크다.

① ㉠, ㉡

② ㉠, ㉢

③ ㉡, ㉢

④ ㉠, ㉡, ㉢

>TIP 분당환기량(L/ml)=1회 호흡량(L)×호흡 수(회)이다. 폐포 환기량은 (1회 호흡량-사강)×호흡률 이다. 주은 분당환기량 375 × 20 = 7,500ml, 민재의 분당환기량 500×15 = 7,500ml, 다영의 분당환기량 750×10 = 7,500ml으로 모두 동일하다. 주은의 폐포 환기량 (375-150×20 = 4,500ml 이며 민재의 폐포 환기량 (500-150)×15 = 5,250ml, 다영의 폐포 환기량 (750-150)×10 = 6,000ml이다. L로 환산하면 주은 4.5, 민재 5.25, 다영 6으로 다영의 폐포 환기량이 가장 크다.

Answer 16.③ 17.①

18 1회 박출량(stroke volume) 증가 요인으로 옳지 않은 것은?

① 심박수 증가

② 심실 수축력 증가

③ 평균 동맥혈압(MAP) 감소

④ 심실 이완기말 혈액량(EDV) 증가

> **TIP** 스탈링 법칙은 1회 박출량은 심장으로의 혈액 유입량(정맥 환류량)에 의해 결정되며, 정맥 환류량이 증가하면 심층만도(이완기 용량)가 증대하고, 심근이 커져 그 길이에 비례하여 심실수축력이 증대하는 법칙을 말한다. 확장 말기량이 증가하는 것은 확장기가 심장으로 피를 받는 단계이므로 많은 피를 심장에 모은다는 의미이다. 심장에 피가 많기 때문에 수축시 더 많은 혈액을 내뿜을 수 있는 것이다. 이것은 심장근의 수축력에 의해 좌우되는데 안정시 심장근은 적정 근육 길이보다 짧아져 있는 상태에서 혈액이 심장에 많이 들어올 경우 심장은 확장되고 심장근은 적정 근육 길이를 확보해 높은 수축력을 갖게 되어 1회 박출량이 증가하는 것이다. 저항인 평균 동맥혈압이 감소되도 1회 박출량 증가의 요인이다. 보기 1번은 심박수가 증가한다고 1회 박출량의 증가 요인은 아니다. 동일 운동 부하시 1회 박출량이 증가하면 심박수가 오히려 감소하여 심박출량을 맞춘다.

19 골격근 섬유에 관한 설명으로 옳은 것은?

① 근수축에 필요한 칼슘(Ca^{2+})은 근형질세망에 저장되어 있다.

② 운동단위(motor unit)는 감각뉴런과 그것이 지배하는 근섬유의 결합이다.

③ 신경근 접합부(neuromuscular junction)에서 분비되는 근수죽 신경전달물질은 에피네프린이다.

④ 지연성 근통증은 골격근의 신장성(eccentrk) 수죽보다 단죽성(concentric) 수죽 시 더 쉽게 발생한다.

> **TIP** 운동단위는 운동뉴런이 지배하는 근섬유이며 신경근 접합부에서 분비되는 신경전달 물질은 아세틸콜린이다. 지연성 근통증 DOMS(Delayed Onset Muscle Soreness)은 단축성 보다 신장성일 때 더 쉽게 발생한다. 지연성 근통증은 바로 나타나지 않고 통상 2~3일 후에 나타난다. 참고로 AOMS(Acute Onset Muscle Soreness)은 급성 근육통증을 말하는데 고강도 운동을 하고 난 직후나 운동중 생기는 근육의 통증이다.

20 지근섬유(Type Ⅰ)와 비교되는 속근섬유(Type Ⅱ)의 특성으로 옳은 것은?

① 높은 피로 저항력 ② 근형질세망의 발달

③ 마이오신 ATPase의 느린 활성 ④ 운동신경세포(뉴런)의 작은 직경

> **TIP** 속근섬유가 지근섬유에 비해 수축 속도가 빠른 이유는 신경세포의 세포체가 크고 신경세포의 신경섬유의 직경이 크다. 또한 신경세포의 축삭이 더 발달해 있으며 지배하는 근섬유 수가 지근보다 많다. 근섬유의 근형질세망이 지근에 비해 발달해 있고 ATPase가 지근에 비해 빠른 기전을 가지고 있다.

Answer 18.① 19.① 20.②

6 운동역학

1 뉴턴(I. Newton)의 3가지 법칙과 관련이 없는 것은?

① 외력이 가해지지 않으면, 정지하고 있는 물체는 계속 정지하려 한다.

② 가속도는 물체에 가해진 힘에 비례한다.

③ 수직 점프를 할 때, 지면을 강하게 눌러야 높게 올라갈 수 있다.

④ 외력이 가해지지 않으면, 물체가 가진 각운동량은 변하지 않는다.

> **TIP** 뉴턴의 관성의 법칙, 가속도의 법칙, 작용-반작용의 법칙이다. 문항의 오류로 인해 모두 정답 처리 되었다.

2 〈보기〉에서 힘(force)에 관한 설명으로 옳은 것을 모두 고른 것은?

보기

㉠ 움직임을 일으키는 원인으로 에너지이다.
㉡ 질량과 가속도의 곱으로 결정된다.
㉢ 단위는 N(Newton)이다.
㉣ 크기를 갖는 스칼라(scalar)이다.

① ㉠, ㉡
② ㉠, ㉣
③ ㉡, ㉢
④ ㉢, ㉣

> **TIP** ㉠은 힘과는 무관한 에너지에 대한 내용이다. ㉣은 크기와 방향을 모두 갖는 벡터이다.

3 쇼트트랙 경기에서 원운동을 할 때 원심력과 구심력에 관한 설명으로 옳은 것은?

① 원심력과 구심력은 크기가 같고, 방향이 반대이다.

② 원심력은 원운동을 하는 선수의 질량과 관계가 없다.

③ 원심력을 극복하는 방법으로 반지름을 작게 하여 원운동을 한다.

④ 신체를 원운동 중심의 방향으로 기울이는 것은 접선속도를 크게 만들기 위함이다.

> **TIP** 원심력과 구심력이 동일해야 넘어지지 않고 쇼트트랙 경기에서 코너를 회전하는 원운동을 할 수 있다. 원심력은 질량에 비례한다.

Answer 1.모두정답 2.③ 3.①

4 선운동량 또는 충격량에 관한 설명으로 옳은 것은?

① 선운동량은 질량과 속도를 더하여 결정되는 물리량이다.

② 충격량은 충격력과 충돌이 가해진 시간의 곱으로 결정되는 물리량이다.

③ 시간에 따른 힘 그래프에서 접선의 기울기는 충격량을 의미한다.

④ 충격량이 선운동량으로 전환되기 위해서는 먼저 충격량이 토크로 전환되어야 한다.

> **TIP** 선운동량과 충격량에 대한 공식을 참고하면 쉽게 해석이 가능하다.
>
> M(운동량) $= m$(질량) $\times v$(속도)
>
> I(충격량) $= F$(충격력) $\times t$(작용시간)

5 운동학적(kinematic) 분석과 운동역학적(kinetic) 분석에 관한 설명으로 옳지 않은 것은?

① 일률, 속도, 힘은 운동역학적 분석요인이다.

② 운동학적 분석은 움직임을 공간적·시간적으로 분석한다.

③ 근전도 분석, 지면반력 분석은 운동역학적 분석방법이다.

④ 신체중심점의 위치변화, 관절각의 변화는 운동학적 분석요인이다.

> **TIP** ①은 운동학적 분석요인이다.

6 〈보기〉에서 물리량에 대한 설명으로 옳은 것만 고른 것은?

보기

㉠ 압력은 단위면적당 가해지는 힘이며 벡터이다.

㉡ 일은 단위시간당 에너지의 변화율이며 벡터이다.

㉢ 마찰력은 두 물체의 마찰로 발생하는 힘이며 스칼라이다.

㉣ 토크는 회전을 일으키는 효과이며 벡터이다.

① ㉠, ㉡

② ㉠, ㉣

③ ㉡, ㉢

④ ㉢, ㉣

> **TIP** ㉡은 스칼라이고 ㉢은 벡터에 대한 설명이다.

Answer 4.② 5.① 6.②

7 〈보기〉에서 항력과 관련된 설명으로 옳은 것만 고른 것은?

─── 보기 ───

⊙ 육상의 원반 투사 시, 최적의 공격각(attack angle)은 $\dfrac{\text{항력}}{\text{양력}}$ 이 최대일 때의 각도이다.

ⓛ 야구에서 투구 시 공에 회전을 넣어 커브 구질을 만든다.

ⓒ 파도와 같이 물과 공기의 접촉면에서 형성된 난류에 의하여 발생하기도 한다.

ⓔ 날아가는 골프공의 단면적(유체의 흐름방향에 수직인 물체의 면적)에 비례한다.

① ㉠, ㉡   ② ㉠, ㉣

③ ㉡, ㉢   ④ ㉢, ㉣

> **TIP** ㉠은 최적의 공격각은 항력/양력이 최소일때의 각도이며, ㉡은 항력이 아닌 양력에 대한 설명이다.

8 2차원 영상분석에서 배율법(multiplier method)에 관한 설명으로 옳지 않은 것은?

① 동작이 수행되는 평면에 직교하게 카메라를 설치한다.

② 분석대상이 운동평면에서 벗어나면 투시오차(perspective error)가 발생할 수 있다.

③ 체조의 공중회전(somersault)과 트위스트(twist)와 같은 운동 동작을 분석하는 데 주로 활용된다.

④ 기준자(reference ruler)는 영상평면에서의 분석대상 크기를 실제 운동 평면에서의 크기로 조정하기 위해 사용된다.

> **TIP** 공중의 트위스트 동작은 3차원(x, y, z 축 구분)분석을 통해 진행한다.

9 〈보기〉에서 각운동에 관한 설명으로 옳은 것만 고른 것은?

─── 보기 ───

⊙ 각속력은 벡터이고, 각속도(angular velocity)는 스칼라이다.

ⓛ 각속력(angular speed)은 시간당 각거리(angular distance)이다.

ⓒ 각가속도(angular acceleration)는 시간당 각속도의 변화량이다.

ⓔ 각거리는 물체의 처음과 마지막 각위치의 변화량이다.

① ㉠, ㉡   ② ㉠, ㉣

③ ㉡, ㉢   ④ ㉢, ㉣

> **TIP** ㉠ 각속력은 단위시간에 변화된 각거리로 스칼라이고 각속도는 단위시간당 변화된 각변위로 힘의 크기가 있는 벡터이다.
> ㉣ 각거리는 두 물체에 이르는 직선 상 각도로써 방향이 없이 크기만 존재하는 스칼라이다.

Answer   7.④   8.③   9.③

10 〈보기〉와 같이 조건을 (A)에서 (B)로 변경하였을 때, ㉠~㉢에 들어갈 내용으로 바르게 나열한 것은? (단, 각운동량 그리고 줄과 공의 질량은 변화가 없는 것으로 가정)

보기

(A)

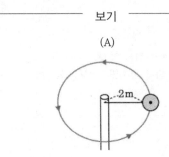

- 회전축에서 공의 중심까지 거리 : 2m
- 회전속도 : 1회전/sec

↓

(B)

회전축에서 공까지의 거리를 1m로 줄이면, 회전반경이 (㉠)로 줄오들고 관성모멘트가 (㉡)로 감소하기 때문에 공의 회전속도는 (㉢)로 증가한다.

	㉠	㉡	㉢
①	$\dfrac{1}{2}$	$\dfrac{1}{2}$	2회전/sec
②	$\dfrac{1}{2}$	$\dfrac{1}{4}$	2회전/sec
③	$\dfrac{1}{4}$	$\dfrac{1}{2}$	4회전/sec
④	$\dfrac{1}{2}$	$\dfrac{1}{4}$	4회전/sec

> **TIP** 각운동량의 변화가 없다는 가정에 근거하고 회전반경에 대한 공식과 관성모멘트에 대한 공식을 대입하면 쉽게 풀이가 가능하다. 반지름이 2m에서 1m로 절반 줄었지만 동일한 각운동량을 나타내므로 회전속도가 증가했다는 가정이 성립된다. 관성모멘트는 반지름의 제곱이 되어 반지름 감소 수치에 제곱근의 수치가 성립된다.
> $I = m \times r^2$
> I : 관성모멘트, m : 질량, r : 반지름

Answer 10.④

11 〈보기〉의 ㉠~㉣에 들어갈 내용이 바르게 제시된 것은?

┌─────────────────── 보기 ───────────────────┐
- (㉠)가 커질수록 부력도 커진다.
- (㉡)가 올라갈수록 부력은 작아진다.
- (㉢)는 수중에서의 자세 변화에 따라 달라진다.
- (㉣)은 물에 잠긴 신체의 부피에 비례하여 수직으로 밀어 올리는 힘이다.
└──┘

	㉠	㉡	㉢	㉣
①	신체의 밀도	신체의 온도	무게중심의 위치	부력
②	유체의 밀도	신체의 온도	무게중심의 위치	항력
③	신체의 밀도	물의 온도	부력중심의 위치	항력
④	유체의 밀도	물의 온도	부력중심의 위치	부력

>TIP 정답에 따른 ㉠, ㉡, ㉢, ㉣의 내용이다.

12 인체에 적용되는 지레(levers)의 원리에 관한 설명으로 옳지 않은 것은?

① 1종 지레에서 축(받침점)은 힘점과 저항점(작용점) 사이에 위치하고 역학적 이점이 1보다 크거나 작을 수 있다.

② 2종 지레는 저항점이 힘점과 축 사이에 위치하고 역학적 이점이 1보다 크다.

③ 3종 지레에서 힘점은 축과 저항점 사이에 위치하고 역학적 이점이 1보다 크다.

④ 지면에서 수직 방향으로 발뒤꿈치를 들고 서는 동작(calf raise)은 2종 지레이다.

>TIP 3종지레는 힘점이 축과 저항점 사이에 위치해서 힘팔의 길이가 짧아 1보다 작은 것이다.

13 〈그림〉의 수직점프(vertical jump) 동작에 관한 운동역학적 특성을 바르게 설명한 것은? (단, 외력과 공기 저항은 작용하지 않는 것으로 가정)

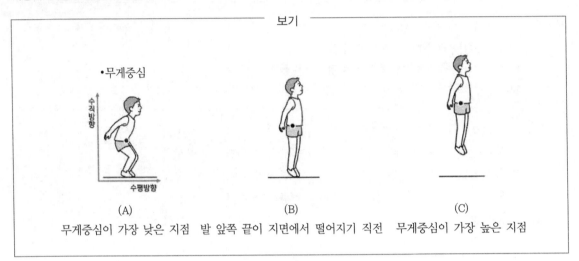

① (A)부터 (B)까지 한 일(work)은 위치에너지의 변화량과 같다.

② (A)부터 (B)까지 넙다리네갈래근(대퇴사두근, quadriceps)은 신장성 수축(eccentric contraction)을 한다.

③ (B)부터 (C)까지 무게중심의 수직가속도는 증가한다.

④ (C) 지점에서 인체 무게중심의 수직속도는 0m/sec이다.

> **TIP** ①은 위치에너지와 운동에너지를 모두 포함해야 한다.
> ②는 단축성 수축을 한다.
> ③은 중력가속도의 반대방향으로 수직가속도는 감소한다.

14 회전운동에 관한 설명으로 옳지 않은 것은?

① 회전하는 물체의 접선속도는 각속도와 반지름의 곱으로 구한다.

② 회전하는 물체의 각속도는 호의 길이를 소요시간으로 나누어 구한다.

③ 인체의 관성모멘트(moment of inertia)는 회전축의 방향에 따라 변한다.

④ 토크는 힘의 연장선이 물체의 중심에서 벗어난 지점에 작용할 때 발생한다.

> **TIP** ② 각속도는 각변위를 이동시간으로 나눈값으로 각변위는 각위치의 변화량을 의미하는데 '호의 길이'는 변위값 해석에 오류가 발생할 수 있다.
> ③ 관성모멘트가 회전축의 방향으로만 변하는 것이 아니다.

Answer 13.④ 14.②③

15 인체의 무게중심에 관한 설명으로 옳지 않은 것은?

① 무게중심은 인체 외부에 위치할 수 있다.

② 무게중심의 위치는 안정성에 영향을 준다.

③ 무게중심은 토크의 합이 '0'인 지점이다.

④ 무게중심의 위치는 동작의 변화와 관계없이 일정하다.

> **TIP** 무게중심은 인체의 움직임에 따라 항상 변화된다.

16 중력가속도의 개념에 관한 설명으로 옳지 않은 것은?

① 중력가속도의 크기는 $9.8 m/sec^2$이다.

② 중력가속도는 지구 중심방향으로 작용한다.

③ 인체의 무게는 질량과 중력가속도의 곱으로 산출한다.

④ 토스한 배구공이 상승하는 과정에서는 중력가속도의 영향을 받지 않는다.

> **TIP** 배구공이 상승하는 과정에서도 중력가속도의 영향을 받아 결국 중력가속도 방향으로 떨어지게 된다.

17 인체의 근골격계에 관한 설명으로 옳은 것은?

① 골격근의 수축은 관절에서 회전운동을 일으키지 못한다.

② 인대(ligament)는 골격근을 뼈에 부착시키는 역할을 한다.

③ 작용근(주동근, agonist)은 의도한 운동을 발생시키는 근육이다.

④ 팔꿈치관절에서 굽힘근(굴근, flexor)의 수축은 관절의 각도를 커지게 한다.

> **TIP** ① 골격근 수축을 통해 회전운동이 발생된다.
> ② 인대는 뼈와 뼈를 연결시켜준다.
> ④ 팔꿈치관절의 굽힘은 관절의 각도를 작아지게 한다.

Answer 15.④ 16.④ 17.③

18 기저면의 변화를 통해 안정성을 증가시킨 동작으로 옳지 않은 것은?

① 산에서 내려오며 산악용 스틱을 사용하여 지면을 지지하기
② 씨름에서 상대방이 옆으로 당기자 다리를 좌우로 벌리기
③ 평균대 외발서기 동작에서 양팔을 좌우로 벌리기
④ 스키점프 착지 동작에서 다리를 앞뒤로 교차하여 벌리기

> **TIP** 기저면의 안정성이 아닌 무게중심의 위치에 대한 설명이다.

19 역학적 일(work)과 일률(power)의 개념을 바르게 설명한 것은?

① 일의 단위는 watt 또는 joule/sec이다.
② 일률은 힘과 속도의 곱으로 산출한다.
③ 일률은 이동한 거리를 고려하지 않는다.
④ 일은 가해진 힘의 크기에 반비례한다.

> **TIP** ① 일의 단위는 N·m(뉴턴미터)이다.
> ③ 1초 동안의 일의 양을 의미하는데 일의 수행은 속도(거리×시간)를 포함하고 있어 이동거리는 포함된다.
> ④ 가해진 힘의 크기에 비례한다.
> 일$(work; W) = $ 힘$(force; F) \times$ 거리$(distance; D)$

20 운동역학을 스포츠 현장에 적용한 사례로 적절하지 않은 것은?

① 멀리뛰기에서 도약력 측정을 위한 지면반력 분석
② 다이빙에서 각운동량 산출을 위한 3차원 영상분석
③ 축구에서 운동량 측정을 위한 웨어러블 센서(wearable sensor)의 활용
④ 경기장 적응을 위해 가상현실을 활용한 양궁 심상훈련 지원

> **TIP** 가상현실을 이용한 심리적 훈련으로 운동역학과는 무관하다.

1 〈보기〉에서 설명하는 법령은?

보기

이 법은 국민 모두가 스포츠 및 신체활동에 자유롭고 평등하게 참여하여 건강하고 행복한 삶을 영위할 수 있도록 스포츠의 가치가 교육, 문화, 환경, 인권, 복지, 정치, 경제, 여가 등 우리 사회 영역 전반에 확산될 수 있게 국가와 지방자치단체가 그 역할을 다하며, 개인이 스포츠 활동에서 차별받지 아니하고, 스포츠의 다양성, 자율성과 민주성의 원리가 조화롭게 실현되도록 하는 것을 기본 이념으로 한다.

① 스포츠클럽법
② 스포츠기본법
③ 국민체육진흥법
④ 학교체육진흥법

> **TIP** 스포츠기본법은 보기의 내용이고 [국민체육진흥법]은 국민체육을 진흥하여 국민체력을 증진하고 체육활동을 통한 국민의 행복을 목적으로 한다.

2 〈보기〉에서 스포츠에서 발생하는 폭력의 유형과 특징으로 옳은 것만을 모두 고른 것은?

보기

㉠ 직접적 폭력은 가시적, 파괴적이다.
㉡ 직접적 폭력은 상해를 입히려는 의도가 있는 행위이다.
㉢ 구조적 폭력은 비가시적이며 장기간 이루어진다.
㉣ 구조적 폭력은 의도가 노골적이지 않지만 관습처럼 반복된다.
㉤ 문화적 폭력은 언어, 행동양식 등의 상징적 행위를 통해 가해진다.
㉥ 문화적 폭력은 위해를 '옳은 것'이라 정당화하여 '문제가 되지 않게' 만들기도 한다.

① ㉠, ㉢, ㉤
② ㉠, ㉢, ㉣, ㉥
③ ㉠, ㉡, ㉢, ㉣, ㉤
④ ㉠, ㉡, ㉢, ㉣, ㉤, ㉥

> **TIP** 스포츠 폭력의 유형은 직접적 폭력, 구조적 폭력, 문화적 폭력으로 구분된다.

Answer 1.② 2.④

3 스포츠에서 여성에 대한 차별이 발생하거나 심화되는 원인으로 볼 수 없는 것은?

① 생물학적 환원주의

② 남녀의 운동 능력 차이

③ 남성 문화에 기반한 근대스포츠

④ 여성 참정권

>**TIP** 여성의 참정권은 차별이 감소되는 대표적 현상이다.

4 〈보기〉에서 ㈎의 문제를 해결하기 위해 생명중심주의 입장에서 ㈏를 제시한 학자는?

보기

㈎

스포츠에서 환경문제가 발생하는 근본 원인은 스포츠의 사회 문화적 가치와 환경 혹은 자연의 보전 가치 사이의 충돌이다.

㈏

• 불침해의 의무 : 다른 생명체에 해를 끼쳐서는 안 된다.

• 불간섭의 의무 : 생태계에 간섭해서는 안 된다.

• 신뢰의 의무 : 낚시나 덫처럼 동물을 기만하는 행위를 해서는 안 된다.

• 보상적 정의의 의무 : 부득이하게 해를 끼친 경우 피해를 보상해야 한다.

① 테일러(P. Taylor)

② 베르크(A. Berque)

③ 콜버그(L. Kohlberg)

④ 패스모어(J. Passmore)

>**TIP** 테일러는 생명이 반드시 살아있어야 하는 것이 중요하다고 했으며, 생명이 있는 모든 것(인간, 동물, 식물 포함)인 유기체에 대한 선에 대해서도 관심을 가져야 한다고 했다.

Answer 3.④ 4.①

5 〈보기〉의 ⊙ ~ ⓒ에 들어갈 용어로 바르게 묶인 것은?

─────────────── 보기 ───────────────

• (⊙) : 생물학적, 형태학적 특징에 따라 분류된 인간 집단
• (ⓒ) : 특정 종목에 유리하거나 불리한 인종이 실제로 존재 한다는 사고 방식
• (ⓒ) : 선수의 능력 차이를 특정 인종의 우월이나 열등으로 과장하여 차등을 조장하는 것

	⊙	ⓒ	ⓒ
①	인종	인종주의	인종 차별
②	인종	인종 차별	젠더화 과정
③	젠더	인종주의	인종 차별
④	젠더	인종 차별	젠더화 과정

>TIP ⊙의 인종, ⓒ의 인종주의, ⓒ의 인종차별이 〈보기〉의 내용이 정의를 나타내고 있다.

6 〈보기〉의 축구 경기 비디오 판독 (VAR)에서 심판 B의 판정 견해를 지지하는 윤리 이론에 가장 부합하는 것은?

─────────────── 보기 ───────────────

심판 A : 상대 선수가 부상을 입었지만 퇴장은 가혹하다.
심판 B : 그 선수가 충돌을 피할 수 있는 시간은 충분했다. 그러나 그는 피하려 하지 않았다. 따라서 퇴장의 처벌은 당연하다.

① 최대다수의 최대행복
② 의무주의
③ 쾌락주의
④ 좋음은 옳음의 근거

>TIP 옳고 그른 행동에 대해 판단할 수 있는 기준이 행위를 조정할 수 있는 동기라는 의무론적 윤리이론의 견해이다.

7 〈보기〉에 담긴 윤리적 규범과 관련이 없는 것은?

보기

나는 운동선수로서 경기의 규칙을 숙지하고 준수하여 공정하게 시합을 한다.

① 페어플레이(fair play)
② 스포츠딜레마(sport dilemma)
③ 스포츠에토스(sport ethos)
④ 스포츠퍼슨십(sportpersonship)

> **TIP** 스포츠퍼슨십은 페어플레이를 위해 스포츠인이 준수해야할 태도이고 스포츠에토스는 보편적 도덕성을 의미하고 있다.

8 〈보기〉의 사례로 나타나는 품성으로 스포츠인에게 권장하지 않는 것은?

보기

• 경기 규칙의 위반은 옳지 않음을 알면서도 불공정한 파울을 행하기도 한다.
• 도핑이 그릇된 일이라는 점을 알고 있지만, 기록갱신과 승리를 위해 도핑을 강행한다.

① 테크네(techne)
② 아크라시아(akrasia)
③ 에피스테메(episteme)
④ 프로네시스(phronesis)

> **TIP** 아크라시아는 스스로 통제하지 못하고 욕망이 지배하는 행동으로써 스포츠인에게는 권장되지 않는 대표적 행동이다.

Answer 7.② 8.②

9 〈보기〉의 내용과 가장 밀접한 것은?

> ─────────── 보기 ───────────
> • 정정당당하게 경기에 임하라.
> • 어떠한 경우에도 최선을 다해라.
> • 운동선수는 페어플레이를 해야 한다.

① 모방욕구
② 가언명령
③ 정언명령
④ 배려윤리

>TIP 칸트가 제시한 도덕법칙으로 결과에 상관없이 선(善)을 절대적이고 의무적으로 행해야 하는 법칙이라는 것이다.

10 〈보기〉의 내용에 해당하는 윤리적 태도는?

> ─────────── 보기 ───────────
> 나는 경기에 참여할 때마다, 나의 행동 하나하나가 가능한 많은 사람이 만족하는데 기여할 수 있도록 노력한다.

① 행위 공리주의
② 규칙 공리주의
③ 제도적 공리주의
④ 직관적 공리주의

>TIP 개인 행동이 많은 사람을 위해 기여해야 하는 것은 행위 공리주의의 대표적 사례이다.

Answer 9.③ 10.①

11 〈보기〉의 설명에 해당하는 스포츠에서의 정의(justice)는?

> ――― 보기 ―――
>
> 정의는 공정과 준법을 요구한다. 모든 선수에게 동등한 기회를 보장해야 한다는 공정의 원칙은 지켜지지 않을 때가 있다. 스포츠에서는 완전한 통제가 어려운 불평등을 줄이기 위해 공수 교대, 전후반 진영 교체, 홈·원정 경기, 출발 위치 제비뽑기 등을 한다.

① 자연적 정의

② 평균적 정의

③ 분배적 정의

④ 절차적 정의

> **⋟TIP** 모든 선수에게 동등한 기회를 보장하기 위해 분배의 원칙을 합의해 나가는 과정에서 공정성을 강조하고 있는 절차적 정의에 대한 설명이다.

12 〈보기〉의 ㉠~㉢에 해당하는 용어가 바르게 제시된 것은?

> ――― 보기 ―――
>
> 공자의 사상은 (㉠)(으)로 설명할 수 있다. (㉡)은/는 마음이 중심을 잡아 한쪽으로 치우치지 않는 상태를 의미하고, (㉢)은/는 나와 타인의 마음이 서로 다르지 않다는 뜻으로 배려와 관용을 나타낸다. 공자는 (㉢)에 대해 "내가 원하지 않은 일을 남에게 하지 말라(己所不欲 勿施於人)"는 정언명령으로 규정한다. 이는 스포츠맨십과 상통한다.

	㉠	㉡	㉢
①	충효(忠孝)	충(忠)	효(孝)
②	정의(正義)	정(正)	의(義)
③	정명(正名)	정(正)	명(名)
④	충서(忠恕)	충(忠)	서(恕)

> **⋟TIP** 공자의 충서는 자신 스스로가 타인이 알아주지 않아도 온정성을 기울이게 되면 타인에게까지 이르게 된다는 의미이다. '충'은 스스로가 중심을 잡는 것이고 '서'는 타인에게 자연스럽게 전달되어지는 것이다.

Answer 11.④ 12.④

13 〈보기〉의 주장과 가장 밀접한 관련이 있는 것은?

> ─────── 보기 ───────
>
> 스포츠 경기에서 승자의 만족도는 '1'이고, 패자의 만족도는 '0'이라고 말하는 사람이 있다. 그러나 스포츠 경기에서 양자의 만족도 합은 '0'에 가까울 수 있고, '2'에 가까울 수도 있다. 승자와 패자의 만족도가 각각 '1'에 가까울 수 있기 때문이다.

① 칸트
② 정언명령
③ 공정시합
④ 공리주의

> **>TIP** 승자와 패자에 대한 단순 구분이 아닌 스포츠 경기에 대한 패자의 관점에서도 1에 가까울 수 있는 것을 의미하고 있어 공리주의적 관점과 칸트의 의무론적 윤리, 공정경쟁을 의미하는 정언명령 등 해석이 모두 가능하여 출제오류 문제로 전체 정답 처리되었다.

14 〈보기〉의 설명에 해당하는 반칙의 유형은?

> ─────── 보기 ───────
>
> • 동기, 목표가 뚜렷하다.
> • 스포츠의 본질적인 성격을 부정하는 의미로 해석할 수 있다.
> • 실격, 몰수패, 출전 정지, 영구 제명 등의 처벌이 따른다.

① 의도적 구성 반칙
② 비의도적 구성 반칙
③ 의도적 규제 반칙
④ 비의도적 규제 반칙

> **>TIP** 동기와 목표가 뚜렷하고 본질을 부정하기 때문에 의도적인 구성반칙이다.

Answer　13.모두정답　14.①

15 〈보기〉의 대화에서 '윤성'의 윤리적 관점은?

보기

진서 : 나 어젯밤에 투우 중계방송 봤는데, 스페인에서 엄청 인기더라구! 그런데 동물을 인간 오락의 대상으로 삼는 것은 윤리적으로 허용될 수 없는 거 아니야?

윤성 : 난 다르게 생각해! 스포츠 활동은 인간의 이상을 추구하기 위한 것이고, 그 이상의 실현을 위해 동물은 수단으로 활용될 수 있는 거 아닐까? 승마의 경우 인간과 말이 훈련을 통해 기량을 향상시키고 결국 사람 간의 경쟁에 동물을 도구로 활용한다고 볼 수 있잖아.

① 동물해방론
② 동물권리론
③ 종차별주의
④ 종평등주의

>**TIP** 윤성의 경우 스포츠 현장에서 동물에 대한 도구화를 주장하면서 동물의 종차별주의를 인정하고 있다.

16 〈보기〉의 사례에서 나타나는 윤리적 태도와 가장 밀접한 관련이 있는 것은?

보기

선수는 윤리적 갈등을 겪을 때면, 우리 사회에서 오랫동안 본보기가 되어온 위인들을 떠올린다. 그리고 그 위인들처럼 행동 하려고 노력한다.

① 멕킨타이어(A. MacIntyre)
② 의무주의(deontology)
③ 쾌락주의(hedonism)
④ 메타윤리(metaethics)

>**TIP** 멕킨타이어는 '덕'윤리를 중시하고 내적 품성의 도덕성을 강조하였다.

Answer 15.③ 16.①

17 스포츠윤리의 특징으로 적절하지 않은 것은?

① 스포츠 경쟁의 윤리적 기준이다.
② 올바른 스포츠 경기의 방향이 된다.
③ 보편적 윤리로는 다룰 수 없는 독자성이 있다.
④ 스포츠인의 행위, 실천의 기준이다.

> **TIP** 스포츠윤리는 일반 윤리학에서 강조하고 있는 원리와 덕목의 고찰이 포함되어져 있어 독자성이 있다고 판단할 수 없다.

18 〈보기〉에서 학생운동선수의 학습권 보호와 관련된 것으로 옳은 것만 모두 고른 것은?

보기

㉠ 최저 학력 제도
㉡ 리그 승강 제도
㉢ 주말 리그 제도
㉣ 학사 관리 지원 제도

① ㉠, ㉡, ㉢
② ㉠, ㉡, ㉣
③ ㉠, ㉢, ㉣
④ ㉡, ㉢, ㉣

> **TIP** 리그 승강 제도는 수준별로 리그를 구분해서 경기를 진행하는 것으로 학습권과는 무관하다.

Answer 17.③ 18.③

19 〈보기〉의 주장에 나타난 윤리적 관점은?

─────── 보기 ───────

스포츠 행위의 도덕적 가치는 사회에 따라, 또는 사람에 따라 다를 수 있다. 물론 도덕적 준거가 없는 것은
아니다.

① 윤리적 절대주의
② 윤리적 회의주의
③ 윤리적 상대주의
④ 윤리적 객관주의

> **TIP** 스포츠 행위에 대해 절대적 기준을 제시하는 것이 아니라 스포츠 상황의 기준에서 상대성이 있는 것을 설명하고 있다.

20 〈보기〉의 대화에서 논란이 되고 있는 도핑의 종류는?

─────── 보기 ───────

지원 : 스포츠 뉴스 봤어? 케냐의 마라톤 선수 킵초게가 1시간 59분 40초의 기록을 세웠대!
사영 : 우와! 2시간의 벽이 드디어 깨졌네요! 인간의 한계는 끝이 없나요?
성현 : 그런데 이번 기록은 특수 제작된 신발을 신고 달렸으니 킵초게 선수의 능력만으로 달성했다고 볼 수
       없는 거 아니야? 스포츠에 과학기술의 도입은 필요하지만, 이러다가 스포츠에서 탁월성의 근거가 인
       간에서 기술로 넘어가는 거 아니야?
혜름 : 맞아! 수영의 전신 수영복, 야구의 압축 배트가 금지된 사례도 있잖아!

① 약물도핑(drug doping)
② 기술도핑(technology doping)
③ 브레인도핑(brain doping)
④ 유전자도핑(gene doping)

> **TIP** 기술도핑은 장비나 도구가 경기력에 영향을 주어 공정성을 침해하는 것이다.

Answer 19.③ 20.②

서원각 용어사전 시리즈

상식은 "용어사전"

용어사전으로 중요한 용어만 한눈에 보자

1 **시사용어사전 1200**

매일 접하는 각종 기사와 정보 속에서 현대인이
놓치기 쉬운, 그러나 꼭 알아야 할 최신 시사상식
을 쏙쏙 뽑아 이해하기 쉽도록 정리했다!

2 **경제용어사전 1030**

주요 경제용어는 거의 다 실었다! 경제가 쉬워지
는 책, 경제용어사전!

3 **부동산용어사전 1300**

부동산에 대한 이해를 높이고 부동산의 개발과 활
용, 투자 및 부동산 용어 학습에도 적극적으로 이
용할 수 있는 부동산용어사전!

중요한 용어만 공부하자!

- 최신 관련 기사 수록

- 다양한 용어를 수록하여 1000개 이상의 용어 한눈에 파악

- 용어별 중요도 표시 및 꼼꼼한 용어 설명

- 파트별 TEST를 통해 실력점검

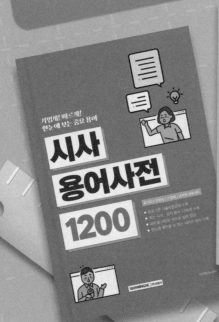

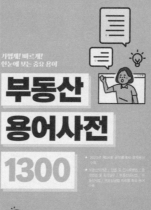

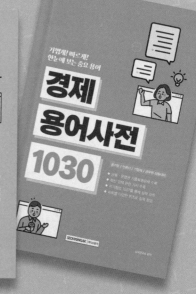

자격증

한번에 따기 위한 서원각 교재

한 권에 따기 시리즈 / 기출문제 정복하기 시리즈를 통해 자격증 준비하자!

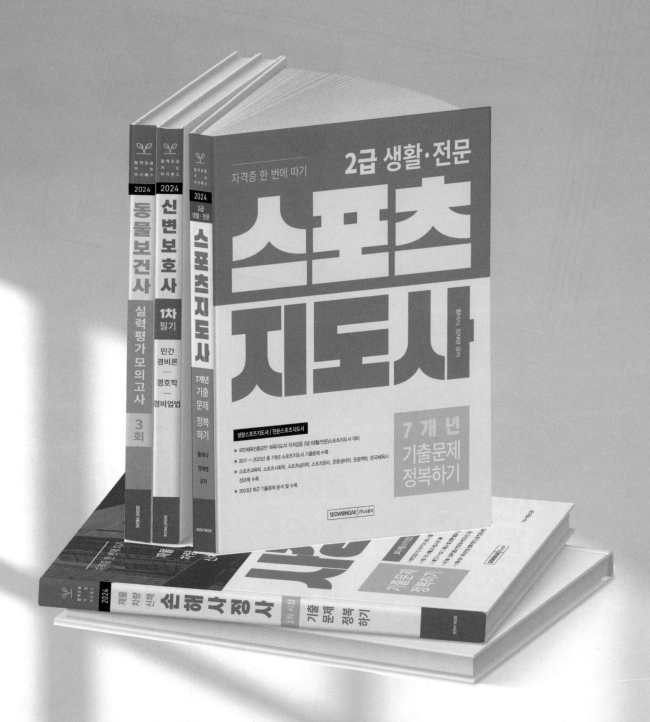